动物致伤门诊临床指导用书

U1020924

狂犬病暴露临床处置实务

Clinical Practice for Exposure to Rabies

主　编　赵晓东　王旭东

副主编　闫柏刚　左永波　黄立嵩　李　虎

编　委　（以姓名汉语拼音排序）

陈瑞丰　程宏彬　冯幸福　冯增辉　高　健
李发亮　沈　伟　王连馥　周建军　周　蓉

编　者　（以姓名汉语拼音排序）

陈　炅　陈瑞丰　陈艳波　程宏彬　冯幸福
冯增辉　高　健　黄立嵩　蒋德席　李发亮
李宏涛　李　虎　李　颖　刘家炜　刘金鹏
刘占肖　卢学新　罗静霞　沈　伟　司国爱
孙春红　王连馥　王旭东　王雪飞　闫柏刚
杨金红　殷　岳　张海滨　张建集　张俊尚
赵晓东　周建军　周　蓉　左永波

北京大学医学出版社

KUANGQUANBING BAOLU LINCHUANG CHUZHI SHIWU

图书在版编目（CIP）数据

狂犬病暴露临床处置实务 / 赵晓东，王旭东主编 . —北京：北京大学医学出版社，2024.3（2024.7 重印）
ISBN 978-7-5659-3034-8

Ⅰ. ①狂…　Ⅱ. ①赵… ②王…　Ⅲ. ①狂犬病 – 防治　Ⅳ. ①R512.99

中国国家版本馆 CIP 数据核字（2023）第 205747 号

狂犬病暴露临床处置实务

主　　编： 赵晓东　王旭东
出版发行： 北京大学医学出版社
地　　址：（100191）北京市海淀区学院路 38 号　北京大学医学部院内
电　　话： 发行部 010-82802230；图书邮购 010-82802495
网　　址： http://www.pumpress.com.cn
E-mail： booksale@bjmu.edu.cn
印　　刷： 北京溢漾印刷有限公司
经　　销： 新华书店
责任编辑： 靳新强　**责任校对：** 靳新强　**责任印制：** 李　啸
开　　本： 710 mm × 1000 mm　1/16　**印张：** 18.75　**字数：** 360 千字
版　　次： 2024 年 3 月第 1 版　2024 年 7 月第 3 次印刷
书　　号： ISBN 978-7-5659-3034-8
定　　价： 88.00 元
版权所有，违者必究
（凡属质量问题请与本社发行部联系退换）

主编简介

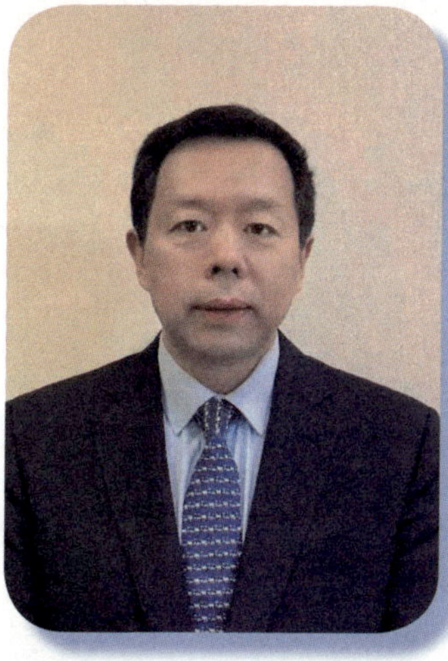

赵晓东 教授，博士生导师。现任中国人民解放军总医院第四医学中心门诊部主任，党委书记。

现任中国医师协会急诊医师分会会长，解放军急救医学专业委员会主任委员，中华医学会急诊医学分会副主任委员，北京急诊医学学会副会长，国家卫健委能力建设急诊专业委员会副主任委员，中国医师协会毕业后教育急诊专家委员会副主任委员。《解放军医学杂志》《Journal of Translational Internal Medicine》副主编，《中国急救医学杂志》副总编，中国人民解放军全军重大课题和医疗科技成果奖评审专家，中华医学科技奖评审委员会评审专家等。承担并参与完成国家自然科学基金、军队科技委等多项课题。牵头和参与制定了40余部急诊相关领域的专家共识。曾完成阅兵等多项医疗保障任务。荣获第十二届“中国医师奖”、中国人民解放军全军“军队医疗先进个人”、第八届北京“优秀医师奖”、中国医师协会急诊医学分会“急诊引领者奖”、医学家年会“十大促进医学专家”和“十大医学突出贡献专家”等荣誉。

主编简介

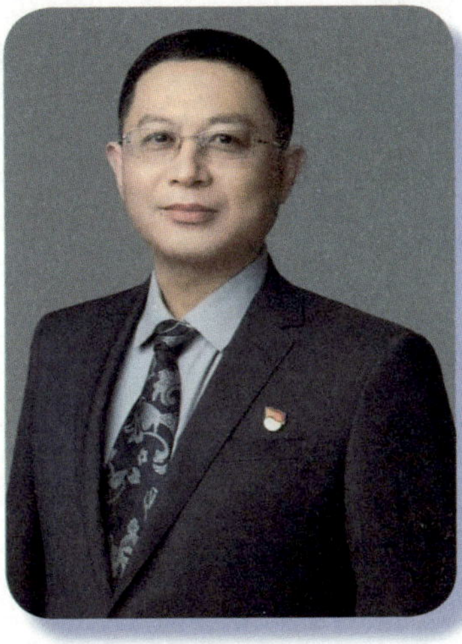

王旭东　主任医师，硕士研究生导师，航天中心医院急诊科及感染科主任，沈阳航天医院党总支副书记 / 副院长。

现任通用健康急诊医学联盟主任，中国医师协会急诊医师分会常务委员，中国急诊专科医联体动物致伤专业委员会副主任委员，北京急诊医学学会生命支持分会主任委员，享受国务院政府特殊津贴，国家航天奖获得者。擅长各种危重症救治技术，ECMO（体外膜氧合）、主动脉球囊反搏（IABP）、连续性血液净化（CRRT）、人工肝（MARS）等技术居国内领先。在国内首先提出“预防免疫、创伤处置、感染控制、整形修复、科研教学”五位一体的动物致伤管理模式，并在临床验证中得到认可。主持省部级项目 8 项，主编 3 部医学专著，参编《急诊医学》教材 1 部，发表论文 80 余篇。

序

2005 年，北京市卫生局和北京市疾病预防控制中心（简称疾控中心）联合发通知，将狂犬病防控工作逐渐由各个区县疾病预防控制中心转移到医疗机构的急诊科，由急诊科完成伤口处置、接种狂犬病疫苗及注射狂犬病被动免疫制剂等工作，取得了良好的诊疗效果，提升了患者的认可度。

之后，全国各地都参考北京的模式。至 2019 年底，全国各地疾控中心的动物致伤门诊（包括狂犬病预防门诊、犬伤门诊）都转移到了医院的急诊科、急诊外科、急诊骨科等。

2015 年 12 月 10 日，世界卫生组织（WHO）、联合国粮食及农业组织（FAO）、世界动物卫生组织（OIE）和全球狂犬病控制联盟（GARC），在瑞士日内瓦召开的全球狂犬病会议上，提出“2030 年前在全球消除犬引起的人狂犬病”的全球战略计划。此计划以国家为中心，建立“联合抗击狂犬病”合作平台。WHO 研究表明，一个地区只要达到 70% 以上的犬只免疫覆盖率，就可以建立起有效的免疫屏障，阻止狂犬病毒扩散和传播。中国疾控中心官网发布的统计信息显示，中国 95% 的狂犬病由病犬传播，但仅有不足 40% 的中国犬接种了犬用的狂犬病疫苗，这与消除狂犬病所需的 70% 免疫水平仍有较大差距。

动物致伤患者已经成为急诊科接诊患者中很重要的一个分支。据不完全统计，全国动物致伤门诊（包括狂犬病预防门诊、犬伤门诊）超过 3 万家，从事狂犬病防控工作的医务人员超过 20 万。随着社会经济的发展，宠物猫犬保有量越来越大，流浪猫犬也越来越多，动物致伤患者人数持续攀升。而狂犬病暴露后处置又是狂犬病防控的最后一道防线，一旦失守出现暴露后免疫失败，后果不堪设想。目前的问题是，从业人员缺少相对专业的培训，没有专业的培训教材，缺少狂犬病防控方面的专著。基于此，我们邀请了全国从事狂犬病防控工作多年且有丰富临床经验的知名专家撰写本书，希望能够对从事狂犬病暴露后临床工作的医务人员有所帮助。

王旭东

2023 年 7 月 1 日

前　言

本书编者包括了公共卫生领域和临床方面的专家，深入探讨动物致伤领域的预防、免疫、外科处置、护理、检测、精神心理、法律、服务设施等，最终能够为动物致伤从业医护人员提供诊疗依据和指导。本书紧密结合动物致伤临床工作，根据临床需要组稿，有一定的深度和广度，同时又通俗易懂，可操作性强，方便临床医生查询相关医疗、护理、法律、心理知识，有助于提高医疗质量，为动物致伤患者提供高效优质的医疗护理服务。

传染病的防控几乎都是从三个方面着手：控制传染源，切断传播途径，保护易感人群，狂犬病的防控也不例外。

第一，控制传染源。

使 70% 的犬只接种兽用的狂犬病疫苗，这个目标容易达到吗？我们人为地将中国的犬只做一个简单分类，看看情况如何。

第Ⅰ类：工作犬，比如导盲犬、缉毒犬、警犬。这一类理论上应该 100% 可以接种兽用的狂犬病疫苗。

第Ⅱ类：城市家养犬、宠物犬。2021 年，《中华人民共和国动物防疫法》颁布执行，各城市出台《城市养犬管理规定》，对城市养犬提出了要求：城市禁止饲养大型犬、养犬人必须到派出所备案、必须给犬只办证、定期接种疫苗，还包括遛狗需要牵引绳、收拾粪便，某些城市甚至对遛狗的时间段做出了限制。负责任的宠物主人大概率会给自家宠物犬接种兽用的狂犬病疫苗。

第Ⅲ类：农村家养犬。目前对于农村看家护院的犬只管理上存在漏洞，接种兽用的狂犬病疫苗的比例不高，有些犬只很难界定是家养还是流浪。

第Ⅳ类：城市及农村流浪犬。城市化进程中，势必有一些家养犬只变成流浪犬，流浪犬间肆意繁殖，导致流浪犬的数量逐年增加且不好预估，给它们接种兽用的狂犬病疫苗的可能性几乎为零。

综合来说，给 70% 的犬只接种兽用的狂犬病疫苗很难完成，要求达到 70% 的有效免疫更是难上加难。

第二，切断传播途径。

据不完全统计，我国大概有超过 1.2 亿只犬，切断人与犬之间的接触完全不可能，只能尽可能减少人与犬接触的机会，尤其是大型犬、流浪犬等。

1. 加强公众教育，倡导人与动物科学和谐相处。

2. 倡导文明养犬，养犬人到派出所备案、办犬证、定期接种疫苗。

3. 倡导圈养、拴养、遛狗拴绳，避免到人员聚集场所遛狗，不随便遗弃宠物。

4. 建议公民特别是孩子远离流浪犬，避免喂养幼犬或者接近正在进食的犬只。

第三，保护易感人群。

1. 大力宣传狂犬病危害及犬只免疫的重要性；劝导老百姓一旦被动物致伤应及时到正规医疗机构进行规范诊疗，不要存在侥幸心理；无论是疾控中心的狂犬病防控科室还是医疗机构的动物致伤门诊的医务人员，都要积极走进校园、社区、农村乡镇，加强科普工作。

2. 高风险地区、特殊人群积极推行狂犬病暴露前免疫。

3. 继续加强“狂犬病暴露后处置”临床工作，在各级疾控中心的指导下尽可能多地设立规范化动物致伤门诊，要求布局合理，让老百姓一旦被动物致伤，能够尽快地得到救治，加强从业医护人员的培训，提高动物致伤门诊医务人员的处置水平。

本书各位编写人员秉承严谨负责的态度，在编写过程中参考了大量文献和资料，付出了心血和智慧。但限于编写水平，书中难免有疏漏和不妥之处，敬请广大读者批评指正。

编　者

2023 年 7 月 1 日

目　录

第一章

狂犬病基础知识

一、定义

狂犬病（rabies）是由狂犬病毒（Rabies virus）侵犯神经系统引起的人畜共患急性传染病。人因被感染狂犬病毒的犬、猫、野生动物等致伤而感染发病，潜伏期一般为 1 ~ 3 个月。临床特征为伤口异常感、多汗、流涎、狂躁、怕水、怕声、怕光、怕风等。病程短，病死率极高。

根据我国最新颁布的《中华人民共和国传染病防治法》，狂犬病属于乙类传染病。

人患了狂犬病，会有一种特有的怕水症状，因此狂犬病又称“恐水症”“恐水病”，患者有一系列精神症状。初期发病，大多数患者有低热、头痛、倦怠、周身不适、食欲缺乏、恶心、精神恍惚、烦躁、恐惧不安、咽喉发紧等症状，同时伤口部位及其神经通路上有麻木、痒感或蚁走感。这些症状持续 2 ~ 5 天后出现典型症状，如高度恐惧、狂躁不安、恐水、怕风、怕光、怕声音，并逐渐出现咽喉肌肉痉挛、流口水、瘫痪、呼吸和循环麻痹等症状，最终因呼吸循环衰竭死亡。

患了狂犬病以后根据其临床表现特点、病程演变和病理改变，又可分为狂躁型（脑炎型）和麻痹型（哑型狂犬病）两种。

二、狂犬病毒特征

狂犬病毒属于单股负链病毒目、弹状病毒科、狂犬病毒属，为嗜神经性病毒。狂犬病毒不耐高温，悬液中的病毒经 56℃ 30 ~ 60 min 或 100℃ 2 min 即失去感染力。脑组织内的狂犬病毒在常温、自溶条件下，可保持活力 7 ~ 10 天，4℃可保存 2 ~ 3 周。狂犬病毒在 pH 7.2 ~ 8.0 较为稳定，超过 pH 8 易被灭活。狂犬病毒对脂溶剂（肥皂水、氯仿、丙酮等）、乙醇、过氧化氢、高锰酸钾、碘制剂以及季铵类化合物（如苯扎溴铵）等敏感。

三、传染源

携带狂犬病毒的动物是本病的主要传染源。

我国狂犬病的主要传染源是病犬（占 95% ~ 99%），一些貌似健康的犬的唾液中也可带病毒，也可传播狂犬病，其次为病猫（占 1% ~ 3%），还有其他一些温血动物。欧美国家以野生动物为主，如吸血蝙蝠。

全球范围内，99% 的人间狂犬病是由犬引起的，特别是亚洲、非洲等狂犬病流行区，犬是引起人间狂犬病的最主要原因。犬狂犬病疫情控制较好的欧洲、北美、澳大利亚及部分拉丁美洲国家的传染源为蝙蝠、狐、豺、狨猴、猫鼬和浣熊等野生动物。

根据致伤后发病风险高低，我们将致伤动物分为高风险、低风险和无风险和特例：

1. 高风险动物

（1）犬、猫。

（2）流浪的或野生的哺乳动物。

（3）蝙蝠。

我国属于狂犬病高风险地区，因此，被高风险动物致伤后，一律应开展暴露后处置。

2. 低风险动物

牛、羊、马、猪等家畜，兔、鼠等啮齿类动物。被低风险动物致伤后是否进行暴露后处置，应根据当地流行情况。一般不建议开展暴露后处置。若当地发现有低风险动物不明原因死亡，或发现低风险动物有狂犬病的情况，建议按照高风险动物处置。

3. 无风险动物

所有哺乳动物以外的动物均不传播狂犬病，如龟、鱼、鸟类，被其致伤后属于无暴露风险，无须进行狂犬病暴露后处置。

4. 特例

人属于低风险动物，普通接触无须处置。与狂犬病患者的密切接触应按高风险处置。

目前没有人传人感染狂犬病病例的报道，仅有极罕见的移植了狂犬病患者的器官或者组织而感染狂犬病的报道；普通人咬伤按照普通外伤处置即可；确实与疑似狂犬病或者确诊狂犬病患者有密切接触的家属、医护人员等，需要接种一个疗程狂犬病疫苗；如果被狂犬病患者咬伤抓伤，必须严格按照狂犬病Ⅲ级暴露进行规范预防处置。

四、传播途径

狂犬病主要经直接接触传播，常见的感染方式有被发病动物咬伤、抓伤破损的皮肤（包括新鲜或未愈合的伤口）或黏膜（包括完整的黏膜，如口腔、会阴），从而接触发病动物的唾液和分泌物；对狂犬病动物解剖、宰杀、剥皮偶尔也会造成感染。

还有一些其他途径：比如通过呼吸道、消化道、器官移植、胎盘感染等途径传播。

1. 通过皮肤黏膜感染

（1）咬伤、抓伤。

（2）宰杀患病动物、剥离患病动物的皮肉而感染。

（3）病犬舔及伤口、破损的皮肤黏膜而感染。

（4）病毒污染物刺伤皮肤黏膜而感染。

（5）护理患者，被患者唾液污染手部伤口而感染。

（6）通过口腔黏膜感染。

2. 通过呼吸道感染

通过吸入含有病毒的气溶胶感染，包括在实验室处理含有高度浓缩活狂犬病毒（Rabies virus，RABV）的材料，或在感染狂犬病蝙蝠密度高的洞穴中感染。野生食肉动物和蝙蝠（食肉动物和翼手目）比其他野生动物更容易感染狂犬病，因为它们是 RABV 的保存宿主。

3. 通过消化道感染

食用狂犬病动物的生肉引起的人类狂犬病病例极为罕见。

4. 通过器官移植感染

近年来在美国、德国等国家分别发生了因接受狂犬病患者的器官移植感染狂犬病毒，导致患狂犬病死亡的病例。

2015 年起，我国相继报道了 6 例由于器官移植引起的狂犬病，其中 5 例肾移植，1 例肝移植。

5. 通过胎盘感染

有报道一孕妇被犬咬伤，2 个月后发病，此时已怀孕 9 个月，剖宫产，婴儿出生后出现抽搐，口吐白沫，确诊为狂犬病，被认为是垂直传播。

五、易感人群

不同年龄、性别、职业人群对狂犬病具有普遍的易感性，发病与否和以下几个因素相关：病毒量、受伤部位、受伤程度、伤口处理、狂犬病被动免疫制剂的使用、人用狂犬病疫苗的接种。

六、潜伏期

狂犬病毒经破损伤口或黏膜进入身体后到出现狂犬病症状前的这段时间被称为潜伏期。

狂犬病的潜伏期从暴露后数天到数年，差别非常大。头面部严重咬伤的潜伏期甚至可能短至5天左右。大约99%的患者潜伏期在90天左右，大约1%的患者潜伏期在1年内，超过1年的极其罕见，但有报道。目前国际主流科学界公认的狂犬病最长潜伏期是6年，当然，也有极个别患者的潜伏期会超过6年。

潜伏期的影响因素非常复杂，比如伤口感染狂犬病毒的数量、伤口部位运动终板的密度、病毒进入中枢神经系统的距离、是否为直接咬伤神经，病毒直接感染神经组织，还与患者的年龄、个体差异、伤口部位、伤口深浅、伤口处理情况以及疫苗接种情况、狂犬病患者免疫球蛋白局部使用等因素有关。伤口部位越靠近中枢神经系统（如头、面、颈部），潜伏期就越短。

七、临床表现

狂犬病按照临床症状可以分为狂躁型和麻痹型两类，其中狂躁型比较常见，约占所有病例的80%。

狂躁型狂犬病的典型临床表现过程可分为以下3期：

（1）前驱期，一般为1～3天。发病初期，患者头痛、不安，有恐惧感等神经性症状，也可出现恶心、呕吐等症状；体温达37.5～38℃；患者的性格或行为可发生改变，如情绪低落、抑郁和不安，有的烦躁易怒；被咬伤的部位发红，患者在伤口附近出现烧灼、麻木、针刺、瘙痒等异常感觉；之后出现紧迫感、厌食、吞咽困难等症状。

（2）狂躁期，又称为兴奋期，一般为1～3天。患者表现为交替出现周期性清醒、阵发性痉挛、狂躁不安；对触觉、听觉、视觉或嗅觉的刺激有痉挛反应，咽部痉挛引起吞咽困难并出现恐水症状，有的患者还不同程度地表现为怕风、怕光、怕声音，遇之即发生抽搐；患者出现自发性的呼吸痉挛，表现为呼吸困难、发绀现象；患者出现自主神经功能障碍如大汗及流涎，加上呕吐及进食、进水的障碍，很快即出现脱水，体温升高，达39～40℃。少数病例狂躁不明显，直接进入麻痹期。

（3）麻痹期，一般为15～20 h。患者度过狂躁期转为麻痹期，表现为痉挛、抽搐逐渐停止，患者出现各种弛缓性瘫痪症状，以肢体软瘫较多见，迅速进入昏迷状态，死于呼吸、循环和全身衰竭。

约占狂犬病发病者20%的麻痹型狂犬病患者很少出现兴奋。此型患者病程一般比狂躁型狂犬病患者要长，由蝙蝠咬伤者常见，无恐水、怕风、兴奋等症状。患者在前驱期后出现肌肉瘫痪、共济失调、麻痹症状，最终死于呼吸肌麻痹和延髓性麻痹（球麻痹）。

八、实验室检查

（一）入院后的实验室诊断

1. 免疫荧光抗体法检测病毒抗原。
2. 反转录聚合酶链反应（RT-PCR）方法检测病毒核酸。

（二）死后的实验室诊断

1. 脑组织标本抗狂犬病毒荧光抗体染色阳性。
2. 脑组织中病理切片存在内氏小体（Negri body）。
3. 脑组织标本中分离到病毒。

九、诊断

按照《狂犬病诊断标准》（WS 281-2008），根据患者的流行病学史、临床表现和实验室检查结果进行综合判断，病例确诊需要实验室证据。

1. 临床诊断病例

狂躁型狂犬病是我国最常见的类型，有以下主要表现者可以临床诊断。在愈合的伤口及其神经支配区有痒、痛、麻及蚁走等异常感觉，以后出现高度兴奋、恐水、怕风、阵发性咽肌痉挛，以及交感神经兴奋症状如流涎、吐沫、多汗、心率加快、血压增高等，逐渐发生全身弛缓性瘫痪，最终因呼吸、循环衰竭而死亡。

麻痹型狂犬病在我国较为少见。临床诊断要结合临床表现和流行病学史。临床表现为前驱期多为高热、头痛、呕吐及咬伤处疼痛等，无兴奋期和恐水症状，麻痹多开始于肢体被咬处，之后呈放射状向四周蔓延，部分或全部肌肉瘫痪，咽喉肌、声带麻痹而失音，故称“哑狂犬病”。

流行病学史：有被犬、猫、野生食肉动物以及食虫和吸血的蝙蝠等宿主动物咬伤、抓伤、舔舐黏膜或未愈合伤口的感染史。

2. 确诊病例

临床诊断病例加上以下任何一项实验室检查阳性者诊断为确诊病例。

从患者唾液、脑脊液等标本中分离到狂犬病毒。尸检脑组织标本，用直接免疫荧光抗体法（DFA）或酶联免疫吸附测定（ELISA）测出狂犬病毒抗原阳性，用 RT-PCR 检测出狂犬病毒核酸阳性，用细胞培养方法分离到狂犬病毒。

十、狂犬病动物的表现

动物狂犬病也分为狂躁型和麻痹型两种类型。从发病表现上分为前驱期、兴奋期和麻痹期。

前驱期：半天到2天。动物喜躲在暗处，精神萎靡，性情改变（如宠物不愿与人接近或不听呼唤，强迫牵引则攻击主人），食欲反常，喜吃异物，易激惹，唾液分泌增多，后躯软弱。

兴奋期：2～4天。狂躁型动物表现为兴奋与沉郁交替，兴奋时易主动攻击人或其他动物，特殊的斜视惶恐表情，显著消瘦，眼球凹陷，声音嘶哑，流涎夹尾。麻痹型动物无典型兴奋期，表现为下颌下垂、后躯麻痹、肢体软弱、共济失调、流涎显著、吞咽困难等。

麻痹期：1～2天。动物表现为下颌下垂，舌脱出口外，流涎显著，后躯及四肢麻痹导致卧地不起，因呼吸中枢麻痹或衰竭而死。

（张建集）

第二章

狂犬病预防

第一节　人用狂犬病疫苗临床应用

一、狂犬病疫苗简史

狂犬病是由狂犬病毒引起的人畜共患急性传染病，一旦症状出现，病死率几乎 100%，但狂犬病几乎又是 100% 可以预防的。狂犬病是为数不多的可以在暴露后通过接种疫苗来预防的传染病之一。疫苗接种是预防狂犬病的核心，也是最有效的策略。人用狂犬病疫苗经历了从早期的神经组织疫苗到现代的细胞培养疫苗为主的发展过程（图 2-1）。随着现代生物技术的创新和发展，新型疫苗会被不断地研制和开发出来。

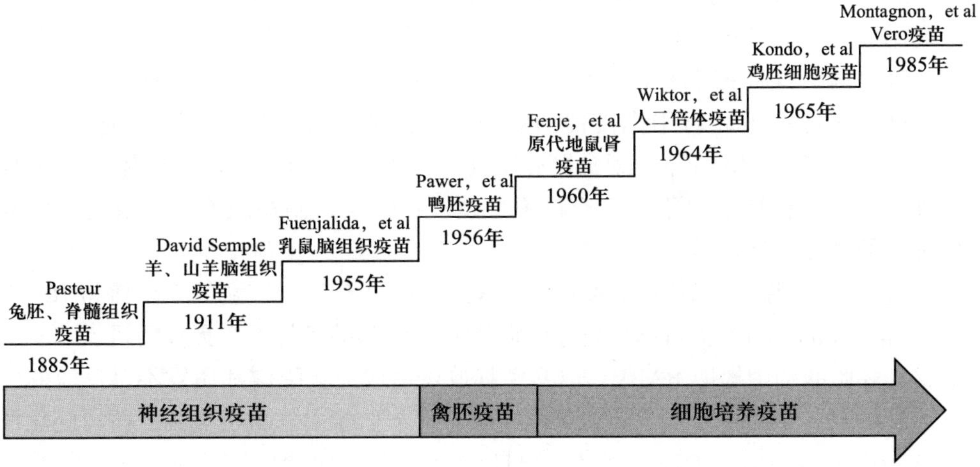

图 2-1　人用狂犬病疫苗发展历程

（一）神经组织疫苗

法国微生物学家路易斯·巴斯德（Louis Pasteur）在 19 世纪 80 年代创造了历史，他发明了世界上第一种可预防人类狂犬病的疫苗。这种疫苗来源于感染狂犬病毒的兔中枢神经组织，所使用的狂犬病毒（RABV）使用干燥的方法灭活。1885 年，巴斯德等人在对狂犬病毒的本质还不了解的情况下，首次将兔脑脊髓制备的减毒狂犬病疫苗应用于人体获得成功。该疫苗是继天花疫苗之后，人类发明的第二种重要的疫苗，它为预防狂犬病奠定了基础，也为后续其他种类疫苗的研发指明了方向。

1911 年，印度卡索里中央研究所的大卫·森普尔（David Semple）在成年羊脑中繁殖、提取 RABV，然后用苯酚灭活，制备成灭活人用狂犬病疫苗（森普尔疫苗）。

1955 年，福恩萨利达（Fuenjalida）在乳鼠脑（suckling mouse brain，SMB）中繁殖、提取 RABV，随后用苯酚灭活和部分纯化，制备成灭活疫苗。

神经组织疫苗属于最早期的狂犬病疫苗。羊脑组织疫苗在 20 世纪 80 年代以前，在世界上占主导地位，由于存在神经组织和髓磷脂结合蛋白，这种疫苗有严重不良反应的风险，神经系统并发症时有发生，严重时引起神经性麻痹（吉兰 - 巴雷综合征）、脑脊髓炎，甚至死亡，同时还有效力差、需要多剂次给药等问题。2004 年，WHO 强烈推荐停止使用神经组织疫苗，但限于经济和技术条件，目前南美洲和非洲的一些国家仍在使用。我国从新中国成立后一直到 1979 年，一直使用羊脑组织疫苗，1980 年停止使用。

（二）禽胚疫苗

病毒学家在 20 世纪 30 年代取得了突破，他们发明了一种经济而方便的培养多种动物病毒的方法：鸡胚技术。20 世纪 50 年代和 60 年代，鸡和鸭的胚胎被用于狂犬病疫苗生产，并且它们今天仍然被用于生产针对包括 RABV 在内的几种疫苗。这种技术有几个优点：可用性强，易于操作，蛋内有自然无菌环境，胚胎不能产生针对用作接种物的病毒的抗体，具有相对一致的遗传背景。1983 年，WHO 开始倡导使用禽胚作为生产平台。然而，使用含胚胎的禽蛋存在许多限制，包括供应不足、产量不一致、耗时长、制造成本高以及对禽蛋成分过敏的潜在可能性等。

现代纯化鸭胚疫苗（duck embryo vaccine，DEV）的生产，包括将 RABV 的 Pitman-Moore（PM）毒株接种于鸭胚中，在温和的条件下（无任何机械力）从受感染胚胎的脑中提取 RABV，以避免释放可造成纯化障碍和诱发不良反应的可溶性禽抗原。使用连续密度梯度离心纯化，基本上除去非病毒类脂，所得纯化的 RABV 用 β - 丙内酯（BPL）灭活。早期的 DEV 具有髓磷脂结合蛋白，可能会导致严重的神经系统并发症。伯纳生物技术公司开发、改进了提取和纯化方法，使得纯化鸭胚疫苗（purified duck embryo vaccine，PDEV）的生产基本上不含任何卵蛋白和其他物质，包括髓鞘碱性蛋白。因此，现代的DEV在超过25个国家注册和销售。其免疫原性、安全性和耐受性与细胞培养衍生的人类狂犬病疫苗相当。

（三）细胞培养疫苗

在体外细胞培养中进行连续感染、增殖的能力是研究病毒性疾病和开发疫苗的关键一步。使用动物细胞底物（底物是指用于生产所需的生物技术/生物产品的培养细胞）生产疫苗是体外动物细胞技术早期的商业应用之一。细胞是生产病毒疫苗安全的细胞培养基质。目前有许多细胞类型被用于生产人用狂犬病疫苗：原代细胞（在组织培养中不传代使用）、二倍体细胞（具有有限寿命并在组织培养中传代的细胞）、连续细胞系（具有无限寿命和无限复制能力的细胞）。与神经组织疫苗相比，基于细胞培养的狂犬病疫苗具有良好的安全性和有效性，而且给药剂次大大减少，副作用最小化，细胞培养正成为生产许多病毒疫苗的首选系统。有学者将神经组织疫苗和禽胚疫苗称为第一代疫苗，将细胞培养疫苗称为第二代疫苗。

1. 原代细胞

原代细胞直接来源于动物组织，它们保留了其来源组织的特征，其特点是培养传代次数有限，因此不被用于存储或仅在有限程度上被用于存储细胞库。用于生产人用狂犬病疫苗的原代细胞的最重要来源是禽胚胎，如鸡胚成纤维细胞（chicken embryo fibroblast，CEFs）。目前，用于病毒生产的受精卵来源于无特异病原体（specific pathogen free，SPF）动物。然而，工业规模的病毒生产需要大量的SPF受精卵。由于CEFs的寿命有限，必须连续收获含胚胎的卵，因此，每制备一批疫苗都有一定的风险，如靶病毒的许可度差异、起始原料差异，以及潜在的外源性污染。

现代的纯化鸡胚细胞疫苗（purified chicken embryo cell vaccine，PCECV）是符合目前药典和WHO相关要求的。在动物和人类研究中，PCECV具有与人二倍体细胞疫苗相当的免疫原性和耐受性，大家比较熟知的有人用狂犬病疫苗瑞必补尔（Rabipur）。另外，用于狂犬病疫苗生产的还有原代地鼠肾细胞等底物。

2. 二倍体细胞

二倍体细胞具有有限的体外寿命，并且包含全部的遗传物质，保留来源的细胞类型的许多特征。生产人用狂犬病疫苗常用的二倍体细胞为人胚肺成纤维细胞。与原代细胞相比，人二倍体细胞可以在专用的封闭系统中进行多次扩增传代。但也有几个缺点，如连续传代时细胞会衰老；难以扩大生物反应器的规模，尤其是在使用微载体的情况下；对生长培养基要求较高，在无血清条件下难以繁殖；价格较贵。

WHO推荐人类二倍体细胞作为生产病毒疫苗安全的细胞培养基质之一，WI-38和MRC-5是两种作为国际参考株的人二倍体细胞。人二倍体疫苗

（HDCVs）已被证明具有优越的免疫原性和安全性。

3. 连续细胞系

来源于动物组织的连续细胞系是生产各种生物药物的重要细胞底物，它们具有无限的寿命和无限的连续传代扩增特性，也可以在发酵罐的微载体上进行大规模培养，这有助于生产系统的标准化、安全化和大规模生产，从而获得稳定的产量。生产疫苗常用的哺乳动物细胞系之一是 Vero 细胞系。它是从非洲绿猴（AGM）的肾组织中建立的，是 WHO 推荐的细胞基质。关于细胞培养技术，作为细胞底物的 Vero 细胞系，其锚定依赖性要求细胞培养系统需要大的培养表面，如转瓶、微载体、细胞工厂和固定床生物反应器。纯化的 Vero 细胞狂犬病疫苗（purified Vero cell-derived rabies vaccine，PVRV）于几十年前引入临床实践，是现代狂犬病疫苗的主力军。PVRV 被许可在 100 多个国家使用，其免疫原性和安全性以及生产安全性和经济性已经得到广泛认可，已经发展成为一种高质量狂犬病疫苗。

（四）发展中的人用狂犬病疫苗

1. Vero 细胞系衍生疫苗

细胞培养基的组成与狂犬病疫苗的潜在安全性有关。传统生产工艺利用动物源性物质，如血清、胰蛋白酶和乳清蛋白。血清有一些主要的缺点，如化学成分不明确、不同批次之间的差异、外来物质及其副产品如细菌内毒素以及成本高昂。这些缺点可以通过无血清培养动物细胞系的方法来克服。赛诺菲巴斯德公司开发了一种改进的无血清 PVRV- 下一代（PVRV-NG）疫苗。PVRV-NG 也是采用最常用的 RABV 的灭活 PM 株制备的，效价也是 2.5 国际单位 / 剂，但不含任何人或动物来源的成分和抗生素，其 DNA 残留量也很低，免疫原性和安全性也得到充分证实。

2. 狂犬病疫苗佐剂

过去狂犬病疫苗使用成本低廉的铝胶作为佐剂，铝佐剂会延迟中和抗体产生的时间，且只诱导体液免疫应答。研究表明，接种含铝佐剂狂犬病疫苗会产生神经损害及多种毒副作用，影响狂犬病疫苗快速产生保护性作用。为了能够快速提高狂犬病疫苗的保护性免疫应答水平，开发高效、低毒、安全、廉价的新型狂犬病疫苗佐剂成为目前狂犬病疫苗研究的重要领域。目前在狂犬病疫苗中研究最多的佐剂是皮卡佐剂和 CpG-ODN 佐剂，其中 CpG-ODN 佐剂已被美国 FDA 批准用于乙型肝炎疫苗。

3. 其他新型疫苗

利用基因重组技术，使得狂犬病毒中起主要免疫作用的糖蛋白及核蛋白在不同的载体系统中得到表达，有望生产出安全有效的人用基因工程疫苗，这些载体包括痘病毒、腺病毒、杆状病毒、质粒 DNA 等。目前，以痘病毒、腺病毒、杆状病毒、质粒 DNA 为载体的相关研究已经取得很大进展，已经可以分别或共同表达狂犬病毒糖蛋白及核蛋白，在动物体内的实验也已经证明其具有较好的免疫效果，有些已获批在北美洲和欧洲的野生动物中进行大范围口服免疫。

另外，在可食性植物如番茄和菠菜中，表达狂犬病毒糖蛋白的重组植物，经过动物实验证实，可通过口服方式刺激小鼠产生 IgG 和 IgA 抗体，但目前在可食性植物中狂犬病毒糖蛋白的表达水平还比较低，如果能突破这一技术障碍，这可能是生产人用狂犬病疫苗的一个有前景的途径。

（五）狂犬病疫苗生产使用的主要毒株

狂犬病疫苗的有效成分是灭活的狂犬病毒固定毒株，狂犬病疫苗生产用毒株应是实验室使用和减毒的固定毒株，并具有稳定的生物学特性和传代稳定性。其来源和历史应清晰真实，并经过全面的鉴定，符合国家管理当局疫苗生产用毒株的要求。病毒灭活后制成的疫苗对人体安全并可产生对狂犬病毒特异性的免疫力。疫苗生产用毒株应按主种子批和工作种子批分级管理。主种子批应经全面鉴定，冻干保存。工作种子批由主毒种子批制备而来，工作种子批和疫苗病毒由不同毒株的遗传稳定性决定其不同的传代代次。疫苗应由工作种子批毒种子生产。

毒株应经全面检查，证实无外源因子污染，检查方法应符合国家药典规定的要求和判定标准。疫苗毒株应用血清学和分子生物学方法进行特异性鉴别检定，确定为狂犬病毒，包括但不限于应用单克隆抗体的特征分析、动物脑内接种中和鉴别。另外，对主种子批和工作种子批应考虑至少对其糖蛋白和核蛋白基因或全基因序列分析。

此外，种子批应尽可能减少动物体内传代使用动物源性材料，以符合 WHO 关于最大限度地杜绝动物性传染性海绵状脑病（transmissible spongiform encephalopathy，TSE）的传播风险。

目前国内外用于狂犬病疫苗生产的毒株主要有：巴斯德毒株（PAS）、Flury 株、SAD 株、aG 株、CTN 株病毒。

1. 国外使用的 3 个主要毒株系列

国外使用的疫苗株全部可归类到巴斯德毒株（PAS）、Flury 株、SAD 株及它们的衍生株，见图 2-2。

（1）PAS 株：PAS 株于 1882 年分离自患狂犬病的牛脑组织，是最古老的狂犬病疫苗毒株，最早由巴斯德用于制备兔脑神经组织疫苗（NTV）。此病毒株在兔细胞传代超过 1500 代所得，此为巴斯德株（Pasteur 株）。由巴斯德株在美国、法国和阿根廷不同国家实验室经不同种类的动物或细胞传代适应，分别获得 PV 株、PM 株和 PAS 株，以及国际认可的标准攻击病毒 CVS 株。PV 株和 PM 株均为我国批准的 Vero 细胞和人二倍体细胞培养疫苗的生产用毒种。CVS 株则是所有疫苗进行效力检验用的标准攻击毒株。

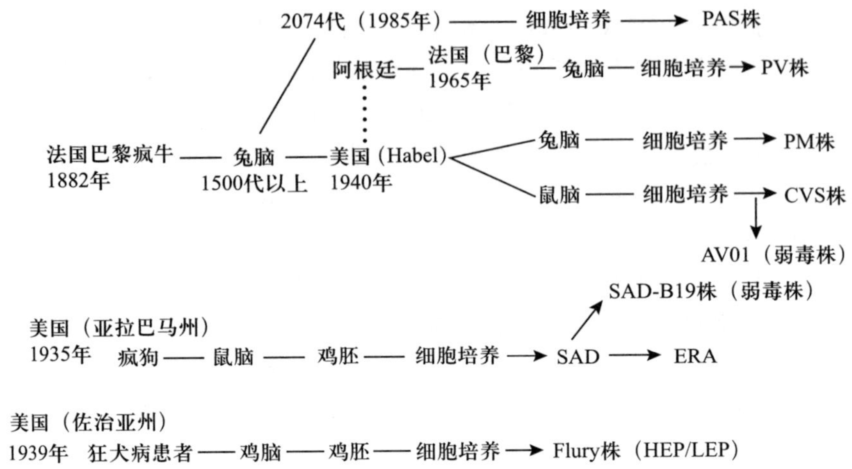

图 2-2　国外用于疫苗生产的主要狂犬病毒株历史

（2）Flury 株：狂犬病毒 Flury 株于 1939 年分离自美国佐治亚州一名狂犬病患者，在鸡脑和鸡胚细胞上传代减毒。有鸡胚细胞低代适应株（LEP）和鸡胚细胞高代适应株（HEP）。该病毒株的开发原本期望能代替 NTVs，但使用全鸡胚开发出人用狂犬病疫苗的尝试最终失败。随后开发的纯化鸡胚细胞疫苗使用的 LEP-c25 病毒株来源于兽用疫苗株 LEP-c23。

（3）SAD 株：狂犬病毒 SAD 株于 1935 年源自美国亚拉巴马州狂犬病犬脑。其衍生株 CL-60 和 Vnukovo-32 已经在加拿大和俄罗斯用于原代地鼠肾细胞疫苗的制备。许多 SAD 的减毒衍生株，譬如 ERA 株、SAD-B19 株、SAG-1 株和 SAG-2 株，已经广泛用在狂犬病减毒活疫苗中，用于野生动物的口服免疫或狗和其他动物的注射免疫接种。

2. 国内使用的疫苗株

除了引进上述毒株外，国内使用有自主知识产权的毒种主要有 aG 株、CTN 株病毒 2 种。

（1）aG 株：该毒株来源于 1931 年由北京捕杀的犬脑，经兔脑连传 50 代，命名为北京株狂犬病毒固定毒株。1980 年以前，我国曾用此毒株作为羊脑疫苗的生产毒株。1965 年后，此固定毒株通过地鼠肾细胞适应传代及后来在豚鼠脑与单层细胞培养交替传代而得到 aG 株。

（2）CTN 株：该毒株于 1957 年分离自山东省死于狂犬病患者的脑组织。先后在小鼠脑内和人胚肺二倍体细胞株多次连续传代而获得。此毒株后来又经在 Vero 细胞上连续多次传代而适应该细胞。1982 年获卫生部同意将此毒株扩大使用。1984 年，WHO 狂犬病专家委员会第七次报告中，将我国 CTN-1 株认可为狂犬病毒固定毒株；2007 年 WHO 人用狂犬病疫苗规程将 CTN-1 株列入人用疫苗生产用毒种。尽管目前世界上流行的由犬传播的人间狂犬病均为血清Ⅰ型，但世界范围内（包括中国）存在多个基因型。研究资料显示，现有各疫苗株生产的疫苗对血清Ⅰ型的病毒都具有良好的保护效果；但多项研究表明，国内外新近分离的野毒株核酸序列分析与各疫苗株的基因序列比对，CTN-1 株较其他疫苗株同源性更高。

二、狂犬病疫苗的适用人群

1. 狂犬病Ⅱ级暴露。
2. 狂犬病Ⅲ级暴露。
3. 高风险人群的暴露前免疫。

三、狂犬病疫苗的接种部位

1. 2 岁及以上受种者，狂犬病疫苗接种于上臂三角肌（图 2-3）。
2. 2 岁以下的婴幼儿，狂犬病疫苗接种于大腿前外侧肌（图 2-3）。

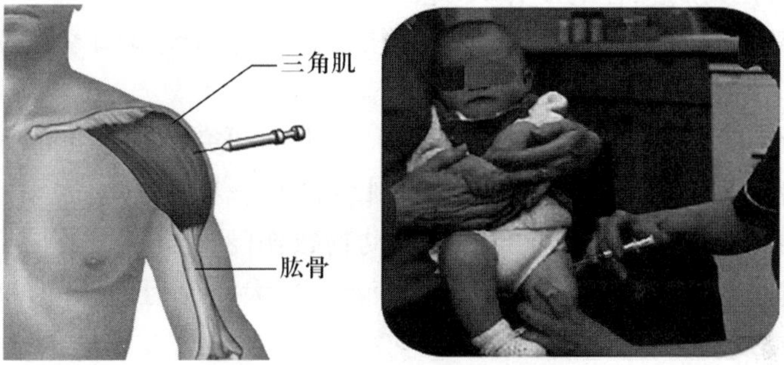

图 2-3　狂犬病疫苗接种部位

3. 由于臀部脂肪丰富且抗原呈递细胞贫乏，狂犬病疫苗的吸收情况难以预测，免疫效果差，因此狂犬病疫苗应避免臀部注射（说明书里也明确指出：禁止臀部注射）。
4. 做过腋窝淋巴结清扫的一侧上臂三角肌不宜接种狂犬病疫苗。

四、狂犬病暴露前免疫

（一）狂犬病暴露前免疫（PrEP）的概念

狂犬病暴露前免疫，是指在被动物咬伤、抓伤或者黏膜感染之前，对有感染狂犬病毒危险的个人或人群进行预防性的狂犬病疫苗接种。暴露前免疫对于狂犬病预防，尤其是高风险人群狂犬病的预防具有重要意义。暴露前免疫具有良好的免疫记忆，发生狂犬病暴露后仅需要进行加强接种狂犬病疫苗，即可快速激活免疫记忆，快速产生抗体，无需注射狂犬病被动免疫制剂。

（二）暴露前免疫（PrEP）的优点

1. 保护高风险人群

（1）保护高暴露风险的职业人群。

（2）狂犬病高发地区，如果有足够的狂犬病疫苗供应，建议儿童接受暴露前免疫接种而获得抗体保护。

（3）保护那些意识不到狂犬病暴露的人或者没有条件及时进行狂犬病暴露后处置的人。

2. 简化暴露后处置过程

（1）狂犬病暴露后可以不用注射狂犬病被动免疫制剂。

（2）有些患者也可以减少疫苗接种的剂次。

（三）暴露前免疫的目标人群

《狂犬病暴露预防处置工作规范（2023年版）》关于暴露前预防的人员范围：狂犬病高暴露风险者应进行暴露前免疫，包括从事狂犬病研究的实验室工作人员、接触狂犬病患者的工作人员、兽医、动物收容机构工作人员、接触野生动物的研究人员、猎人等。计划前往狂犬病流行高风险国家和地区的人员也可进行暴露前免疫。我们建议：

1. 有持续暴露风险必须接种的对象：狂犬病研究实验室工作人员、狂犬病诊断实验室工作人员、狂犬病相关生物制品的工作人员等。

2. 频繁暴露风险应当接种的对象：动物致伤门诊的医生及护士、兽医、动物管理员、宠物主人、旅行者、洞窖勘探者、狂犬病流行地区的野外工作者等。

3. 儿童建议进行暴露前免疫接种

儿童被动物咬伤的风险高于成人，儿童体型小，不足以吓退动物；儿童意识不到动物危险，也避免不了危险的行为；儿童不能保护自己，难以逃离动物的袭击；儿童身材矮小，更容易伤到头面部，发病概率高；儿童发病的潜伏期短，发病速度比成人快；儿童语言表达能力有限以及害怕家长责备，被动物致伤后不主动告知家长等，临床上经常有儿童已经被诊断为狂犬病之后，家长仍然否认孩子被狗咬伤抓伤的情况，实际上很可能是孩子被狗致伤后没有告知家长，错过了狂犬病暴露后处置的最佳时机而发病。

（四）暴露前免疫的接种程序

1. 第0、7、21天接种3剂。

2. 第0、7、28天接种3剂也可以。

3. 2018年4月世界卫生组织的立场文件中，提出暴露前免疫只需要接种0、7两针。目前我国还没有执行。

4. 实际上我们更加强调第0、7天各接种一剂狂犬病疫苗，第21天或者28天那一剂适当延迟也可以。

（五）暴露前免疫接种如何加强

定期加强仅推荐用于因职业原因存在持续、频繁或者较高的狂犬病暴露风险者。有条件的按照 WHO 推荐的方法进行血清学检测后确定是否加强，没条件的按照疫苗说明书进行。对于接触狂犬病毒的实验室人员每 6 个月进行一次血清学检测（RFFIT 法），兽医、动物疫控部门等每 2 年监测一次，当中和抗体滴度<0.5 IU/ml，需要加强 1 剂。

没有条件检测的可按照疫苗说明书进行加强，即 1 年后加强 1 剂；以后每 3 年到 5 年加强 1 剂。

（六）《狂犬病暴露预防处置工作规范（2023 年版）》关于暴露前预防的推迟免疫

对妊娠妇女及患急性发热性疾病、处于急性过敏期、使用类固醇和免疫抑制剂者可酌情推迟暴露前免疫。

（七）临床医师的额外建议

建议 1：建议狂犬病预防门诊（或动物致伤门诊）的医师完成暴露前免疫，接种狂犬病疫苗。

频繁处置动物致伤的伤口，理论上是有被伤口内的狂犬病病毒感染的机会，比如冲洗过程中的液体飞溅到眼睛、口唇，甚至不明显的皮肤破损。

第一次接种全程，第二年加强一剂，以后每三年加强一剂，医院备案。

建议 2：准备前往高风险地区或者较难获得医疗保健服务的农村，且户外暴露风险较大的旅行者，需要提前接种狂犬病疫苗。

旅游地区或者农村很难配备有规范的动物致伤门诊，也不一定有专业的外科医生给予伤口规范的外科处置，更不一定备有狂犬病被动免疫制剂，能够找到狂犬病疫苗已属不易。而狂犬病暴露后的预防处置，需要规范的伤口处置、狂犬病被动免疫制剂的注射、狂犬病疫苗的接种，三者缺一不可，且要求越早越好。如果患者曾经接种过狂犬病疫苗即暴露前免疫，那么在上述情况下，可以不用注射狂犬病被动免疫制剂，只需尽量完成伤口处置和接种疫苗即可，大大降低了因为没有及时注射狂犬病被动免疫制剂罹患狂犬病的风险。

建议 3：儿童要尽可能地完成暴露前免疫。

即使其被仓鼠兔子等几乎无风险的动物致伤，或者不确定是否被家养的宠物致伤只是因为家有宠物而发现身体有不明的划痕前来咨询者。

理论上说啮齿类或兔形目动物如老鼠兔子，虽可以感染狂犬病，但其是狂犬病的终末宿主，不参与狂犬病的流行和传播。《狂犬病预防控制技术指南（2016 年版）》《Rabies vaccines：WHO position paper（2018 年版）》《狂犬病暴露预防处置专家共识（2019 年版）》《中国犬咬伤治疗急诊专家共识（2019 年版）》都指出：啮齿类动物致伤无需开展针对于狂犬病的暴露后处置，所以，临床上按照普通外伤处置，是没问题的；《狂犬病暴露预防处置工作规范（2023年版）》未对啮齿类动物致伤做出单独的规定，所以，临床上按照狂犬病暴露后处置，也没问题。

2018年，北京CDC专门组织专家讨论试行《北京市狂犬病暴露后处置指南（2018年版）》，专门就啮齿类动物致伤做出规定，可以参考：①对于实验室动物、家养宠物鼠、兔子，从出生就没有与狗、猫等狂犬病高风险动物接触的啮齿类兔形目动物，可以视为狂犬病暴露0风险，按照普通外伤处置；②对于野生的、来路不明确的啮齿类动物致伤，建议开展规范的狂犬病暴露后处置。

我们认为：参考《北京市狂犬病暴露后处置指南》，灵活运用。①向患者及家属解释上面两条建议，能理解接受，遵医嘱执行；②有疑惑或者担心的，建议接种疫苗，打消患者或者家属所有担心。

我们强调：接种一个程序狂犬病疫苗，对于任何人的未来都是有足够的益处的。①发生暴露，即使是严重暴露，也无需使用狂犬病被动免疫制剂；对于无法及时获得狂犬病被动免疫制剂的偏远地区或人群，也是安全的；②暴露后仅需要注射接种疫苗加强针，按照WHO的建议，无论距离首次疫苗注射多久的暴露，仅需要加强0、3两针即可；③暴露后的疫苗加强接种，和首次暴露的疫苗全程接种相比较，其抗体产生更快、更早，抗体水平更高，患者更安全；④尤其是，对于儿童的保护可能是避免了以后的某一次偶然暴露没有接种狂犬病疫苗而导致的死亡，甚至是咬伤某些特殊部位而临床医师没有规范的处置伤口和正确地注射狂犬病被动免疫制剂而导致的暴露后免疫失败。

所以我们说，啮齿类动物致伤接种一个全程的狂犬病疫苗，哪怕视为一次暴露前免疫，也是有意义的。

建议4：对于家里已经有宠物，要求进行暴露前免疫的人来说，可以建议直接按照暴露后程序接种即可，尤其是备有“2-1-1”程序的狂犬病预防门诊，接种三次接种四剂。因为很多人在暴露前免疫接种过程中就被宠物抓伤咬伤，然后把暴露前免疫改为暴露后程序，相对比较麻烦，而且需要接种五次。当然要征得患者或者家属的同意。

在暴露前免疫过程中，被动物致伤，需要将暴露前程序更改为暴露后程序，已经接种的剂次仍然有效，补齐五剂次即可。评估暴露分级以及第一剂狂犬病疫苗接种后的时间，确定是否需要注射狂犬病被动免疫制剂。

五、狂犬病暴露后免疫程序

（一）目前我国狂犬病疫苗暴露后免疫程序有两种

1. 5针法免疫程序

于0（接种当天）、3、7、14、28天各接种1剂疫苗，共接种5剂（图2-4）。

2.“2-1-1”免疫程序

于 0 天（接种当天）在左、右上臂三角肌各接种 1 剂疫苗（共 2 剂），7 天和 21 天分别再接种 1 剂，共接种 3 次接种 4 剂（图 2-5）。

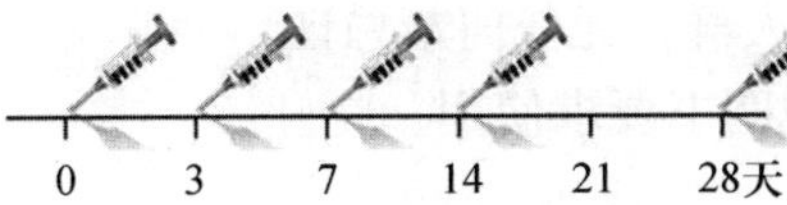

图 2-4　5 针法免疫程序图解

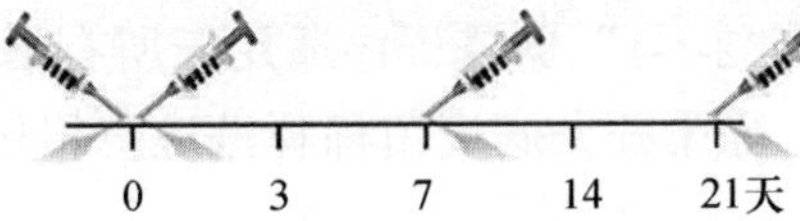

图 2-5　“2-1-1”免疫程序图解

（二）“2-1-1”免疫程序的优势

1.“2-1-1”免疫程序是 WHO 推荐的程序。

2. 免疫保护更早

《狂犬病预防控制技术指南（2016 年版）》明确指出：“2-1-1”免疫程序第 7 天抗体阳转率和血清抗体水平均更高，14 天和 42 天抗体水平无差异。

3. 医生护士工作量更少

患者就诊 3 次，比 5 针法减少 2 次，医生护士的工作量减少 40%。

4. 患者依从性更高

患者就诊 3 次接种 4 剂，来医院的次数由 5 次减为 3 次，减少了两次误工和交通的时间成本及经济负担，大大减少了由于各种原因不能按时间接种疫苗的可能性，提高了依从性。

（三）“2-1-1”免疫程序的注意事项

1. 首次接种两剂，左右上臂三角肌各接种一剂，严禁将两剂疫苗混合后在一侧三角肌接种。

2.“2-1-1”免疫程序中“2”不仅是指两剂狂犬病疫苗，更重要的是强调两侧上臂、两个接种部位、两个位点、两侧淋巴系统。所以将两剂狂犬病疫苗抽到一个针管里一次性接种的方法是不可取的，一旦发现这种错误，及时纠正：将首次配在一起的两剂疫苗算作一剂，将“2-1-1”免疫程序调整成 5 针法程序即第 3、7、14、28 天各接种一个剂量。患者等于接种 5 次接种 6 剂，与患者做好解释工作。

3. 伤口位于三角肌时狂犬病疫苗接种方法

（1）当伤口位于上臂三角肌的时候，在伤口里及伤口周围注射足量狂犬病被动免疫制剂，可以将狂犬病疫苗接种在另一侧上臂的三角肌，使用 5 针法程序。

（2）如果使用“2-1-1”免疫程序，建议狂犬病疫苗一剂接种在健侧三角肌，另外一剂接种在大腿前外侧肌肉。

（3）如果恰好两侧上臂三角肌都有伤口且注射了狂犬病被动免疫制剂，那么可以在两侧大腿前外侧分别接种一剂狂犬病疫苗。

（4）我国批准使用“2-1-1”免疫程序的狂犬病疫苗，均可以按照“2-1-1”免疫程序和 5 针法程序接种。

4. “2-1-1”免疫程序适用于所有暴露后人群，无任何禁忌证。

5. 冻干狂犬病疫苗稀释液应严格按照说明书要求使用。

六、狂犬病再次暴露后免疫程序

狂犬病疫苗接种后的保护期：狂犬病的预防效果以中和抗体水平和保护率为主要指标，中和抗体≥0.5 IU/ml 有效，一般情况下抗体水平可维持至少 1 年。理论上再次暴露后只要中和抗体≥0.5 IU/ml 就完全有效，不需要再次注射疫苗。但是目前我们的检测手段不完善，还必须按照卫健委要求加强。

《狂犬病暴露预防处置工作规范（2023 年版）》中关于狂犬病再次暴露是这样规定的：

（一）关于狂犬病疫苗的接种

再次暴露发生在免疫接种过程中，应继续按照原有免疫程序完成剩余剂次的接种；

全程接种后 3 个月内再次暴露者一般不需要加强接种；

全程接种后 3 个月及以上再次暴露者，应于 0、3 天各加强接种 1 剂次狂犬病疫苗。

额外需要注意：

1. 再次暴露接种疫苗的时间按照上次全程接种疫苗（暴露前或暴露后）的最后一针时间算起。

2. 既往完成过一次全程的暴露前免疫或暴露后免疫，之后数次暴露数次加强接种疫苗的患者，再有新的暴露，接种疫苗的时间按照最后一次正规加强的最后一针时间算起。

3. 既往全程免疫史，我们强调特指 2005 年之后正规医疗机构规范的全程接种合格的狂犬病疫苗，患者能够提供准确的既往接种信息并签字认可。

（二）关于狂犬病被动免疫制剂

《狂犬病暴露预防处置工作规范（2023 年版）》《狂犬病预防控制技术指南（2016 年版）》《狂犬病疫苗：世界卫生组织立场文件（2018 年版）》三个文件比较一致，按暴露前或者暴露后程序全程接种狂犬病疫苗者，除严重免疫功能低下者外，暴露或者再次暴露后无需使用被动免疫制剂。

HIV 感染、器官移植、免疫系统疾病、长期服用抗排异药物或者免疫抑制剂的人群，再次暴露，建议：

1. Ⅱ级暴露者需要使用狂犬病被动免疫制剂。

2. 任何一次暴露都按首次暴露处置。

3. 狂犬病疫苗 5 针法或者“2-1-1”免疫程序均可，但是建议尽量使用 5 针法，不强调首剂加倍。

4. 建议在疫苗接种 2 ~ 4 周后检测狂犬病毒中和抗体以评估是否需要额外剂量的疫苗。暴露后完成全程免疫接种后，需要检测中和抗体，若抗体检测结果<0.5 IU/ml，结果阴性，补种 2 针狂犬病疫苗（0 天，3 天），两周后复查抗体，直至抗体检测结果>0.5 IU/ml，结果阳性。

5. 更加强调伤口的处置。

（三）关于伤口处置

无论第几次暴露，都需要首先规范地开展伤口外科处置，包括冲洗、消毒、清创等。

七、狂犬病疫苗的延迟接种

人用狂犬病疫苗接种应当按时完成全程免疫，按照程序正确接种对机体产生抗狂犬病的免疫力非常关键，前三针尤为重要，尽量不要推迟。

《狂犬病暴露预防处置工作规范（2023 年版）》是这样规定的：应按时完成狂犬病疫苗全程接种，全程、规范接种狂犬病疫苗可刺激机体产生抗狂犬病病毒的免疫力。当某一剂次出现延迟，其后续剂次接种时间按原免疫程序作相应顺延，无需重启疫苗免疫程序。

WHO 关于延迟接种的处理：无论是暴露前免疫或暴露后免疫，假如任何一针延迟了，恢复接种即可，重启一个程序没有必要。

八、狂犬病疫苗的更换衔接

在狂犬病预防门诊（动物致伤门诊）的临床工作中，经常会涉及狂犬病疫苗品牌的更换问题。

《狂犬病暴露预防处置工作规范（2023 年版）》以及《狂犬病预防控制技术指南（2016 年版）》规定：

应尽量使用同一品牌狂犬病疫苗完成全程接种。若无法实现，可用不同品牌的狂犬病疫苗替换，并按替换疫苗的免疫程序继续完成剩余剂次。狂犬病疫苗不得交由受种者保存或携带至其他门诊接种。

我国批准上市的狂犬病疫苗按照细胞基质分为三类：原代地鼠肾细胞狂犬病疫苗、VERO 细胞狂犬病疫苗、人二倍体细胞狂犬病疫苗。

目前国际上可以使用的狂犬病暴露后免疫程序有 5 针法免疫程序、“2-1-1”免疫程序、简易 4 针法和皮内多点注射法。

我国目前批准使用前两个免疫程序，即5针法免疫程序、“2-1-1”免疫程序。

1. 5针法免疫程序：于0（接种当天）、3、7、14、28天各接种1剂疫苗，共接种5剂。

2. “2-1-1”免疫程序：于0天接种狂犬病疫苗2剂次（在左、右上臂三角肌各接种1剂次），第7天和21天分别再接种1剂，共接种3次接种4剂。

3. 简易4针法

暴露后0天、3、7、14天各接种1剂疫苗，共接种4剂。

4. 皮内多点注射法

暴露后0天、3、7、28天各皮内注射2次每次0.1 ml。

疫苗的有效成分是灭活的狂犬病毒，理论上说现代细胞培养的疫苗可以互换，但是临床上无特殊情况不建议更换。不同厂家不同品牌疫苗的辅料不同，纯化工艺不同，一旦出现不良反应无法溯源，也很难判定，也给后续疫苗的接种带来困难。确实有特殊情况的，需要同一程序内接种不同品牌的疫苗，其抗原均是灭活狂犬病毒，可产生对应免疫效果。

如遇特殊情况不得不更换，比如：在接种狂犬病疫苗的过程中出现严重不良反应，经过评估，可以更换不同品牌的狂犬病疫苗完成整个程序；或者寒暑假节假日去异地，而异地没有同一品牌的狂犬病疫苗，需要更换其他品牌狂犬病疫苗完成整个免疫程序。

免疫程序未完成时更换疫苗，存在以下几种情况：

5针法程序狂犬病疫苗更换接种其他5针法程序狂犬病疫苗：

这是最普遍的情况，只要可用于5针法程序的狂犬病疫苗，都可以继续接种。当然如果可以选择，还是尽量继续接种同一基质的狂犬病疫苗。

“2-1-1”免疫程序的狂犬病疫苗更换接种“2-1-1”免疫程序的狂犬病疫苗：

目前我国批准使用“2-1-1”免疫程序的狂犬病疫苗之间可以互相更换品牌后继续接种。

我国部分狂犬病疫苗批准两种程序，可使用“2-1-1”程序和5针法程序作为两种暴露后肌内接种程序。

（一）已经接种一次或两次“2-1-1”程序的狂犬病疫苗之后，如何用5针法程序的狂犬病疫苗完成全程接种，这是稍微麻烦一点的情况，有些地区可能没有配备“2-1-1”程序的狂犬病疫苗。

在执行中有两种建议方案：

方案一：第一次的两剂狂犬病疫苗算作首剂加倍，后续延迟接种。

在《北京市狂犬病暴露预防处置技术指南（试行）》中，规定：如果原来按“2-1-1”程序接种狂犬病疫苗，替换后的狂犬病疫苗只注册了5针法程序，那么替换后的程序也必须改为5针法，首次接种的2针可视为首剂加倍，后续疫苗的接种可以按照延迟接种原则完成（表2-1）。

表2-1　方案一：第一次的两剂狂犬病疫苗算作首剂加倍，后续延迟接种

“2-1-1”程序接种完剂次	更换疫苗的时间	策略
接种完第1次2剂	第7天更换疫苗	0（2针）-7-11-18-32（天）
接种完第1次2剂和第2次1剂	第21天更换疫苗	0（2针）-7-21-28-42（天）

我们建议患者到异地之后，尽快到当地可以接种狂犬病疫苗的医疗机构咨询后续疫苗接种问题，而不必等到第7天甚至21天，尽快完成接种第二次或者第三次的狂犬病疫苗接种，以及后续疫苗的接种，完成全程免疫。

方案二：可以按照是否完成基础免疫进行区分（表2-2）。

表2-2　方案二：可以按照是否完成基础免疫进行区分

更换针次	首次接种后		第2次（第3针接种后）
更换品牌时间	第0～3天	第4～7天	第7天以后
策略	相当于完成5针法首针加倍	可视为5针法的第2针延迟接种	可视为5针法前3针（基础免疫）已完成
后续接种	后续按第3、7、14、28天各接种1剂	后续按5针法程序依次顺延接种	7～14天内，后续按第14、28天各接种1剂；如果超过14天，后续针次顺延接种

但是，无论方案一还是方案二的更换方法，大部分患者需要接种5次、接种6剂狂犬病疫苗，增加了时间成本和经济负担。“2-1-1”程序原来的优势变得不明显，比如医生护士工作量减少40%，患者依从性好等。

如果患者明确表示接种完“2-1-1”程序的两剂狂犬病疫苗之后去异地，又不了解异地是否配备“2-1-1”程序狂犬病疫苗的情况，我们建议患者可提前致电所接种疫苗厂家的热线电话，咨询在当地有哪些接种点配备“2-1-1”程序，患者到异地可以尽量使用相同品牌完成全程接种。

另外，我们也可以建议按照5针法程序给患者安排接种日期，患者到异地之后，无论哪一个厂家哪一个品牌哪一个基质的狂犬病疫苗，都可以完成序贯接种，避免不必要的麻烦。

当然，我们建议所有的狂犬病预防门诊（动物致伤门诊）配备两种不同基质的狂犬病疫苗，配备两种不同程序的狂犬病疫苗，以方便患者更换衔接。

（二）患者从国外回来需要继续接种狂犬病疫苗

1. 如果患者是肌内注射的，无论5针法程序还是“2-1-1”程序，回国后继续用国内的狂犬病疫苗完成接种。

2. 如果患者是皮内注射的（每次2针每针0.1 ml，共4次），回国后要求接种第2、3、4次狂犬病疫苗的，国内目前没有皮内注射，建议更换为肌内注射完成接种，并建议补齐5次程序，原来接种的疫苗剂次有效。

3. 有些国家已经执行“简易4针法”，患者回国后要求接种第2、3、4剂狂犬病疫苗的，可以继续接种，并建议补齐5针程序，原来接种的疫苗剂次有效。

九、特殊人群的狂犬病疫苗接种

就狂犬病100%的致死率来说，暴露后无任何使用禁忌。

1. 孕妇

目前研究表明合格的狂犬病疫苗不会对孕妇产生不良影响，也不会影响胎儿。狂犬病疫苗为灭活病毒疫苗，灭活病毒不能通过胎盘屏障，不会导致胎儿出现异常；目前国内外开展的研究均未发现狂犬病疫苗引起流产、早产或致畸现象。

2. 哺乳期妇女

哺乳期妇女接种狂犬病疫苗后，可继续进行哺乳，不会影响婴儿的正常发育。

3. 新生儿、婴幼儿

新生儿、婴幼儿中枢神经系统和机体免疫功能均不健全，被疯犬咬伤后患狂犬病的危险性比成人要大。一旦暴露于可疑动物，务必及时、规范地处理伤口，并立即接种狂犬病疫苗，必要时使用被动免疫制剂。

4. 正在进行计划免疫接种的儿童

可按正常免疫程序接种狂犬病疫苗。目前研究未发现狂犬病疫苗和其他疫苗（包括儿童计划免疫疫苗）同期使用会对免疫效果产生相互影响。接种狂犬病疫苗期间也可按正常免疫程序接种其他疫苗。尽量避免注射同一侧肢体。鉴于狂犬病的致死性，应优先接种狂犬病疫苗。

5. 狂犬病疫苗接种不分体重和年龄，每剂次均接种1个剂量。

6. 目前没有证据表明正常的生活饮食会影响狂犬病疫苗效果。

《狂犬病预防控制技术指南（2016年版）》建议，饮食、运动禁忌并无依据，正常的饮食、运动不会影响疫苗效果，无需提示该注意事项。

对于暴露前预防，对疫苗中任何成分曾有严重过敏史者应视为接种同种疫苗的禁忌证。妊娠、患急性发热性疾病、急性疾病、慢性疾病的活动期、使用类固醇和免疫抑制剂者可酌情推迟暴露前免疫。免疫缺陷者不建议进行暴露前免疫，如处在狂犬病病毒高暴露风险中，亦可进行暴露前免疫，但完成免疫接种程序后需进行中和抗体检测。对一种品牌疫苗过敏者，可更换另一种品牌疫苗进行原有免疫程序。

十、狂犬病疫苗的不良反应及处置

狂犬病病死率几乎达100%，暴露后狂犬病疫苗接种无禁忌证。接种后少数人可能出现轻微不良反应，一般无须特殊处理。极个别不良反应可能较重，应及时就诊。医生发现受种者对狂犬病疫苗有严重不良反应时，应重新评估暴露风险并让患者签署知情同意书后，更换不同种类的狂犬病疫苗，按替换疫苗的免疫程序继续完成剩余剂次。

（一）常见不良反应

1. 局部反应

接种狂犬病疫苗后24 h内，注射部位可出现红肿、疼痛、发痒，一般不需要处理即可自行缓解。

2. 全身性反应

可有轻度发热、无力、头痛、眩晕、关节痛、肌肉痛、呕吐、腹痛等，一般不需要处理即可自行消退。

（二）罕见不良反应

1. 中度以上发热反应

可先采用物理降温方法，必要时可以使用解热镇痛剂。对于出现持续发热且温度超过38.5℃的婴幼儿，不要轻易诊断为疫苗不良反应，建议儿科会诊，排除儿科疾患再考虑疫苗反应，偶合症并不少见，尤其是在冬春流感季节。

2. 过敏性皮疹

接种疫苗后72 h内出现荨麻疹，应及时就诊，给予抗过敏治疗。

（三）极罕见不良反应

1. 过敏性休克

一般在注射疫苗后数分钟至数十分钟内发生。患者突然出现典型休克表现，如：出汗，面色苍白，脉速而弱，四肢湿冷、发绀，烦躁不安，意识不清或完全丧失，血压迅速下降乃至测不出，脉搏消失，甚至心搏骤停；在休克出现之前或同时，可伴有一些过敏相关的症状，如：皮肤潮红、瘙痒，继而出现广泛的荨麻疹和（或）血管神经性水肿；还可出现打喷嚏、水样鼻涕、声音嘶哑等；发生喉头水肿和（或）支气管痉挛时，可出现咽喉堵塞感、胸闷、气急、喘鸣、憋气、发绀等；其他较常见的症状有刺激性咳嗽、连续打喷嚏、恶心、呕吐、腹痛、腹泻，严重者可出现排便失禁。

由于死亡可发生于几分钟内，因此迅速处理十分重要。开始治疗的关键是维持呼吸道通畅和保持有效血液循环，尤其强调肾上腺素的紧急使用。

（1）患者斜卧，双脚抬高，确保气道开放，给氧。如果出现威胁生命的气道阻塞，立即进行气管插管。

（2）肾上腺素 1∶1000（0.01 mg/kg），0.01 ~ 0.3 mg/kg（＜12 岁单次最大剂量为 0.3 mg，≥ 12 岁单次最大剂量为 0.5 mg）肌内注射，如果需要可每 15 min 重复一次。

（3）如果出现低血压或对起始的肾上腺素剂量无反应，静脉给 0.1 mg/ml 肾上腺素 0.01 mg/kg；静脉给生理盐水 20 ml/kg；如果低血压持续存在，予肾上腺素 2 ~ 4 μg/（kg・min）或多巴胺 2 ~ 10 μg/（kg・min）持续静脉滴注以维持血压。

（4）甲泼尼龙 1 ~ 2 mg/kg 静脉注射，最大量 125 mg，每 4 ~ 6 小时一次，或泼尼龙 1 ~ 2 mg/kg 口服，最大量 80 mg。

（5）监测生命指征，因有些患儿呈双向性表现形式，因此应观察至少 8 ~ 12 h，如为严重反应或有哮喘病史，则应观察至少 24 h。临床表现严重者需住院治疗。

2. 过敏性紫癜

出现过敏性紫癜时应及时就诊，请相关科室会诊，必要时收入院。

（1）一般治疗：急性期卧床休息。要注意出入液量、营养及电解质平衡。有消化道出血者，如腹痛不重，仅粪便潜血阳性者，可用流食。如有明显感染，应给予有效抗生素。注意寻找和避免接触过敏原。

（2）对症治疗：有荨麻疹或血管神经性水肿时，应用抗组胺药和钙剂；近年来又提出用 H_2 受体阻断药西咪替丁 20 ~ 40 mg/（kg・d），分两次加入 5% 葡萄糖溶液中静脉滴注，1 ~ 2 周后改为口服，15 ~ 20 mg/（kg・d），分 3 次服用，继续应用 1 ~ 2 周。有腹痛时应用解痉药，消化道出血时应禁食。

（3）抗血小板凝集药物：阿司匹林 3 ~ 5 mg/（kg・d）或 25 ~ 50 mg/（kg・d），每日一次口服；双嘧达莫 3 ~ 5 mg/（kg・d），分次服用。

（4）抗凝治疗：本病可有纤维蛋白原沉积、血小板沉积及血管内凝血的表现，故近年来有使用肝素的报道，剂量为肝素 120 ~ 150 U/kg 加入 10% 葡萄糖溶液 100 ml 中静脉滴注，每日 1 次，连续 5 天，或肝素钙每次 10 U/kg，皮下注射，每日 2 次，连续 7 天。也有推荐使用尿激酶 2500 U/kg，静脉滴注。

（5）肾上腺皮质激素：单独皮肤或关节病变时，无须使用肾上腺皮质激素。以下几种情况是使用激素的指征：

1）有严重消化道病变，如消化道出血时，可口服泼尼松 1 ~ 2 mg/（kg・d），分次口服，或用地塞米松、甲泼尼龙静脉滴注，症状缓解后即可停用。

2）表现为肾病综合征者，可用泼尼松 1 ~ 2 mg/（kg·d），不短于 8 周。

3）急进性肾小球肾炎可用甲泼尼龙冲击治疗，剂量同狼疮性肾炎。激素治疗无效者，可加用环磷酰胺等免疫抑制剂。

4）有肾衰竭时，可采用血浆置换及透析治疗。

5）其他：反应严重的病例可用大剂量丙种球蛋白冲击治疗，剂量为 400 mg/（kg·d），静脉滴注，连用 2 ~ 3 天。对急进性肾小球肾炎可行血浆置换疗法。

3. 血管神经性水肿

早期发现、早期诊断、早期治疗。不要轻易诊断为“针眼感染”。

可应用抗组胺药物治疗，必要时可联合使用糖皮质激素类药物（如甲泼尼龙琥珀酸钠）给予抗过敏治疗；抬高患肢，理疗，直到水肿消失；必要时超声检查指导治疗。

4. 吉兰 - 巴雷综合征（GBS）

吉兰 - 巴雷综合征又称格林 - 巴利综合征，是以周围神经和神经根的脱髓鞘病变及小血管炎性细胞浸润为病理特点的自身免疫性周围神经病，经典型的 GBS 被称为急性炎症性脱髓鞘性多发性神经病（AIDP），临床表现为急性对称性弛缓性肢体瘫痪。

（1）发病原因

病因尚未充分阐明。约 70% 的 GBS 患者发病前 8 周内有前驱感染史，通常见于病前 1 ~ 2 周，少数患者有手术史或疫苗接种史。减毒脊髓灰质炎疫苗接种后偶有发病，灭活脊髓灰质炎疫苗、狂犬病疫苗和其他疫苗接种后几乎不发病。

（2）临床表现

多数患者起病前 1 ~ 4 周可有胃肠道或呼吸道感染症状或疫苗接种史，急性或亚急性起病。

首发症状为肌无力，多于数日至 2 周发展至高峰，常见类型为上升性麻痹，首先出现对称性双腿无力，典型者在数小时或短短数天后无力从下肢上升至躯干、上肢或累及脑神经。下肢较上肢更易受累，肢体呈弛缓性瘫痪，腱反射减弱或消失，通常在发病早期数天内患者即出现腱反射消失，部分患者轻度肌萎缩，长期卧床可出现失用性肌萎缩。

感觉障碍一般比运动障碍轻，表现为肢体远端感觉异常如烧灼、麻木、刺痛和不适感，以及手套袜子样感觉减退，可先于瘫痪或与之同时出现，也可无感觉障碍。约 30% 的患者可有肌痛，尤其是腓肠肌的压痛。约 50% 的患者出现双侧面瘫，后组脑神经也常受累，造成延髓支配的肌肉无力，并导致清除分泌物及维持气道通畅的困难。

自主神经症状常见皮肤潮红、发作性面部发红、出汗增多、心动过速、手足肿胀及营养障碍等；交感神经受损出现 Horner 征、体温调节障碍、胃扩张和肠梗阻等；膀胱功能障碍通常仅发生于严重病例，且一般为一过性。

根据临床表现、病理及电生理表现，将 GBS 分为以下类型：

1）急性炎性脱髓鞘性多发神经病（acute inflammatory demyelinating polyneuropathy，AIDP）：是 GBS 中最常见的类型，也称经典型 GBS，主要病变为多发神经病和周围神经节段性脱髓鞘。

2）急性运动轴索性神经病（acute motor axonal neuropathy，AMAN）：AMAN 以广泛的运动脑神经纤维和脊神经前根及运动纤维轴索病变为主。

3）急性运动感觉轴索性神经病（acute motor and sensory axonal neuropathy，AMSAN）：AMSAN 以广泛神经根和周围神经的运动与感觉纤维的轴索变性为主。

4）Miller Fisher 综合征（MFS）：与经典 GBS 不同，以眼肌麻痹、共济失调和腱反射消失为主要临床特点。

5）急性泛自主神经病：较少见，以自主神经受累为主。

6）急性感觉神经病（acute sensory neuropathy，ASN）：少见，以感觉神经受累为主。

（3）鉴别诊断

1）脊髓灰质炎：起病时多有发热，肌肉瘫痪多呈节段性，且不对称，无感觉障碍，脑脊液白细胞计数常增多。

2）急性脊髓炎：虽然急性期也呈弛缓性瘫痪，但常有锥体束征及横贯性感觉障碍，且括约肌功能障碍较明显。脑脊液蛋白和细胞均有轻度增高或正常。

3）周期性瘫痪（周期性麻痹）：发病急，可呈四肢对称性弛缓性瘫痪，少数病例也可有呼吸肌麻痹，但常有血清钾含量降低及低钾心电图改变，病程短，补钾后可迅速恢复，多在数小时至 3 ~ 4 天自愈。

4）其他尚应注意和铅、砷所致的急性中毒性多发性周围神经病及癌性多发周围神经病相鉴别。

（4）并发症

常伴面神经瘫痪、吞咽困难、发声无力和呼吸肌瘫痪，少数出现眼外肌瘫痪。可有心动过速、多汗、突发性高血压或膀胱括约肌障碍等自主神经系统功能障碍。同时由于本病患者常会出现长时间卧床，故容易并发坠积性肺炎、脓毒血症、褥疮、深静脉血栓形成、肺栓塞、尿潴留、焦虑、抑郁等症状。且若病变累及呼吸肌可致死。

（5）预防措施

自身免疫性疾病尚无较好的预防办法。对临床治愈患者预防复发注意以下几点：

1）加强营养，增强体质，防止感冒，减少感染概率。

2）练习正确的咳嗽、咳痰方法，防止肺部继发感染。

3）妊娠、手术可诱发本病，必要时注意预防观察。敏感人群尽量避免使用减毒脊髓灰质炎疫苗接种，狂犬病疫苗基本不诱发本病，需要时正常接种即可。

4）重症患者，突然丧失活动能力，易产生焦虑、紧张等情绪，应进行适当心理疏导。

（6）临床治疗

1）急性期

a. 脱水及改善微循环

①20% 甘露醇或 10% 甘油葡萄糖溶液（糖尿病患者除外）：250 ml 或 500 ml 静滴 1 次 / 天，7 ~ 10 次为 1 个疗程。如病情严重并有心肺并发症者，可适当合用利尿药。

②羟乙基淀粉（706 代血浆）：250 ~ 500 ml 静滴，1 次 / 天，7 ~ 10 次为 1 个疗程。

③激素治疗：对重症者可大剂量短程使用甲泼尼龙冲击治疗。头 1 ~ 2 天用 1000 mg 加入生理盐水 250 ml 中静滴，第 3 ~ 7 天改用 500 mg 静滴，1 周后改口服，半个月后停服。

b. 神经营养代谢药：如大剂量 B 族维生素，胞二磷胆碱 0.25 ~ 0.5 g 肌注或静滴，每日 1 次。并可选用神经生长因子、甲钴胺（弥可保）500 μg、重组牛（人）碱性成纤维细胞生长因子（bFGF）1600 U 肌注 1 ~ 2 次 / 天。神经节苷脂（GM-1）20 ~ 40 mg，1 次 /天肌注。

c. 血液疗法：对病情严重或有呼吸肌麻痹、肺部并发症者，可早期选用下述治疗。

①大剂量人体免疫球蛋白：每天剂量 0.3 ~ 0.4 g/kg，连用 3 ~ 5 次。治疗机制与调节免疫功能有关。

②血浆交换疗法：可清除血浆中的抗体和免疫复合物等有害物质，以减轻神经髓鞘的中毒性损伤，促进髓鞘的修复和再生。1 次交换血浆 1000 ~ 1500 ml 左右，每周 2 ~ 3 次，3 ~ 5 次为 1 个疗程。由于本疗法尚存在一定缺陷，有被安全性较好的血浆吸附疗法所替代的趋势。

③紫外线辐射充氧自血回输疗法：每天或隔天 1 次，5 ~ 10 次为 1 个疗程。可增强氧代谢和调节免疫功能。

d. 对症治疗

①加强呼吸功能的维护，保持呼吸道通畅：对可能发展为呼吸肌瘫痪者，

如患者已出现呼吸表浅、频率增快或咳嗽无力、排痰不畅时，宜早行气管切开和机械通气。

②肺部并发症的防治：定期翻身、拍背，定期充分吸痰，并注意无菌操作，预防肺部感染，早期选用适量抗生素。

③防止电解质紊乱，在有条件的医院，对重症患者进行心、肺功能监护。

④保证足够的营养、水分和休息：充分的休息对体力的保存和抗病能力的增强甚为重要，故对烦躁、休息不好者可适当选用苯二氮䓬类镇静药。并可定期输新鲜全血或血浆。对吞咽困难者及早使用鼻饲，以保证充足的营养、水分及服药，并可减少吸入性肺炎的发生。

2）恢复期

可继续使用B族维生素及促进神经功能恢复的药物，并酌情选用理疗、针灸和按摩等康复措施。

5. 肌内注射硬结形成及处理

（1）发生原因

1）药物因素：肌注用药主要有溶液、混悬液、油剂、粉剂及结晶等，药物理化性质、pH值、剂量浓度不同，致药物吸收速度不同，与硬结形成密切相关。

a. 若药物浓度过高，又属高渗状态，不易吸收，注射药物部位组织反而可吸收周围组织水分，致局部肿胀，形成硬结。

b. 若药物黏稠度大，溶解度小，扩散吸收较难，可因吸收缓慢致硬结形成。

c. 某些药物如氯喹等易在注射处析出结晶，吸收较难，产生硬结。

d. 药物化学刺激性强，如氨茶碱、氯霉素等，可致注射部位疼痛，甚至产生硬结。

e. 注射药物中所含不溶性微粒在注射部位蓄积，刺激机体的防御系统，引起巨噬细胞增殖，导致硬结形成。

2）注射局部因素：同一部位反复、多次、大量注射药物或药物浓度过高、注射部位过浅，局部组织受物理、化学刺激，产生炎症反应；局部血液循环不良，药物吸收缓慢。

3）注射部位感染因素：注射部位感染后纤维增生形成硬结。

（2）临床表现

1）表现为局部肿胀，可扪及明显的硬结。

2）严重者可导致皮下纤维组织变性、增生形成肿块或出现脂肪萎缩、甚至坏死。

（3）预防

1）避免长期在同一部位注射，注射时避开瘢痕、炎症、皮肤破损处。

2）注射时严格执行无菌技术操作，防止微粒污染；做好皮肤消毒，防止注射部位感染。

3）对于一些难吸收的药物，注射后及时给予局部热敷或按摩，以促进血液循环，加快药物吸收。

（4）已形成的硬结处理方法

1）用伤湿止痛膏贴硬结处。

2）用 50% 硫酸镁湿敷。

3）将云南白药用醋调成糊状涂于硬结处。

4）取新鲜马铃薯切片用 654-2（消旋山莨菪碱）注射液浸泡后外敷硬结处。

（李　虎　冯幸福　周　蓉　李发亮）

第二节　狂犬病被动免疫制剂

一、概述

狂犬病是可防不可治的人畜共患急性传染病，狂犬病暴露后预防处置（post-exposure prophylaxis，PEP）的关键一环就是使用狂犬病被动免疫制剂。在 PEP 期间，经伤口局部处置后，阻断残留的病毒感染机体是通过早期局部浸润注射被动免疫制剂及后期疫苗主动免疫产生的中和抗体联合实现的。WHO 狂犬病专家咨询委员会建议，对于狂犬病毒Ⅲ级暴露者，应在接种疫苗的同时对伤口进行彻底清洗并在周围浸润注射被动免疫制剂，即人狂犬病免疫球蛋白或马源抗狂犬病血清，以阻止病毒进入神经组织从而获得快速保护作用。另外，对于免疫功能严重低下的暴露者，即使Ⅱ级暴露，也应联合应用被动免疫制剂。

狂犬病毒的 G 蛋白是一种三聚体，含 505 个氨基酸残基，分子量约为 67 kD，是唯一暴露在该病毒颗粒表面的病毒抗原，是诱导机体产生病毒中和抗体（virus-neutralizing antibodies，VNA）的主要抗原，也是宿主体液免疫产生中和抗体的主要靶点，并且可以诱导机体对狂犬病毒的致命感染产生免疫。G 蛋白具有受体结合（receptor binding）和膜融合（membrane fusion）功能，与病毒的毒力和致病性密切相关。同时 G 蛋白含有毒力决定簇，是第一种被克隆和测序的狂犬病毒基因编码的含 524 个氨基酸的多肽，其中包括由 19 个氨基酸构成的信号序列。G 蛋白 333 位点的精氨酸对病毒毒力具有重要作用，它与神经侵袭力和跨突触传播能力相关，能使病毒在神经系统中扩散的速度更快。G 蛋白的受体结合和膜融合功能，均可被抗体结合所抑制。有效的中和抗体靶向分布在膜 G 蛋白结构远端一半的五个抗原位点（图 2-6）。这些位点分别为Ⅰ、Ⅱa/Ⅱb、Ⅲ、Ⅳ和 a。来自人类疫苗接种者的中和抗体主要与Ⅰ和Ⅲ位点发生反应。

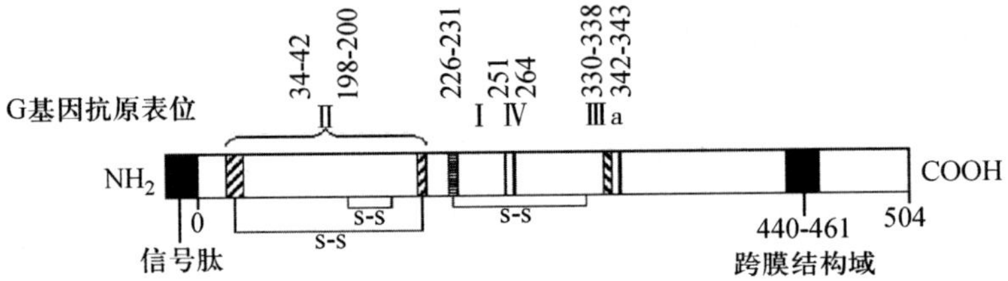

图 2-6　G 基因抗原表位示意图

接种狂犬病疫苗后，IgM 抗体在第一次接种疫苗后约 4 天出现，IgG 抗体在第 7 至 14 天后出现，起主要作用的是 IgG。通过接种完整的灭活狂犬病毒，人体可以针对其中的 5 种蛋白成分免疫产生多种特异性抗体（多克隆抗体）。多克隆免疫球蛋白是最早应用于 PEP 的血源性被动免疫制剂。

抗狂犬病毒单克隆抗体是通过基因工程技术生成的高度均一、只针对某一特定抗原表位的 IgG 抗体，具有高度特异性，对选定的生物靶点具有显著高效的特异性和亲和力。

目前我国临床使用的抗狂犬病被动免疫制剂主要是狂犬病患者免疫球蛋白和抗狂犬病毒单克隆抗体。这两类被动免疫制剂同样具有广谱中和作用，目前已上市的单克隆抗体早期已证实对我国各地域现有种群的 26 种街毒株和全球 45 株流行狂犬病病毒均有良好的中和作用。马狂犬病免疫球蛋白（ERIG）已基本退出中国市场，本文对其不进行扩展叙述。

二、分类与特征

目前常用的血液来源的抗狂犬病免疫球蛋白（RIG）产品分为三种类型：马狂犬病免疫球蛋白（ERIG），来源于接受过狂犬病疫苗免疫马的血清，以及由 ERIG 产生的高度纯化的 $F(ab')_2$ 片段；狂犬病患者免疫球蛋白（HRIG），来源于含高效价狂犬病抗体的健康人血浆。另一类被动免疫制剂就是利用基因重组技术制备的、非血液来源的抗狂犬病毒单克隆抗体（mAb），见表 2-3。

表 2-3 抗狂犬病被动免疫制剂类型及特征

被动免疫制剂类型	马源狂犬病免疫球蛋白 F(ab′)$_2$ 片段	人狂犬病免疫球蛋白（HRIG）	单克隆抗体（mAb）
来源	已免疫马的血清，供应相对充足	含高效价狂犬病抗体的健康人血浆，供应受限	基因工程，供应不受限
异源性	是，马源	否	根据 IgG 基因来源 *
生产工艺	马血浆盐析 + 胃酶酶切	人血浆组分Ⅲ低温乙醇提取	细胞培养表达，层析纯化
医学伦理	存在动物福利问题	存在	无
装量规格	400 IU/2 ml	200 IU/2 ml	200 IU/1 ml #
IgG 单一性	多元、复杂	多元、复杂	单一
IgG 分子完整性	F（ab′）$_2$ 片段及残留完整 IgG 分子	完整 IgG 分子	完整 IgG 分子
产品纯度	低	较高	高
不良反应发生率	高	低	低
血源性传染病风险	潜在风险	潜在风险	无风险

* 鼠源单抗及使用人工改造技术生产的嵌合单抗、人源化嵌合单抗、人源化单抗具有异源性（鼠源 IgG 基因）；全人源化单抗不存在异源性。

中国的迅可®（奥木替韦单抗，重组人源抗狂犬病毒单抗注射液）剂型为 200 IU/1 ml；印度的 Rabishield-100® 剂型为 100 IU/2.5 ml；Twinrab® 剂型有四种：3000 IU/10 ml、3000 IU/5 ml、1500 IU/2.5 ml 和 600 IU/1 ml。

通过免疫接种灭活的狂犬病疫苗，病毒的 5 种蛋白成分可以刺激机体免疫系统产生多种特异性抗体（多克隆抗体）。RIG 来自已经免疫的人或其他动物（通常是马），从其血清中分离、纯化的 G 类免疫球蛋白（IgG）。RIG 自 20 世纪中叶以来，已被用于狂犬病 PEP。目前常用的 RIG 有三种：HRIG、ERIG 或其 F（ab′）$_2$ 片段产品。与基因工程生产的单克隆抗体相比，RIG 的优点是它们的高效率、广泛的病毒中和活性以及具有与多个抗原表位相互作用的能力（多特异性），其中 HRIG 是目前国内和国际使用最广泛的产品，有多年国内外临床使用记录，能涵盖广泛人群，如儿童、成人、老年人、孕妇、哺乳期妇女、过敏体质等特殊人群。但无论其来源如何，RIG 都有一定的缺点，必须使用供体、多次免疫狂犬病疫苗；伦理问题；较低的比活性（即需要更大量的蛋白质，这会增加其副作用）；批次之间的质量差异；理论上仍存在传播某些已知和未知病原体的潜在风险。

单克隆抗体是通过基因重组技术制备的 IgG 抗体，能够高度特异地、靶向识别狂犬病毒 G 蛋白高度保守的抗原位点。单克隆抗体是以浓缩产物的形式呈现的，因此它们在伤口周围浸润注射时渗入的 IgG 分子可以比 RIG 更丰富，这符合 WHO 关于被动免疫的建议。与 RIG 相比，mAb 具有以下优点：更高的比活性，局部浓度高，从而实现以较少的注射量达到更高的中和能力，同时减少因注射量高而导致的局部损伤和不良反应的发生率；来自标准化细胞生产工艺，可严格保证单抗制剂的不同批次间的同质性；此外，由于单一的 mAb 只针对某一或某几个特定表位，因此具有高度特异性，与人用狂犬病疫苗协同使用时，对主动免疫的影响更小。

三、作用机制

在 PEP 期间，经伤口局部处置后残留病毒感染的阻断是通过狂犬病被动免疫制剂和疫苗的联合使用实现的。被动免疫制剂的作用是在疫苗通常能够诱导机体主动产生必要数量的抗体（7～14 天）之前，在患者的暴露部位立即提供抗体保护（图 2-7）。但被动免疫制剂的作用维持的时间不长，经过较短的半衰期就会降解或被机体清除，即 mAb/RIG 具有作用快速但短暂的特点。疫苗能诱导针对狂犬病毒 G 蛋白的特异性中和抗体反应，而疫苗诱导机体产生主动免疫需要一定时间（通常需 7～14 天），但它诱生的抗体一旦开始产生，能持续产生较长时间，且维持时间长，具有免疫记忆效应。所以狂犬病完整的 PEP 措施，包括联合使用被动免疫制剂和疫苗，二者协同作用，才能获得全程有效的保护作用。中和抗体通过几种不同的作用机制直接与狂犬病毒发生作用，包括通过吸附到病毒颗粒上、干扰病毒与受体的空间结合，以及抑制病毒脱壳所需的内体酸催化的融合步骤，启动 RABV 感染细胞的补体依赖性裂解和抗体依赖的细胞介导的细胞毒性作用。

四、临床应用

无论何种狂犬病被动免疫制剂，其临床适应证、使用原则、使用方法、禁忌证等都基本相同。

（一）适应证

1. 首次暴露的Ⅲ级暴露者。

2. 长期大量使用免疫抑制剂、免疫功能严重受损的Ⅱ级暴露者（如：没有进行抗逆转录病毒治疗的艾滋病病毒感染者或正在进行抗逆转录病毒治疗，<5 岁儿童 CD4 细胞百分比≤25% 或≥5 岁的人 CD4 细胞数<200/μl）。

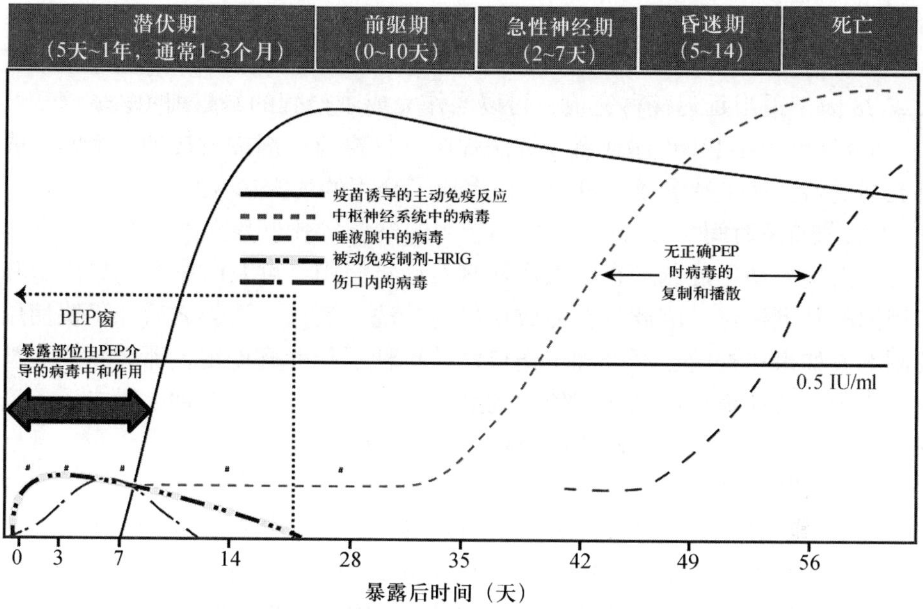

图 2-7　规范实施 PEP 与无规范 PEP 情况下，狂犬病毒致病机制

● 狂犬病从感染到死亡可分为 5 个阶段：感染、潜伏期（5 天~ 1 年，通常 1 ~ 3 个月）、前驱期（0 ~ 10 天）、急性神经期（2 ~ 7 天）、昏迷和死亡（5 ~ 14 天）。

● 接种疫苗约 7 ~ 10 天开始诱导主动免疫产生中和抗体，在疫苗全程接种后的 1 ~ 2 周，中和抗体滴度达到最高；伤口周围的病毒可以被被动免疫制剂中和，在疫苗能够产生足够的中和抗体滴度（>0.5 IU/ml）（7 天）之前，mAb/RIG 可立即提供被动保护。

● 如果没有规范实施 PEP，病毒进入神经并逐渐移行至中枢神经系统，在大脑内大量复制、播散，患者最终发病死亡。

#：代表疫苗接种

3. Ⅱ级暴露位于头面部。

4. 暴露于蝙蝠。

5. 首次暴露为Ⅱ级暴露，但在开始狂犬病暴露后预防处置（PEP）7 天内再次发生Ⅲ级暴露者。

6. 再次暴露　未完成全程免疫接种的Ⅲ级再次暴露者。

7. 以下情况无需使用狂犬病被动免疫制剂

（1）既往有暴露前免疫 0、7、21/0、7、28 三剂狂犬病疫苗；

（2）既往全程接种过“2-1-1”程序或者 5 针法暴露后程序；

（3）既往史：强调 2005 年之后，有明确的可靠的狂犬病疫苗全程接种史；

（4）2018 年 4 月世界卫生组织立场文件：如有明确的记录表明，以前曾经接受过暴露前预防（pre-exposure prophylaxis，PrEP）或者至少 2 针次的 PEP 的任何年龄段的个体，均不再需要使用狂犬病免疫，除外 HIV 感染者临床期或造血干细胞移植。目前我国暂不执行；

暴露前免疫三剂狂犬病疫苗，只要第 0、7 两剂按时接种，第三剂（即 21 天或 28 天）适当延迟接种完成，可以当作完成了全程的暴露前免疫；

暴露后“2-1-1”程序或者 5 针法程序，只要前三剂按时接种，第四剂或者第五剂适当延迟接种完成，可以当作完成了全程的暴露后免疫。

（二）使用时间

狂犬病被动免疫制剂在狂犬病暴露后尽早使用，可及时中和伤口内部和伤口周围的狂犬病毒，因此，在完成伤口的冲洗、消毒、清创之后，尽快使用免疫制剂。如果在外院已经处理了伤口，并接种了狂犬病疫苗，那么只要还没有超过 7 天，被动免疫制剂还有使用的必要，且有效；首次接种七天之后，疫苗的主动免疫已经产生，不推荐使用狂犬病被动免疫制剂。

（三）使用剂量

按照受种者体重计算被动免疫制剂使用剂量，一次性全部使用。

狂犬病患者免疫球蛋白按照每千克体重 20 个国际单位（20 IU/kg）计算使用；抗狂犬病血清按照每千克体重 40 个国际单位（40 IU/kg）计算使用；单克隆抗体按照批准的剂量使用。建议诊室配备体重秤。

奥木替韦单抗注射液目前推荐使用剂量为 20 IU/kg。特殊情况可以突破至 40 IU/kg。

（四）使用方法

1.《狂犬病暴露预防处置工作规范（2023 年版）》规定：暴露部位如解剖学结构允许，应按照计算剂量将被动免疫制剂尽量全部浸润注射到伤口周围，所有伤口无论大小均应进行浸润注射。

首先视创面大小在伤口内滴数滴狂犬病被动免疫制剂原液，直接中和病毒，然后在伤口周围距伤口边缘 0.5 ~ 1 cm 处进针进行浸润注射，避免直接从伤口内进针，以免将病毒带入深部组织。

2. 进针深度应超过伤口的深度，先进针至伤口基底部，进针速度要缓慢，避免将狂犬病被动免疫制剂注入血管内，回抽无血再注射，一边退针一边注射药液，可以看见少量的狂犬病被动免疫制剂逐渐浸润至伤口内。伤口较小，做上下左右四处浸润注射即可。伤口确实比较大，可以转换注射方向于伤口边沿做 2 点 6 方位浸润注射，即取对应两点呈垂直和左右方向做环形全层注射。

3. 假如手指或足趾需要浸润注射，必须小心进行，以防止因加压浸润过量液体而使血液循环受损，引起间隔综合征。

4. 伤口较大或有多处伤口，按推荐剂量使用原倍狂犬病被动免疫制剂不足以浸润注射所有伤口及周围的，可以用 0.9% 氯化钠注射液将狂犬病被动免疫制剂适当稀释到足够体积再进行浸润注射。注射人员需事先根据伤口多少和大小判断狂犬病被动免疫制剂是否足够，预先将其稀释后再进行浸润注射。奥木替韦单抗比活性高，局部浓度高，在同样的稀释倍率下，较 HRIG 具有更高的保护效力。目前 WHO 及最新的文献推荐 RIG 的稀释倍率为 3 ~ 5 倍，因此推荐奥木替韦单抗的稀释倍率不超过 5 倍。奥木替韦单抗 Ia 期、Ⅰb 期、Ⅱa 期、Ⅱb 期研究结果显示，按照 40 IU/kg 剂量使用，并没有增加对疫苗主动免疫产生的抑制作用。因此，在极特殊的情况下，如多处伤口严重咬伤等，即使进行了充分稀释仍无法满足所有伤口充分浸润要求时，谨慎地推荐加大奥木替韦单抗使用剂量，但不应超过 40 IU/kg。此种特殊情况，请遵照最新版的国家规范、临床指南以及当地疾控部门的相关规定执行。鉴于狂犬病是致死性疾病，请权衡利弊使用。

5. 伤口较小或者仅一两处伤口，患者体重较大，按照推荐剂量使用狂犬病被动免疫制剂，如全部伤口进行浸润注射后尚有剩余被动免疫制剂，将剩余被动免疫制剂注射到远离疫苗注射部位的肌肉内。注射到大腿前侧、前外侧相对容易。WHO 已不再推荐肌内注射至伤口远处，而是推荐将其分装至多个小注射器里供其他患者使用，这种做法在被动免疫制剂供应不足的情况下特别有用。

6. 特殊部位使用狂犬病被动免疫制剂

（1）伤口位于头部，清创前要剃去周围的头发，尤其女性，不要遗漏不明显的伤口，狂犬病被动免疫制剂要注射到颅骨表面。

（2）眼球或眼内的抓伤，不需要任何消毒剂，大量生理盐水冲洗，可以涂抹狂犬病被动免疫制剂，或者适当稀释，滴注眼内。

（3）伤口位于面部、口腔、口唇、鼻部、耳郭等，距离中枢神经比较近，潜伏期更短，更加强调充分的冲洗、消毒、清创，面部的伤口，狂犬病被动免疫制剂需要对所有伤口浸润注射，对于耳鼻部贴近耳软骨、鼻软骨注射；口腔、口唇解剖学结构允许，也需进行口唇黏膜局部浸润注射。

（4）伤口位于颈部，注意与颈部大血管、神经的关系，进行颈部伤口浸润注射狂犬病被动免疫制剂时，要注意针与神经血管及颈部交感神经节之间的关系。

（5）胸背部的伤口浸润注射狂犬病被动免疫制剂时，注意避免气胸。

（6）外生殖器（龟头、阴茎、大小阴唇）、肛门部位的黏膜暴露可以使用碘伏消毒，清创后，局部注射狂犬病被动免疫制剂，未见男性注射狂犬病被动免疫制剂后出现阳痿、性功能减退、男女不孕的病例报告。

（7）暴露于手指、脚趾、鼻尖、耳郭及男性生殖器等部位，按照局部可接受的最大剂量注射狂犬病被动免疫制剂。

（8）指甲贯穿伤，需行拔甲术后再按照伤口类型进行浸润注射。

（9）特殊部位暴露的伤口，可以请专科医生协助完成，局部浸润注射狂犬病被动免疫制剂建议由医生完成。

（10）多处伤口注射顺序：先上后下（先处理距离头部近端的伤口）；先近后远（先处理心脏近端的伤口）；先重后轻。

7. 对于没有伤口的浅表黏膜暴露，如果解剖学结构允许，推荐用狂犬病被动免疫制剂进行局部及周围浸润注射；如果不能实现，建议用狂犬病被动免疫制剂对暴露部位进行反复滴注或涂抹。对于深部黏膜暴露，可用生理盐水将狂犬病被动免疫制剂适当稀释后反复冲洗。

8. 如果有许多小的伤口、或者暴露于蝙蝠、或者是咬伤之外的暴露时，推荐将剩余狂犬病被动免疫制剂在尽量靠近暴露部位的周围进行肌内注射。

9. 对于可疑狂犬病毒气溶胶暴露者，推荐肌内注射。

10. 如果伤口位于上臂三角肌、伤口及伤口周围注射了狂犬病被动免疫制剂，狂犬病疫苗的接种部位如何选择，《狂犬病暴露预防处置工作规范（2023年版）》和《狂犬病预防控制技术指南（2016年版）》中，规定：不得把狂犬病被动免疫制剂和狂犬病疫苗注射在同一部位。

（1）当伤口位于上臂三角肌的时候，我们建议首先规范处置伤口，在伤口里及伤口周围注射足量狂犬病被动免疫制剂，可以将狂犬病疫苗注射在另一侧上臂的三角肌，使用5针法。

（2）如果使用“2-1-1程序”，建议狂犬病疫苗一剂注射在健侧三角肌，另外一剂注射在大腿前外侧肌肉。

（3）如果恰好两侧上臂三角肌都有伤口且注射了狂犬病被动免疫制剂，那么可以在两侧大腿前外侧分别接种一剂狂犬病疫苗。

11. 如考虑严重的咬伤伤口疼痛剧烈，在处理伤口前可先根据伤情状况选择伤口局部浸润麻醉、神经阻滞麻醉甚至椎管外麻醉或全麻等合适的麻醉方式。

12. 对于不易发现或不易检查到的伤口，如果解剖结构允许，应将狂犬病被动免疫制剂尽可能靠近假定伤口进行肌内注射。对于黏膜暴露，如果解剖结构允许，仍建议进行局部或周围浸润注射或尽可能将靠近假定暴露部位进行肌内注射。

（五）特殊人群考虑

WHO指出由于狂犬病是致命的，暴露后预防没有禁忌。对于婴幼儿、孕妇或免疫功能低下的个体，包括儿童艾滋病毒携带者/艾滋病患者，也同样没有暴露后预防的禁忌。HRIG有多年国内外临床使用记录，已用于广泛人群的PEP。奥木替韦单抗已完成了Ⅰ~Ⅲ期注册临床试验，对于单独使用奥木替韦单抗以及与人用狂犬病疫苗和（或）与HRIG联用的安全性、抗体中和活性、免疫原性以及耐受性等关键指标进行了研究和验证，结果显示奥木替韦单抗联合人用狂犬病疫苗对狂犬病Ⅲ级暴露后的PEP是安全、有效的，对狂犬病疫苗主动免疫的抑制程度较低，抗体阳性率［RVNA（rabies virus neutralizing antibody）≥0.5 IU/ml］达到100%。对于孕妇、哺乳期妇女、60岁以上老人也是安全、有效的。目前儿童Ⅲ期临床已经完成，截至目前试验数据表明安全性良好，用于儿童时具有同样的安全性、有效性。

（六）使用禁忌证

狂犬病为致死性疾病，对于狂犬病暴露后符合使用被动免疫制剂者，使用被动免疫制剂无任何禁忌，但注射前应充分询问患者个体基本情况（如有无严重过敏史、其他严重疾病等）。狂犬病患者免疫球蛋白使用禁忌：对人免疫球蛋白过敏者禁用；有IgA抗体的选择性IgA缺乏者禁用。mAb说明书指出如明确对被动免疫制剂的活性成分或辅料有过敏史，可更换无该成分或辅料的其他被动免疫制剂。

WHO建议在狂犬病的预防中需要有更多关于适宜免疫球蛋白或者替代品比如人源单克隆抗体，以保证更广泛的被动免疫。狂犬病暴露预防处置门诊如有条件建议配备抗狂犬病毒单克隆抗体和狂犬病患者免疫球蛋白两种不同的狂犬病被动免疫制剂。如存在不适合注射且又必须注射被动免疫制剂的情况，应在严密监护下使用，一旦出现突发意外情况可给予及时规范的医疗处理。

（七）注意事项

1. 禁止将狂犬病被动免疫制剂与人用狂犬病疫苗注射在同一个部位，由于狂犬病疫苗“2-1-1程序”的存在，本品不可避免地会与其中一剂疫苗注射在同侧，尽量间隔一定的距离。

2. 狂犬病被动免疫制剂不得作为静脉注射或滴注，局部浸润注射时避免误入血管，应先回抽无血再注射。

3. 禁止用同一支注射器盛装狂犬病被动免疫制剂和人用狂犬病疫苗。

4. 狂犬病被动免疫制剂不得与局麻药品一起抽在一个注射器。

5. 狂犬病患者免疫球蛋白和狂犬病单克隆抗体使用前无需做过敏试验。

6. 被动获得的抗体可能会干扰主动抗体对活病毒疫苗（例如麻疹和风疹）或HPV等其他传染病疫苗的主动免疫反应。早期研究表明：高剂量免疫球蛋白抑制抗体对麻疹、风疹的主动免疫超过3个月。国家免疫规划疫苗儿童免疫程序建议：注射免疫球蛋白者应间隔不小于3个月接种活病毒疫苗，接种活病毒疫苗后2周内避免使用免疫球蛋白。HPV疫苗说明书中也明确指出接种HPV疫苗前三个月内避免使用免疫球蛋白或血液制品。因此，建议免疫规划期或计划接种HPV疫苗者谨慎使用血液制品狂犬病患者免疫球蛋白，应按说明书要求推迟接种计划。

7. 须在2～8℃避光保存和运输。

（八）不良反应

奥木替韦单抗及 HRIG 注射后一般无不良反应，少数患者在注射后出现局部红肿、疼痛，一般不需处理即可自行缓解。

（李 虎 陈瑞丰 蒋德席 高 健 冯增辉）

第三节 狂犬病暴露后预防处置工作中的常见问题

一、狂犬病暴露后预防处置期间禁忌

问题 1. 国产狂犬病疫苗说明书有“忌饮酒、浓茶等刺激性食物及剧烈运动等”内容，有相关研究资料支持吗?

答：国产狂犬病疫苗说明书有“忌饮酒、浓茶等刺激性食物及剧烈运动等”内容，进口狂犬病疫苗说明书中未提及。

目前没有更多资料证明咖啡、烟、酒等对疫苗免疫效果、伤口愈合等有明显影响。《狂犬病免疫效果影响因素的相关性回归分析（样本 2091 人）》结论：年龄大、慢性病、吸烟、多处暴露会影响疫苗免疫效果，饮酒无影响；《动物致伤 1260 例流行病学特征及狂犬病疫苗免疫效果分析》结论：饮酒与饮茶组和限制组抗体阳性率无统计学差异；而另外一篇论文《影响狂犬病疫苗免疫应答因素的探讨（样本 507 人）》得出“饮酒对疫苗免疫应答有影响”的不同结论。我们认为：咖啡、烟、酒和刺激性食物等对神经有一定的兴奋作用，且狂犬病毒进入人体后主要通过周围神经进入中枢神经而发病，理论上有导致狂犬病发病时间提前的可能（论点暂缺相关研究支持）。

接种狂犬病疫苗后，部分医护人员会交代患者接种期间不吃鱼肉、羊肉、海鲜等食物（所谓发物），目前没有证据证明普通饮食对狂犬病疫苗免疫效果有负面影响。我们认为鱼肉、羊肉、海鲜等致敏类食物对过敏体质人群有一定的致敏风险，狂犬病暴露后预防接种期间个别敏感体质患者食用致敏食物后一旦发生过敏反应，会给临床鉴别区分过敏原带来不必要的麻烦，发病后也会给患者带来一定的病痛和心理负担。

研究和临床观察表明，正常活动一般不会影响疫苗的免疫作用及效果。疫苗多由细菌、病毒或其残片加上多种辅料生产而成，多为大分子药物，甚至是巨大分子药物（和化学药物比较）。临床常见的一般化学药品注射后约 30 min 可完全吸收，而疫苗接种后往往需要 2 ~ 3 天甚至更长时间才可完全吸收。据我们多年临床观察发现，疫苗接种后剧烈运动可导致注射部位红肿明显增多，随着运动量的增加，肿胀程度也会有明显加重，极易造成局部非炎症性肿胀、疼痛，甚至累及受接种侧肢体。《运动性免疫抑制形成的可能负反馈机制及缓解措施的研究进展》表明：长时间或大强度运动锻炼能够造成运动性免疫抑制，使机体在运动后免疫系统功能大幅下降。因此长期力竭性运动训练可导致机体免疫功能的抑制。

问题 2. 饮酒后狂犬病暴露者可以接种狂犬病疫苗吗？

答：由于狂犬病暴露后一旦发病，病死率几乎为 100%，故狂犬病暴露后的预防处置无禁忌。

适量饮酒对狂犬病疫苗接种和免疫效果影响不大。但狂犬病毒感染后主要通过周围神经进入大脑而发病，饮酒后酒精可兴奋神经，所以酗酒或长期大量饮酒有加速狂犬病发病的危险。

另外，由于醉酒者意识不清、行为失控，不能配合医生进行暴露后预防处置，容易导致医疗处置失当、沟通告知无效等纠纷发生。最好等患者醒酒后或者有家属陪同情况下实施预防处置。

对于酒后患者，做好狂犬病暴露后处置方案的沟通告知，获得知情同意签字备案很有必要，既可弥补交流沟通缺失，降低医患纠纷风险，又可避免将醉酒伤害、酗酒不良后果等归结为狂犬病暴露处置责任。

问题 3. 洗澡会影响狂犬病疫苗的免疫效果吗？

答：门诊接种狂犬病疫苗后，部分医护人员会告知患者两天内不要洗澡，这个要求对普通患者来说没有多大临床意义，但是对于婴幼儿、老人、体弱多病、免疫力低下者有一定的保护意义。建议这些人群接种疫苗后短期内不洗澡或者洗澡时应注意保暖，避免洗澡受凉引起的偶合发热、发病等情况，给疫苗副反应的判断带来干扰。同时也避免因洗澡造成的注射部位针孔感染。

问题 4. 接种狂犬病疫苗后为什么要求患者就地观察（留观）30 min？

答：疫苗多是以细菌、病毒为主要原料制备，由于受技术水平和生产工艺等条件限制，制备过程中还需要添加明胶、硫柳汞、蔗糖、牛血清蛋白、磷酸氢二钠、β-丙内酯、铝盐、抗生素等多种辅料。对于过敏体质人群来说，其中所有成分都有可能是受种者的过敏原，接种疫苗后过敏体质遭遇到过敏原，多会诱发过敏性疾病的发生。

尽管我国疫苗的生产工艺和技术水平均已跻身世界前列，疫苗质量也非常可靠，但个别疫苗接种者因个体差异仍会出现不同程度的过敏反应。其中的急性变态反应绝大多数在 30 min 内发生，为避免急性速发性过敏给受种者带来生命危害，通常通过在疫苗接种后 30 min 内就地观察，及时发现、抢救、处置、治疗，达到保护患者生命安全的目的。

二、特殊人群狂犬病暴露后免疫注意事项

问题 1. 艾滋病病毒（HIV）感染者、自身免疫缺陷综合征（AIDS）患者可以接种狂犬病疫苗吗？

答：Vodopija R 的研究表明，使用原代鸡胚细胞纯化疫苗的 5 针法免疫程序接种无临床症状的人类免疫缺陷病毒感染者，首剂接种后 14 天抗体阳转率为 64%，30 天为 89%。有明显临床症状的 AIDS 患者，且 $CD4^+$ 细胞数低于 300/μl 者，对狂犬病疫苗免疫应答很差，首剂接种后 14 天抗体阳转率仅为 25%，30 天仅为 42%。

以上研究证明，HIV 感染者、AIDS 患者接种狂犬病疫苗后，部分人群免疫效果不能得到确实保障，由于狂犬病暴露后处置无禁忌，疫苗又不得不接种，所以，建议在完成狂犬病毒疫苗免疫接种程序后进行狂犬病毒中和抗体检测，然后根据监测结果决定是否采取加强免疫措施。

问题 2. 长期大量使用免疫抑制剂者可以接种狂犬病疫苗吗？

答：长期大量使用免疫抑制剂者可以接种狂犬病疫苗。由于使用免疫抑制类药物的患者，狂犬病疫苗接种后有免疫失败的风险，故应在狂犬病疫苗全程接种后监测患者是否具有适当的病毒中和抗体应答，如果未达到≥0.5 IU/ml 的保护水平或者无免疫应答者，应及时采取疫苗加强接种等补救措施。

问题 3. 接受器官移植的儿童可以接种狂犬病疫苗吗？

答：对接受器官移植后的正常儿童进行肌内接种免疫反应良好。但由于该阶段患儿多需要使用免疫抑制剂，疫苗接种后有免疫失败的可能性，建议疫苗接种程序结束后采血检测狂犬病中和抗体，根据不同结果采取相应的免疫补救措施。

问题 4. 儿童、孕妇、哺乳期妇女、使用特殊药物、免疫低下等特殊人群，接种狂犬病疫苗后需要检测中和抗体，评价免疫效果吗？

答：《狂犬病暴露预防处置工作规范（2023 年版）》第二十四条规定：全程、规范接种狂犬病疫苗后，一般无需进行抗体检测。如需检测抗体水平，应采取快速荧光灶抑制试验（RFFIT）、小鼠脑内中和试验等国家认证认可的检测方法。

也就是说使用合格的、正规途径获得的狂犬病疫苗全程免疫后，一般情况下无需对免疫效果进行评价。为保障患者生命健康安全，以下特殊情况建议考虑检测中和抗体，评价免疫效果：

（1）接种狂犬病疫苗时已罹患免疫低下疾病或处于潜伏期者。

（2）长期或大量使用免疫抑制剂（激素等）者。

（3）被高度怀疑携带狂犬病毒的野生动物、流浪动物伤害，包括一犬伤多人者。

（4）未按规范冲洗伤口、注射狂犬病被动免疫制剂，未全程、及时接种狂犬病疫苗，暴露处置后发现有遗漏伤口未经正规处置者。

（5）体弱多病的老人、儿童、孕妇、重症、特殊部位伤者。

（6）从事狂犬病研究、宠物医院、宠物服务者。

（7）严重恐狂症、心理障碍等，不予检测可能导致患者焦虑、病情加重、甚至轻生等严重不良后果者等。

问题 5. 发热状况下可以实施狂犬病暴露处置吗？如何应对？

答：由于狂犬病发病后病死率几乎为 100%，狂犬病暴露后处置无禁忌。对发热患者应尽早鉴别发热原因，采取对症治疗措施，尽快降低体温，及时实施狂犬病疫苗免疫接种等预防措施。

（1）低热（38℃以下）继续接种狂犬病疫苗，一般也不影响狂犬病被动免疫制剂注射。体温 38 ~ 38.5℃时，物理降温同时接种狂犬病疫苗、注射狂犬病被动免疫制剂。体温在 38.5℃以上时采取药物降温，同时接种狂犬病疫苗、注射狂犬病被动免疫制剂。

（2）高温持续不退、发热原因不明者，应在实施基础疾病临床治疗的同时接种狂犬病疫苗，注射狂犬病被动免疫制剂。

问题 6. 癌症患者化疗后能否接种狂犬病疫苗？首针是否需要加倍？

答：（1）化疗可能会降低患者免疫应答能力，接种狂犬病疫苗后有免疫失败风险。

（2）狂犬病疫苗接种本身对癌症患者和化疗药物无明确冲突。

（3）对特殊人群狂犬病暴露后“狂犬病疫苗接种首针加倍”的要求，在一些疫苗生产厂家说明书中有提及，并且有诸多前提条件。《狂犬病暴露预防处置工作规范（2009 年版）》以及《狂犬病预防控制技术指南（2016 版）》均无要求。

（4）建议癌症患者在免疫接种程序结束后采血检测狂犬病毒中和抗体，根据检测结果决定是否进行加强免疫。

问题 7. 过敏性紫癜患者或有过敏性紫癜病史者，狂犬病暴露后可以接种狂犬病疫苗吗？

答：（1）过敏性紫癜是因敏感体质接触过敏原后出现的以下肢紫癜、肾损伤等为主要临床症状的儿科常见病。

（2）自然界可诱发过敏体质人群发病的过敏原成千上万，狂犬病疫苗只是其中之一。

（3）我国现有使用的狂犬病疫苗安全可靠，接种后发现的不良反应多属偶合。

（4）过敏体质人群恰巧又对疫苗中某些成分敏感，疫苗接种后容易诱发过敏发作，如果接种疫苗后出现过敏反应，建议在抗过敏治疗同时更换不含可疑过敏成分的疫苗继续接种，以期避免过敏。由于每个人的过敏原种类千差万别，很难确认受种者具体对疫苗中哪些成分过敏，所以，即便更换了疫苗也无法保证过敏反应不会再次发生。

问题 8. 自述抗生素过敏人群如何选用狂犬病疫苗？

答：（1）受疫苗制备技术条件限制，部分厂家疫苗生产过程中会少量添加抗生素；另一部分厂家称疫苗生产过程中不主动添加抗生素，也就是说外来辅料中抗生素是难以避免的；可喜的是目前国内已经有少数厂家明确宣布疫苗不含抗生素。

（2）部分狂犬病疫苗含微量新霉素、庆大霉素、金霉素等（详细内容以说明书为准），基本不含链霉素和青霉素。

（3）部分狂犬病疫苗说明书显示“疫苗组分不包含抗生素”（生产过程不主动添加），但禁忌提示：注意抗生素过敏（辅料中可能有）。希望注意查阅学习掌握。

（4）对抗生素过敏者，建议选择“厂家宣布不含抗生素的疫苗”；“厂家宣布不含抗生素的疫苗”不能获得时，也可考虑选用“疫苗组分不包含抗生素”的产品。以上产品都无法获得时，所有疫苗均可选择使用，注意观察、及时处置不良反应即可。

（5）对不能确认致敏抗生素种类者，应按“可能过敏”来选择狂犬病疫苗。对高度过敏体质患者，最好按“可能对所有疫苗过敏”来选择预防接种。

（6）对狂犬病疫苗接种后导致过敏或无法排除是否因本次接种狂犬病疫苗引起过敏者，建议更换不含抗生素的疫苗继续接种，但不排除再次过敏。

（7）明确对庆大霉素、新霉素、金霉素高度过敏者，又无法获得不含相应抗生素的狂犬病疫苗时，为预防狂犬病发生，确保生命安全，应该在充分告知获得患者同意签字后，在临床医生监护下实施接种。

问题 9. 癫痫病患者和既往有癫痫病史者可以接种狂犬病疫苗吗？

答：《狂犬病暴露预防处置工作规范（2023 年版）》暴露前预防处置未对

"癫痫和其他进行性神经系统疾病者"做出特殊界定。如果该人群需要暴露前预防接种时，我们认为最好对受种者实施临床病情稳定程度评价，以避免不必要的纠纷，对于较重的患者暂时不接种或延缓接种为好。

由于狂犬病暴露后处置无禁忌，一旦有癫痫和其他进行性神经系统疾病者遭受狂犬病暴露时，必须立即实施规范处置，但毕竟癫痫和其他进行性神经系统疾病患者的神经系统是薄弱环节，为避免患者对狂犬病疫苗接种的担心和顾虑，接种前应充分实施沟通告知，以期减少或避免不良心理问题和难以估计的不良伤害。对既往有癫痫病史但长期无癫痫发作者可以立即接种狂犬病疫苗，接种后注意观察即可；对偶尔发病或正在发病的轻症癫痫患者，建议在抗癫痫治疗同时实施狂犬病疫苗接种；对频繁发病或正在发病的重症癫痫患者，应在神经内科医生指导监护下实施狂犬病疫苗预防接种。

三、与其他疫苗免疫接种的关系及应对

问题 1. 狂犬病疫苗接种前后能接种免疫规划疫苗和其他非免疫规划疫苗吗？

答：《狂犬病暴露预防处置工作规范（2023 年版）》第十六条规定：正在进行国家免疫规划疫苗接种的儿童可按照正常免疫程序接种狂犬病疫苗。接种狂犬病疫苗期间也可按照正常免疫程序接种其他疫苗，但优先接种狂犬病疫苗。注射了狂犬病患者免疫球蛋白者，应按要求推迟接种其他减毒活疫苗。

（1）无论狂犬病暴露前接种过任何疫苗，狂犬病暴露后均应立即接种狂犬病疫苗，短期内避免两种疫苗在同一部位接种。

（2）免疫规划疫苗和狂犬病疫苗可以同时接种，必要时也可以先后接种，没有时间间隔要求，但应该优先接种狂犬病疫苗。

（3）接种狂犬病疫苗后，建议合理安排其他非免疫规划疫苗和非紧急预防需要接种的疫苗。其中灭活疫苗和重组疫苗最好安排在狂犬病疫苗全程接种最后一针完成 14 后天再安排接种。如果是减毒活疫苗最好延迟到狂犬病疫苗全程接种最后一针完成 28 天后安排接种更佳。

（4）出血热疫苗、新型冠状病毒疫苗等紧急需要预防接种疫苗，可在狂犬病疫苗接种同时或前后选择不同部位接种。

（5）《狂犬病暴露预防处置工作规范（2023 年版）》第九条规定：如需同时注射狂犬病疫苗和破伤风疫苗，应分别注射在左、右上臂三角肌；如在同侧三角肌注射，需间隔至少 2.5 厘米。

问题 2. 被犬、猫等动物致伤后需要实施破伤风暴露预防吗？

答：（1）破伤风梭状芽孢杆菌在自然界广泛存在，所有开放性污染伤口均有感染破伤风的危险。

（2）所有动物致伤伤口都是污染伤口，且破伤风感染发病概率比较高。

（3）被狗咬伤往往伤势严重、受损情况复杂，伤口不易彻底清创消毒；被猫或小狗咬伤的伤口往往小而深，极易发生感染、化脓、坏死等严重后果，特别容易营造适合破伤风梭菌生存繁殖的厌氧环境。故被狗、猫等动物致伤后，患者面临破伤风感染发病的风险高，必须实施破伤风暴露后预防处置。

（4）《狂犬病暴露预防处置工作规范（2023年版）》第二十九条规定：需开展破伤风预防处置的狂犬病预防处置门诊应配备破伤风疫苗及其被动免疫制剂。

问题3. 被老鼠等啮齿类动物咬伤后需要接种出血热疫苗吗？

答：（1）出血热由汉坦病毒引起，鼠类是主要传染源，人类普遍易感。出血热潜伏期4～46天，一般为7～14天，2周多见。临床多有发热期、低血压休克期、少尿期、多尿期及恢复期五期表现。发病后常有多器官损伤，愈后容易导致劳动能力丧失。《肾综合征出血热防治专家共识》根据国家卫生健康委员会全国法定传染病月报数据及文献资料，自1950年至2020年底，中国已累计报告肾综合征出血热（hemorrhagic fever with renel syndrome，HFRS）患者1 688 031例，其中死亡48 260例，每年病死率为0.60%~13.97%，总病死率为2.86%。近20年来，我国HFRS的总体发病率明显下降，但部分地区疫情呈反复波动态势。流行区隐性感染率可达3.5%~33%，与当地流行强度有关。

（2）暴露后的预防措施，如伤口冲洗、消毒，扩创、清创是主要措施；防鼠灭鼠是灭病关键。

（3）实验室接触、有流行趋势区域居住或进入疫区者建议提前1个月接种出血热疫苗。

（4）出血热疫苗多适用于16～60岁人群。接种程序是：基础接种2剂次（0、14天），1年后加强接种1剂次，每7～8年再加强接种1剂次。李大罕《肾综合征出血热双价疫苗安全性及免疫效果观察》认为“对6～15岁人群亦具有良好的免疫效果”。

（5）出血热疫苗不是紧急需要接种疫苗，但由于啮齿类动物咬伤后存在发病风险（特别是流行区），暴露后接种对潜伏期较长的患者（潜伏期超过30天）仍有一定的预防意义。

问题4. 被人咬伤后需要接种狂犬病疫苗吗？

答：正常情况下被人咬伤不存在狂犬病传染风险，一般仅需对伤口进行清洗、消毒、清创即可。对伤势较重、有坏死或感染迹象者，需要考虑实施破伤风暴露免疫预防。如果被狂犬病患者咬伤，必须严格按照狂犬病Ⅲ级暴露进行规范预防处置，并根据伤口污染情况适当选择使用抗生素预防感染。咬人者如果有乙肝、艾滋病等传染性疾病时，应注意相应传染性疾病暴露后的预防处置。

问题 5. 注射狂犬病患者免疫球蛋白或破伤风免疫球蛋白后可以接种其他疫苗吗?

答:《狂犬病暴露预防处置工作规范（2023 年版）》第十六条规定：注射了狂犬病患者免疫球蛋白者，应按要求推迟接种其他减毒活疫苗。由于狂犬病患者免疫球蛋白或破伤风免疫球蛋白中可能含有水痘、麻疹等其他特异性抗体成分，注射这两种免疫球蛋白后 3 个月内不宜接种其他减毒活疫苗，灭活疫苗接种时间理论上说影响不甚明显，免疫规划中的灭活疫苗可以择机接种，其他非免疫规划疫苗和非紧急预防需要接种的疫苗最好安排在 3 个月后实施接种。

抗狂犬病单克隆抗体不含其他病原体（如水痘、麻疹、乙肝病毒等）中和抗体成分，所以不影响儿童计划免疫正常接种，也不影响成人需要的其他紧急预防疫苗接种。即在单抗注射后所有疫苗均可根据需要随时接种。

问题 6. 冻干剂型狂犬病疫苗与水剂型狂犬病疫苗哪个更好?

答：冻干剂型人用狂犬病疫苗（简称粉剂疫苗）与水剂型人用狂犬病疫苗（简称水剂疫苗）都是国家正式批准签发的合格疫苗。粉剂疫苗稳定性好，有效期长，但注射时需要临时溶解，临床使用比较麻烦；水剂疫苗稳定性稍差，有效期短，但注射时直接抽取即可接种，临床使用方便。两种疫苗各有利弊但免疫原性均良好，免疫效果无明显差异。

《狂犬病暴露预防处置工作规范（2023 年版）》第十二条规定：冻干剂型狂犬病疫苗稀释液应严格按照说明书要求使用。

四、免疫后动物咬伤暴露后预防处置

问题 1. 被“打过狂犬病疫苗”的猫狗咬伤可以不做狂犬病暴露处置吗?

答：被“接种过狂犬病疫苗”的动物咬伤，比没有接种过狂犬病疫苗的动物咬伤后致病风险低，不代表安全无危险，仍应该按狂犬病暴露后不同分级要求规范处置。

目前，兽用狂犬病疫苗的生产工艺、储存运输、使用监督等管理不甚理想，疫苗质量不易得到保障；受疫苗质量、接种程序、注射处置技术等条件影响，动物免疫效果难以确认；动物接种兽用狂犬病疫苗后是否产生抗体，是否获得了免疫保护尚缺乏系统的评估；因此，即便是“打过狂犬病疫苗”的猫狗，也无法排除狂犬病传播的风险。

《狂犬病暴露预防处置工作规范（2023 年版）》第十五条规定：不能确定致

伤动物健康状况时，已暴露数月未接种狂犬病疫苗者可按照免疫程序接种狂犬病疫苗。

当然，被“接种过狂犬病疫苗”的不能确定健康状况的动物咬伤后，应立即按照规范实施狂犬病暴露处置。

问题 2. 被“自己家养的猫狗”咬伤、抓伤问题不大，这种说法正确吗?

答:（1）自己家养的猫狗伤人，与野生动物和流浪动物相比较，狂犬病暴露后致病风险系数较低，但并不代表无发病风险。

（2）城乡结合部和农村的家养犬猫多数没有免疫、没有圈养，甚至有很多与野生动物、流浪动物接触的机会，实质上这些动物也只能算是“有主流浪犬猫”，狂犬病暴露风险系数基本等同于流浪动物，被它们咬伤、抓伤后应该按高风险肇事动物对待，根据不同分级严格接受规范的预防处置。

问题 3. 被狗骨头划伤需要狂犬病暴露后处置吗?

答:（1）供食用的狗肉，多数是被宰杀，病狗和患有狂犬病的可能性比较小。狂犬病没有发作的犬只，病毒不进入血液，骨头上携带病毒的概率也较低。狗肉加工过程中一般都经过冲洗，可大量降低微生物含量，最终还要经过高温煮熟，病毒存活的概率为零。

（2）理论上说被煮熟的狗骨头划伤，不会导致狂犬病暴露。如果被无法排除风险或者来源不明、死因不清的未经高温水煮的生的狗骨头划伤，建议按规范要求实施狂犬病暴露后处置。

问题 4. 孩子吃了狗（猫）吃过、舔过（唾液污染）的食物，或者啃咬猫狗唾液污染过的玩具后需要实施狂犬病暴露后处置吗?

答：由于这个问题的场景、内涵比较复杂，建议经过调查、分析有无狂犬病暴露风险后再做决定。

（1）情况调查：

1）肇事动物：分为高度疑似带毒、野生、流浪、家养、严格管理动物。

2）食物或玩具被动物唾液污染到入口的时间：立即、短时、较长时间。

3）口腔黏膜状况：健康、炎症、溃疡、破损。

4）孩子身体状况：健康、体弱、病态，有无使用免疫抑制剂，狂犬病暴露免疫史以及免疫史。

（2）根据暴露风险评估结论处置：

1）中高风险：反复清水漱口 15 min 以上，不可下咽含漱液。对口腔内存在能满足注射条件的伤口、溃疡处，应给予局部封闭浸润注射狂犬病被动免疫制剂；对不能满足注射条件的建议用狂犬病被动免疫制剂稀释液，反复多次进行口腔含漱。及时、全程接种狂犬病疫苗。

2）低风险：反复清水漱口。对口腔内存在能满足注射条件的口腔内伤口、溃疡处，由患者选择是否接受被动免疫制剂浸润注射；其余情况建议用狂犬病被动免疫制剂稀释液反复多次进行口腔含漱。按时接种狂犬病疫苗。

五、十日观察法

问题 1. 十日观察法的定义？

答：十日观察法是指被动物咬伤、抓伤之后，对动物进行密切观察 10 天，如果可疑动物没有出现异常，没有死亡，或者经可靠的实验室使用恰当的诊断技术证明该动物未患狂犬病，被其咬伤的患者可以停止后续的疫苗注射。

问题 2. 十日观察法的理论依据是什么？

答：世界卫生组织（WHO）发布的报告多次提到十日观察法，该方法的依据是犬或猫有传染性时，其大脑中必然已繁殖大量狂犬病毒，咬人且唾液“带毒”的犬或猫在 3 ~ 5 天后，随着脑内病毒的进一步繁殖，必然会发病，在随后数天内死亡。

问题 3. 十日观察法在临床应用中有哪些条件限制？

答：WHO 及美国 CDC 均推荐使用十日观察法，但同时明确指出：

（1）仅限于家养的犬、猫和雪貂，且伤人动物需有 2 次明确记载有效的狂犬病疫苗免疫接种史。

（2）要考虑众多因素，如：暴露地区的动物狂犬病流行病学、伤口类型、伤口部位、暴露严重程度、伤人动物的临床表现及其免疫接种状况、伤人动物进行隔离观察的可能性以及实验室诊断的可获及性等。

（3）暴露后预防处置应立即开始，如有可能，应对可疑动物进行识别，隔离观察（外观健康的犬或猫）或安乐死后进行实验室检测，在等待实验室结果或观察期内，应继续进行疫苗的暴露后预防接种。

问题 4. 十日观察法实施过程中，如果可疑动物出现实验室检测阳性，应该如何处置？

答：十日观察法实施过程中，如果可疑动物出现实验室检测阳性，应立即进行回顾性风险评估以确定所有可能暴露人群，并应给予其暴露后预防程序。

问题 5. 十日观察法实施过程中，如果可疑动物无法进行实验室检测或观察，应该如何处置？

答：十日观察法实施过程中，如可疑动物无法进行实验室检测或观察，则应给予全程暴露后预防，如果动物经适当的实验室检测证实未感染狂犬病则暴露后预防可以终止。

问题 6. 十日观察法实施过程中，如果可疑动物健康且符合观察条件要求，应该如何处置？

答：十日观察法实施过程中，如果可疑动物健康且为接受过正确的疫苗接种（至少两次有效的狂犬病疫苗接种记录）的家养犬、猫或雪貂，如易于进行 10 日观察，尤其是当伤者在过去的 3 个月内曾经接受过暴露前预防或暴露后预防免疫治疗时，在确保给予伤者恰当的伤口处理前提下，可推迟加强免疫接种。

问题 7. 十日观察法实施过程中有哪些难点？

答：（1）十日观察法实施过程中，家养的狗、猫、雪貂等的狂犬病疫苗接种是否规范、安全、有效，且是否有不少于两次有效的狂犬病疫苗接种记录等内容的提供、获得都有一定难度。

（2）农民、老年人、儿童，是狂犬病暴露的高发人群，也是最容易被动物攻击的群体，伤情病史不易准确获得；农村肇事动物多为散养，抓到肇事动物并进行持续 10 天观察不容易实现，可操作性较差。

（3）大部分肇事动物难以确认是流浪或者散养，农村家养犬多属于“有主流浪犬”，在实际操作时动物主人、患者、管理者、门诊医生之间往往会存在争议。

（4）我国动物免疫覆盖率较低，动物免疫屏障尚未建立。当前接种使用的兽用狂犬病疫苗是否合格？全程冷链储运是否能保证？接种后抗体是否达到保护水平？接种人员的资质、接种技术是否合规？这些都是目前尚存在且需要解决的问题。

问题 8. 实施十日观察时，由谁来具体执行？

答：目前，我国每年的狂犬病疫苗产销量达到了 1500 万人份以上，这一数字说明，每天有将近 4 万人与可疑动物接触并发生Ⅱ级或Ⅲ级暴露。其中宠物和部分家养肇事动物可以由其主人实施观察，而那些流浪、野生肇事动物即便能够抓到，后续的管理、饲喂、观察等工作应该由谁来负责？如何观察？观察内容和结果如何界定？观察结论是否权威？尤其对肇事动物实施安乐死和安乐死后进行实验室检测等问题更难实施操作。

问题 9. 哪种情况下可以考虑实施十日观察法?

答:(1)有些患者被动物致伤后，开展了规范的伤口处置，接种了狂犬病疫苗，甚至使用了狂犬病被动免疫制剂，仍怀疑自己有狂犬病的各种症状，恐惧到夜不能寐，严重影响工作和生活。个别患者甚至多次反复要求检测中和抗体，常焦虑而惶惶不可终日。对于这样的“恐狂症”患者，实施十日观察法可以有效解除他们的忧虑。

(2)对狂犬病疫苗、被动免疫制剂、冲洗处置所用药剂等有超敏反应的特殊人群，特别是对狂犬病疫苗超敏者，接种第一剂狂犬病疫苗后就发生严重过敏，接种第二剂且更换另外一种疫苗再次发生过敏，甚至出现过敏性休克需要进行抢救者，实施十日观察法，放弃后续疫苗接种，可以减少对患者的健康损害。

问题 10. 十日观察法可靠吗?

答:王传林、孟胜利等《“十日观察法”的依据与运用》认为:研究表明，从犬、猫和雪貂出现症状的 10 天前就会有病毒分泌，而无症状分泌病毒在其他动物中是否存在还未知，因此应采用更保守的“十四日观察法”。

总之，一旦发生狂犬病暴露，WHO 要求应立即启动暴露后处置程序，主要包括彻底冲洗消毒伤口、接种疫苗，若有必要还需要在伤口周围使用狂犬病免疫球蛋白。除非伤人犬猫被诊断为狂犬病，否则在没有犬类狂犬病流行的地区发生暴露，暴露后处置不需要立即开始;在犬类狂犬病流行的地区，暴露后处置应立即启动。然而，使用 10 天的观察期来决定是否停止预防是值得忧虑的，建议在中国一旦发生暴露立即启动暴露后处置，为了增加对唾液排泄狂犬病毒监测的安全边际，建议将观察期延长到 14 天，然后再决定是否进行余下的疫苗接种。如果肇事犬或猫观察 14 天后仍健康，被咬患者接种疫苗的 4 针法的最后一剂疫苗和 5 针法的最后两剂可以不注射，但在大多数医疗支出发生之后，停止预防措施并不能节约多少医疗成本，但该方法可以给患者更多的心理安慰。

(李发亮　司国爱)

第三章

狂犬病暴露后外科处置

第一节　概　述

狂犬病是目前病死率最高的疾病，几乎 100%，也是几乎可以 100% 预防的疾病。一旦被携带狂犬病毒的动物致伤，及时到正规医院就诊，寻求专业医生的帮助，开展规范的伤口处置，及时接种人用狂犬病疫苗，符合Ⅲ级暴露者使用狂犬病被动免疫制剂，几乎可以 100% 预防动物致伤患者罹患狂犬病而死亡。

但是，在临床工作中，狂犬病暴露后预防处置失败的病例并不罕见。狂犬病暴露后预防处置失败是指患者被狂犬病宿主动物致伤后，经过正规医疗机构诊治，仍然罹患狂犬病死亡，给患者、亲属、医生带来很大的遗憾。

总结狂犬病暴露后预防处置失败大概有以下几个原因：

1. 伤口暴露分级不准确，Ⅲ级暴露被错误判断为Ⅱ级。

2. 被动物致伤后就诊不及时，特别是严重的撕裂伤口，伤口距离中枢神经较近如头、面、颈部，或神经丰富的部位如手部、前臂、会阴部位等；伤口处置不规范，包括冲洗时间不足、冲洗不彻底、消毒清创不规范、遗漏小伤口或者隐匿部位的伤口等。

3. Ⅲ级暴露没有使用狂犬病被动免疫制剂。

4. 狂犬病被动免疫制剂使用不正确、不规范，部位不对、剂量不足、浸润注射不彻底、遗漏小伤口或者隐匿部位的伤口等。

5. 疫苗未完成全程接种。

6. 暴露者免疫功能严重障碍，难以产生有效主动免疫，如 HIV 感染者、先天性免疫功能缺陷、长期大量使用免疫抑制剂。

规范的伤口处置、全程接种合格的狂犬病疫苗、必要时使用狂犬病被动免疫制剂，是狂犬病暴露后处置的三个最重要手段。狂犬病疫苗接种技术相对容易掌握，疫苗的供应相对充足；随着狂犬病防控工作逐渐由疾控中心转移到医疗机构的急诊外科，狂犬病被动免疫制剂的使用越来越规范；暴露伤口的处置反倒是相对薄弱且容易被忽视的。

实际上，严重动物致伤之后，规范的伤口处置是预防狂犬病的首要步骤，也是极其关键的步骤，《狂犬病暴露预防处置工作规范（2023 年版）》《狂犬病预防控制技术指南（2016 年版）》《狂犬病疫苗：世界卫生组织立场文件（2018 年版）》均强调了伤口处置的重要性。

伤口处置的主要目的是：①预防狂犬病的发生；②预防和控制伤口的继发感染；③创口修复、愈合和功能恢复。

一、狂犬病暴露分级及处置原则

狂犬病暴露：特指被狂犬、疑似狂犬或者不能确定健康的狂犬病宿主动物咬伤、抓伤、舔舐黏膜或皮肤破损处，或者开放性伤口、黏膜接触可能感染狂犬病毒的动物唾液或者组织。罕见情况下，器官移植和气溶胶吸入也可作为暴露途径而感染狂犬病毒。

WHO 和我国卫生部均按照暴露性质和严重程度将狂犬病暴露分为三级（表 3-1），并分别采取不同的处置原则。

表 3-1 狂犬病暴露伤口暴露分级

伤口暴露分级	接触方式	处置原则
Ⅰ级暴露	符合以下情况之一者： 1. 接触或者喂养动物 2. 完好的皮肤被舔舐 3. 完好的皮肤接触狂犬病动物或狂犬病病例的分泌物、排泄物	确认接触方式可靠则不需要处置 无需医学处理 建议清洗接触部位
Ⅱ级暴露	符合以下情况之一者： 1. 裸露的皮肤被轻咬 2. 无明显出血的轻微抓伤或擦伤	1. 处理伤口 2. 接种狂犬病疫苗 3. 特殊情况按照Ⅲ级暴露处理
Ⅲ级暴露	符合以下情况之一者： 1. 单处或多处贯穿性皮肤咬伤或抓伤 2. 破损皮肤被舔舐 3. 开放性咬伤或黏膜被唾液或组织污染 4. 直接接触蝙蝠	1. 处理伤口 2. 使用狂犬病被动免疫制剂 3. 接种狂犬病疫苗

1. 如何区分Ⅰ级暴露和Ⅱ级暴露

主要看有无皮肤破损。肉眼仔细观察暴露处皮肤有无破损，在难以用肉眼判断时，可以用酒精擦拭暴露处，如有疼痛感，则表明伤及真皮层，皮肤存在破损（仅适用于致伤当时测试）。不能确认皮肤完好时，尤其是暴露一定时间后才来就诊的，建议按Ⅱ级暴露处置。

2. 如何判断Ⅱ级暴露和Ⅲ级暴露

有致伤，无出血，即为Ⅱ级暴露；有出血，即为Ⅲ级暴露。

3. 单处或多处贯穿性皮肤咬伤或抓伤

“贯穿性”表示至少已伤及真皮层和血管，临床表现为肉眼可见出血。

4. 破损皮肤被舔

应注意皮肤皲裂、抓挠等各种原因导致的微小皮肤破损。

5. 开放性伤口或者黏膜被污染

常见情况有与家养动物亲吻、嘴对嘴的喂食动物、小孩排便时肛门被舔以及其他黏膜被动物唾液、血液及其他分泌物污染。

6. 狂犬病Ⅱ级暴露处置原则

（1）处理伤口。

（2）接种狂犬病疫苗。

特殊情况：确认为Ⅱ级暴露且免疫功能低下的，或者Ⅱ级暴露位于头面部且致伤动物不能确认健康时，按照Ⅲ级暴露处置。

免疫功能低下，比如以下情况可以考虑按照Ⅲ级暴露处理，征得患者的同意。

1）慢性病患者（慢性肾病，慢性肝病，慢性血液病，恶性肿瘤等）。

2）慢性感染性疾病患者（HBV 感染者，结核病，自身免疫缺陷综合征患者及病毒感染者）。

3）接受器官移植、骨髓移植的患者。

4）长期接受激素类药物以及免疫抑制剂治疗导致免疫功能低下的人群。

5）致伤动物不能确定健康，或者高度怀疑疯动物，比如一条狗连续致伤多人的情况，其中有Ⅱ级暴露也有Ⅲ级暴露，建议Ⅱ级暴露的患者也按照Ⅲ级暴露处理。

7. 狂犬病Ⅲ级暴露（首次暴露）处置原则

（1）处理伤口。

（2）使用狂犬病被动免疫制剂。

（3）接种狂犬病疫苗。

二、狂犬病风险的评估

1. 高危人群

（1）颜面部、头颈部、手部及会阴部位的Ⅲ级暴露，尤其犬咬伤。

（2）自身免疫功能低下，如器官移植，HIV 感染者，免疫性疾病，长期使用激素等。

（3）儿童。

（4）老人等。

2. 高危动物

（1）一犬伤多人。

（2）犬看起来有病或表现反常。

（3）伤口或黏膜受到动物唾液的污染。

（4）发生犬无故咬人情况。

（5）流浪犬、家犬没有接种兽用疫苗。

（6）蝙蝠咬伤、野生犬科动物咬伤等。

三、外科查体

包括全身查体和局部查体。查体要全面，不要遗漏不明显的或者隐匿部位的伤口。一旦完成狂犬病暴露后的全部处置特别是狂犬病被动免疫制剂已经按照规定剂量全部浸润注射完毕后再发现有遗漏的伤口，会比较麻烦，是否追加狂犬病被动免疫制剂剂量完成遗漏伤口的局部浸润注射一直没有确切的答案。追加剂量可能抑制狂犬病疫苗的主动免疫，且和《狂犬病疫苗世界卫生组织立场文件（2018 年版）》中规定的最大剂量违背；不追加剂量则有可能导致狂犬病暴露后免疫失败，临床上有过不少惨痛案例。

局部查体要求仔细探查伤口，避免遗漏肌腱、血管、神经、骨折等深部组织损伤，并避免异物残留于伤口内。注意致伤部位是否出血、红肿、化脓、畸形、功能障碍等，如果伤口已经结痂不出血了，也要判定是否是真的结痂，无论痂周是否有红肿，都建议去掉结痂，查看痂下是否有皮肤贯穿伤、脓性渗出甚至分泌物、窦道，一旦累及关节会有畸形甚至功能障碍。对于有活动性出血的伤口给予直接压迫，并应在伤口远端区域进行神经、血管的评估。

特别强调，仔细询问受伤机制。患者在被狗撕咬过程中，是否有摔倒？是否有磕碰到身体其他部位？甚至在被狗追逐过程中是否有其他部位受伤？临床上，因为被狗追逐、撕咬、摔倒、磕碰导致诸如股骨颈骨折、腰椎压缩骨折、脑出血、脑梗死、前臂骨折等，并不罕见。

医生、护士、患者、家属等往往更关注被狗咬伤出血疼痛的部位，而忽视了其他可能出现的意外。一旦患者完成狂犬病暴露后处置的全部医疗行为，第二天甚至更晚的时候发现其他外伤，容易造成医疗纠纷，特别是有第三方肇事犬的情况。

四、麻醉方式的选择

麻醉的目的：尽可能减轻患者的疼痛，赢得患者的良好配合，为后面的冲洗、消毒、清创、局部浸润注射狂犬病被动免疫制剂、甚至是缝合等做好准备。

麻醉方式的选择要考虑患者伤口的严重程度、身体状况、年龄等；最常用的还是局部麻醉，局麻药品不会影响狂犬病被动免疫制剂的效果，注意局麻药物的最大量问题，当然绝对不允许麻醉药品和被动免疫制剂抽在一个注射器里；四肢严重咬伤尽可能选择臂丛麻醉或者硬膜外麻醉；全身多处严重咬伤，伤口处置的时间较长，建议考虑全身麻醉；年龄较小的婴幼儿不能很好地配合治疗，也可以考虑全身麻醉。

五、伤口的有效冲洗

《狂犬病暴露预防处置工作规范（2023 年版）》关于冲洗是这样规定的：用肥皂水(或者其他弱碱性清洁剂、专业冲洗液)和一定压力的流动清水交替彻底冲洗所有咬伤和抓伤处约 15 分钟，然后用生理盐水将伤口洗净，最后用无菌脱脂棉将伤口处残留液吸尽，避免在伤口处残留肥皂水或者清洁剂。较深伤口冲洗时，可用注射器或者专用冲洗设备对伤口内部进行灌注冲洗，做到全面彻底。

1. 伤口冲洗的目的

（1）减少或者祛除伤口中的病毒、细菌、坏死组织、血块和异物等，以降低伤口感染的风险，包括破伤风感染的风险，减轻患者痛苦，利于伤口愈合。

（2）降低狂犬病发病的风险，伤口冲洗可以降低伤口内以及伤口周围的狂犬病毒的数量，从而降低发生狂犬病的概率。

（3）特别是就诊较晚的患者，伤口内部及周围血痂较多，通过冲洗，可以分清哪里是伤口、哪里只是血痂，伤口内部哪些是肌肉断端、哪些是凝血块，将血痂、凝血块等清洗干净，为下一步的消毒、清创、局部浸润注射狂犬病被动免疫制剂做准备。

2. 伤口冲洗液的选择

（1）常见的冲洗液包括自来水、生理盐水、消毒剂（如聚维酮碘、氯己定等）、表面活性剂（如肥皂水、苯扎氯铵）、抗生素溶液等。

（2）生理盐水：临床实践和实验均已表明，用生理盐水冲洗，在减少创面或切口的细菌、宏观和微观颗粒污染和降低感染率方面是有效的，可单独使用。

（3）生理盐水也可加入聚维酮碘、氯己定、苯扎溴铵溶液、抗生素、肥皂液等。

（4）苯扎溴铵溶液：又名新洁尔灭，为一种季铵盐阳离子表面活性广谱杀菌剂，具有杀菌作用强而快、毒性低、对皮肤和组织无刺激性、渗透力强的特点。单独使用苯扎溴铵溶液冲洗创面有较高的伤口裂开和破溃的风险，冲洗过程中采取先用肥皂水、再用生理盐水、然后苯扎溴铵溶液、最后用生理盐水冲洗的连续冲洗方案，比单用生理盐水冲洗更有效，没有发生用苯扎溴铵溶液冲洗创口而出现与冲洗液有关的并发症。

（5）聚维酮碘又称碘伏，由碘与表面活性剂聚乙烯吡咯烷酮精细络合而成，具有无刺激性、过敏反应极少、毒性极低、杀菌力强、作用持久、易溶于水的特点。使用3‰聚维酮碘液浸泡冲洗伤口，降低了感染的发生率，无不良反应，安全可靠。

（6）肥皂水、自来水：对于基层医疗机构，条件有限，肥皂水和自来水比较容易获得，加上生理盐水，可以满足伤口冲洗的最低标准。无论是《狂犬病暴露预防处置工作规范（2023年版）》还是《狂犬病预防控制技术指南（2016年版）》，都强调肥皂水和自来水交替冲洗，之后用生理盐水冲洗，避免肥皂液残留；《狂犬病暴露预防处置工作规范（2009年版）》要求肥皂水的配比是20%，考虑到某些医院制备起来有困难，和有可能导致的医疗纠纷，《狂犬病暴露预防处置工作规范（2023年版）》取消了20%这个浓度要求标准，只要是肥皂水即可。

（7）过氧化氢溶液：即双氧水，曾推荐用于伤口冲洗，但因有发生气体栓塞、心搏骤停的风险，因此不推荐常规使用过氧化氢溶液冲洗伤口。

（8）含抗生素的溶液：因有过敏风险、价格高以及产生耐药菌的风险，不推荐使用含抗生素的冲洗液进行伤口冲洗。

（9）弱碱性物理抗菌敷料：其抗菌原理是当敷料喷到创面后，物理抗菌敷料在创面形成带正电荷的低分子抗菌隔离网膜，吸附带负电荷的病原微生物，被抗菌网膜隔离的病原微生物因无法与外界进行物质交换而窒息死亡，达到物理抗菌的目的。物理抗菌敷料具有明显的抗菌和抑菌作用，且不会产生抗药性和耐药性，也能减少抗生素的使用量，这将为临床局部伤口的炎症控制和治疗开辟了一条新的方法和途径。

（10）含抗菌剂的弱碱性液体敷料：如含有抗菌剂聚乙双胍和表面活性剂十一碳酰胺基丙基甜菜碱组成的液体敷料，聚乙双胍的化学结构类似于抗菌肽，具有广谱的杀菌活性，结合到细胞被膜上会引起细菌胞膜破裂，溶解变性的蛋白质，从通透性增加的细胞膜中泄露，可减少或去除细菌生物膜。液体伤口敷料中的表面活性剂有利于减少组织渗血渗液的表面张力、引流腔隙附着的脓性分泌物，抑制细菌繁殖，减少细菌种类和数量。

（11）冲洗液的温度：虽然温度低的液体冲洗伤口，有收缩血管、协助止血的作用，但也存在减少局部血液循环、降低局部抗感染能力的风险。对严重外伤患者，避免低体温也是重要目标，特别是天气寒冷季节，诊室温度偏低，全身多处咬伤的患者，冲洗时间较长，冲洗面积较大，需要适当给冲洗液加温，提高患者更好的舒适感。

3. 伤口冲洗的压力

伤口冲洗需要一定的压力，有利于冲洗目的的更好实现。冲洗的压力常以 PSI（磅 / 平方英寸）为计量单位。对于污染不重、受伤后就诊时间较短（6 h 以内）的患者，可以考虑 5 ~ 8 PSI 的压力冲洗；对于污染较重、受伤后就诊延迟（超过 6 h）的患者，应该考虑更高压力冲洗以更有效地去除污染物；对开放性骨折的骨组织冲洗应谨慎使用高压冲洗，以避免造成骨组织的损伤。基层医疗机构临床医生很难准确掌握冲洗的压力，凭借经验也可以做好伤口的冲洗。压力过高或者过低，可能会增加组织损伤和水肿，导致感染率增加。冲洗的同时，用无菌纱布适度擦拭伤口创面，效果更好。

4. 伤口冲洗的角度

伤口冲洗时，应考虑冲洗液水流与接触的创面成一定的角度（例如成 45° 角），避免冲洗液水流与创面垂直。垂直于创面的水流，不易将坏死组织的纤维蛋白膜从创面剥离祛除，而且容易将冲洗液、污染物的碎片颗粒冲击进入伤口深部，造成组织水肿和污染物残留。必要时可以适当扩创，如不能扩创，应考虑将冲洗设备伸入伤口中冲洗，避免伤口内冲洗液水流交换不充分，冲洗效果打折扣。基层医院可以用 20 ml、30 ml、50 ml 注射器配合 16 G 针头完成。

5. 冲洗液的用量和时间

（1）伤口冲洗的时间或者冲洗液的用量，取决于患者伤口的数量、大小和严重程度、污染程度，数量越多、伤口越大、污染越严重，所需的冲洗时间越长、冲洗液用量越大。伤口冲洗的目标是尽可能将污染物冲洗干净，最大限度地减少伤口的狂犬病毒数量。

（2）冲洗的时间一直要求至少 15 min，但是临床医生也要具体情况具体分析。比如一个Ⅱ级暴露且好几天了，甚至找不到当时的抓痕牙印，15 min 没有必要；全身多处严重咬伤，尤其是狂犬病被动免疫制剂总量不足以覆盖所有伤口需要适当稀释的情况，冲洗 15 min 远远不够。《狂犬病暴露预防处置工作规范（2023 年版）》将冲洗的时间修改为 15 分钟。

（3）对于狂犬病高风险暴露，增加冲洗液用量、延长冲洗时间是绝对必要的。

6. 伤口冲洗的方法

简单地说，用肥皂水（或其他弱碱性清洗剂）和一定压力的流动清水交替冲洗咬伤和抓伤的每处伤口足够时间，且保证冲洗是有效的。如条件允许，建议使用国家二类医疗器械资质的狂犬病暴露专业冲洗设备和专用冲洗剂对伤口内部进行冲洗，最后用生理盐水冲洗伤口以避免肥皂液或其他清洗剂残留。冲洗时应避免水流垂直于创面，应让水流方向与创面形成一定角度，以提高冲洗效果并减少冲洗导致的组织损伤。

（1）无论患者是否或在就诊前自行冲洗多长时间，都需要医生或者护士重新完成规定的冲洗，规避法律风险。

（2）《狂犬病暴露预防处置工作规范（2023 年版）》和《狂犬病预防控制技术指南（2016 年版）》，都提到：如条件允许，建议使用狂犬病暴露后专业清洗设备和专用清洗剂对伤口内部进行冲洗。

专业的清洗设备通过对水流、水温、水压和清洗时间的控制完成对伤口创面的冲洗，有效祛除伤口里可能存在的各种异物、病原微生物；能够实现管路的自洁和消毒，能够实现自动交替，符合《狂犬病暴露预防处置工作规范（2023 年版）》的要求；同时，程序化设计，自动完成伤口冲洗全过程，自动记录打印，有效规避法律风险。

配套专业冲洗液，即弱碱性皮肤黏膜清洗消毒剂，适用于狂犬病暴露后的伤口清洗。

配套专业冲洗枪，有效防止伤口破碎组织及污水反溅，保护医护人员安全；喷头、防溅罩可更换可消毒；自由调节水流，方便操作；专利产品，符合人体工学设计。

头面部伤口冲洗一直是困扰临床医务工作者的难题。头面部是人体暴露部位，尤其是儿童受到致伤动物损伤较多的部位，也是受伤部位中狂犬病发病率最高的部位，所以头面部损伤后伤口冲洗显得尤为重要。可是头面部冲洗中，由于需要使用大量的液体冲洗伤口，如患者防护不当，会造成冲洗液体进入口鼻眼耳中，引起呛咳，呼吸道、消化道、眼耳黏膜损伤，严重的会造成窒息。冲洗过程中患者感受很差。再加上受伤患者中大多数是儿童，冲洗过程中为防止误吸，往往不能采用全麻状态下冲洗，而且受头面部解剖结构限制，局麻往往不充分，增加了冲洗过程中的伤口疼痛感，更增加了患者的不配合性，进一步加剧了头面部冲洗的困难。近些年来出现了气动伤口冲洗机，通过应用高速气流代替水流，减少冲洗过程中的液体用量，减少头面部冲洗中误吸的风险，同时也减少了伤口的疼痛感和冲洗造成伤口水肿的可能性。在气动冲洗中，要求冲洗液使用碱性消毒剂（液体敷料）或生理盐水，通过消毒剂的作用，降低了伤口的感染率。由于气动冲洗设备使用液体量少（15 min 需要 250 ~ 350 ml 药液），再加上设备的便携性，可以不用建设专门的冲洗室，大大降低了设备附加的使用成本。该种设备可以在手术室、清创室中伴随手术和清创过程中使用，增加了使用环境的便利度，也增加了伤口冲洗的充分程度。

无论对于医生、护士、患者、家属来说，清洗设备都很方便，也更专业，鉴于狂犬病是致死性疾病，存在狂犬病暴露后免疫失败的可能性，还是有必要配备；一旦出现伤口感染、破伤风感染、甚至狂犬病死亡病例，没有配备使用狂犬病专业清洗设备和专用清洗剂可能是医疗纠纷的焦点，对医院和医务人员极其不利。

我们建议，能够处理相对严重复杂动物致伤的医疗机构，尽可能地配备专业清洗设备和专用清洗剂。

7. 伤口冲洗的注意事项

（1）注意评估患者生命体征，特别是血压，有活动性出血的先止血。

（2）冲洗头面部伤口的时候，注意冲洗液不要进入眼内、耳道、口腔、鼻腔等部位，尽可能用纱布、棉球保护好。

（3）眼部：波及眼内的伤口处理时，要用无菌生理盐水冲洗，一般不用任何消毒剂。

（4）口腔：口腔的伤口处理最好在口腔专业医师协助下完成，冲洗时注意保持头低位，以免冲洗液流入咽喉部而造成窒息。

（5）外生殖器或肛门部黏膜：伤口处理、冲洗方法同皮肤，注意冲洗方向应当向外，避免污染深部黏膜。

六、伤口的消毒

《狂犬病暴露预防处置工作规范（2023 年版）》关于消毒的处理：伤口冲洗后用稀释碘伏或其他具有病毒灭活效果的皮肤黏膜消毒剂 (如季铵盐类消毒剂等) 涂擦伤口。

1. 消毒的目的　进一步杀灭或者祛除伤口内部及伤口周围的狂犬病毒；消毒伤口周围足够面积的皮肤、黏膜，为下一步的伤口清创和局部浸润注射狂犬病被动免疫制剂做准备。

2. 伤口周围的消毒　大部分医疗机构还是常规碘酒消毒伤口周围的皮肤，酒精脱碘；但目前更倾向用碘伏原液消毒，免去了脱碘的过程，消毒效果类似；特别是头面部、会阴、生殖器以及婴幼儿等皮肤敏感部位，碘伏更适合。

3. 伤口内部的消毒　碘酒酒精并不适合，碘伏也应该稀释之后使用，稀释

4～10倍均可以，既能够达到消毒的效果，也尽可能减少碘制剂对人体组织的损伤，当然最后必须使用大量的生理盐水将可能残留的稀碘伏冲洗擦拭干净。

4. 聚维酮碘又称碘伏，由碘与表面活性剂聚乙烯吡咯烷酮精细络合而成，具有无刺激性、过敏反应极少、毒性极低、杀菌力强、作用持久、易溶于水的特点，其杀菌效果不受血液、脓液、肥皂和pH值的影响。5%聚维酮碘常用于皮肤表面消毒，当接触到皮肤、黏膜时逐渐分解，缓慢释放出活性碘，氧化细菌原聚蛋白中的活性基团，并与蛋白的氨基化合，使其变性，从而达到杀菌的目的。使用3‰聚维酮碘液浸泡冲洗伤口，降低了感染的发生率，无不良反应，安全可靠。

七、伤口的清创

清创的目的：用剪刀、手术刀剔除坏死失活组织，祛除异物和肉眼可见的污染物；进一步祛除可能沾染狂犬病毒的组织，比如被动物咬伤的伤口的皮肤边缘、皮下脂肪、筋膜、肌肉断端、骨折断端等，尽可能减少伤口内部的狂犬病毒，为下一步局部浸润注射狂犬病被动免疫制剂做准备。

完成麻醉、冲洗、消毒之后，常规铺手术巾单，开始外科清创术。麻醉状态下再次仔细探查伤口，避免遗漏肌腱、血管、神经、骨折等深部组织损伤，避免异物残留。手部咬伤尤其注意，应在解剖位和握拳位仔细探查掌指关节上方或者附近的伤口，以评估下方腱鞘、筋膜、关节囊和掌骨头的损伤。恰当的影像学检查（X线平片、超声、CT）也是需要考虑的，伤口不是很严重但是合并骨折的情况并不少见，漏诊可能性很大。严重动物致伤几乎涉及所有创伤外科，必要时请专科医生会诊甚至收入相关科室病房。

沿原伤口切除创缘皮肤1～2 mm，条件允许，适当多切除；必要时可适当扩大伤口，肢体部位沿纵轴切开，经关节的切口做S形切开；由浅至深，切除失活坏死的组织，清除血肿、凝血块和异物，切除部分皮下脂肪、筋膜，切除部分肌肉断端，骨折断端也尽可能擦拭、搔刮。目的是尽可能祛除可能沾染狂犬病毒的组织，进一步减少局部狂犬病毒的数量。

我们认为，预防狂犬病，规范的伤口处置和狂犬病被动免疫制剂的伤口局部浸润注射尤为重要，二者甚至是密不可分的。理论上，狂犬病被动免疫制剂与狂犬病毒之间的比值越高，患者越安全，而狂犬病被动免疫制剂的最大剂量是按照患者的公斤体重计算的，是固定值，特别是体重更小的婴幼儿。临床上要想提高狂犬病被动免疫制剂与狂犬病毒之间的比值，只能最大限度地减少狂犬病毒的数量，特别是患者伤口较多，且伤口较严重的时候，被动免疫制剂原倍液体不足，需要稀释之后才可以覆盖所有伤口，被动免疫制剂的浓度势必更低了，尽可能地减少伤口里面和周围的狂犬病毒数量就显得极其重要了。冲洗、消毒、清创，三个步骤的作用之一就是减少狂犬病毒数量，每一步都必须严格执行，不能省略，不能替代。所以，我们再次强调，规范的伤口处置不仅是冲洗，冲洗只是其中一个很重要的环节。《狂犬病疫苗：世界卫生组织立场文件（2018 年版）》中关于伤口处置的内容仅是“彻底地用肥皂或者清洁剂、水或者（和）杀病毒制剂进行伤口清洗减少伤口处的病毒”，对于外科处置来说并不太完整。

完成冲洗、消毒、清创三个步骤之后，再进行狂犬病被动免疫制剂的伤口局部浸润注射，最大限度地发挥其中和狂犬病毒的作用，之后才是接种狂犬病疫苗，这既符合预防狂犬病的诊疗规范，也适应医生护士的诊疗习惯。

八、伤口的闭合

严重动物致伤伤口是否需要闭合（缝合）、是否可以闭合（缝合）、如何闭合（缝合）、何时闭合（缝合），一期闭合（缝合）还是二期闭合（缝合）、还是等其自行愈合，一直是困扰动物致伤门诊临床医生的问题。

和普通创伤伤口相比，动物致伤的伤口具有伤情复杂、软组织损伤严重、并发症多、细菌感染率高等特点，特别是还涉及预防狂犬病的问题，所以目前尚无统一的外科处置规范。

严重的动物咬伤伤口涉及几乎所有创伤外科，颌面口腔外科、眼科、耳鼻喉科、脑外科、颈部外科、胸外科、乳腺外科、腹部外科、肛肠外科、泌尿外科、骨科、手足外科、整形外科等多个临床专业，各专业在开放伤口处置上均有各自的原则和规范。

由于动物致伤存在狂犬病暴露后免疫失败的可能性，面临罹患狂犬病死亡的风险，各个专业的外科医生在伤口闭合、缝合、肌腱肌肉缝合、血管吻合、皮瓣转移、植皮、内固定器械的使用等手术的时候，顾忌较多，有可能错过手术的最佳时机，或者由于手术延迟增加了患者的医疗费用、时间成本，间接地影响了科室的床位使用率、周转率、平均住院日、次均费用等。

我们目前可以参考的关于严重动物致伤伤口闭合（缝合）的文件主要有 3 个：《狂犬病暴露预防处置工作规范（2023 年版）》《狂犬病预防控制技术指南（2016 年版）》《狂犬病疫苗立场文件（2018 年版）》。

《狂犬病暴露预防处置工作规范（2023 年版）》第八条中关于伤口闭合的问题是这样规定的：

综合暴露动物类型、伤口大小和位置以及暴露后时间间隔等因素对伤口进行区别处理。伤口轻微时，用透气性敷料覆盖创面。伤口较大或者面部重伤影响面容或者功能时，应尽量一期闭合伤口。闭合伤口前应完成清创及被动免疫制剂浸润注射。根据需要进行伤口引流。

《狂犬病预防控制技术指南（2016 年版）》里关于伤口闭合问题的描述相对详细：

伤口是否进行Ⅰ期闭合以及是否预防性使用抗生素要考虑众多因素，如：就诊时间、伤口严重程度、伤口部位、致伤动物、伤口类型、伤者基础健康状况（如年龄和基础疾病：糖尿病，免疫功能受损，长期使用免疫抑制剂、激素等）以及医生对动物咬伤伤口处置的经验等。上述因素均可影响伤口继发细菌感染的风险。

暴露于犬、啮齿类动物，以及位于头面部、口腔黏膜的浅表，清洁、新鲜伤口属于继发感染的低危因素。

而暴露于猫、灵长类、猪等动物；位于手、足、胫前、关节部位的穿刺伤、贯通伤、大面积撕裂伤、大面积皮肤软组织缺损伤口；老年患者或合并糖尿病、外周血管病、应用激素及免疫抑制剂、免疫性疾病、营养不良、放化疗等基础疾病等均属继发细菌感染的高危因素。

存在感染高危因素者尽量避免Ⅰ期缝合，可用透气性敷料覆盖创面，3 ~ 5 天后根据伤口情况决定是否进行延期缝合或Ⅱ期缝合，必要时可以预防性使用抗生素。

近些年的文献报道显示，预防伤口感染的关键在于尽早进行彻底的伤口清洗、清创及伤口闭合或覆盖。及时正确的伤口处理可显著降低咬伤伤口的细菌感染率。

文献研究提示，对于细菌感染低危者，在对伤口进行彻底清洗、消毒和清创后，与Ⅱ期、延期闭合伤口或伤口保持开放相比，Ⅰ期闭合伤口并不增加伤口的感染率，且缩短了伤口愈合时间，愈合后瘢痕更小。

《狂犬病疫苗：世界卫生组织立场文件（2018 年版）》中关于伤口缝合的问题是这样规定的：

Suturing of wounds should be delayed after RIG infiltration, or if unavoidable, sutures should be loose to allow optimal RIG diffusion.

伤口的缝合应该延迟到狂犬病患者免疫球蛋白渗透后进行，如必须缝合，应该松散缝合，以利于狂犬病患者免疫球蛋白最大程度的扩散。

《狂犬病暴露预防处置工作规范（2023 年版）》和《狂犬病预防控制技术指南（2016 年版）》，作为目前最权威、影响力最广泛的官方文件，一直是从事狂犬病防控工作的临床医师的主要参考标准。但是这两个文件的主要内容还是在狂犬病的病原学、临床学、流行病学、人用狂犬病疫苗及被动免疫制剂的使用、狂犬病暴露前预防、暴露后预防等方面，涉及伤口处置的内容不多，尤其是关于伤口闭合（缝合）的问题，并没有给出太明确的提示。

《狂犬病疫苗：世界卫生组织立场文件（2018 年版）》主要内容还是针对狂

犬病疫苗和狂犬病患者免疫球蛋白做出更新的阐述，伤口缝合的内容极少。

随着狂犬病暴露后预防处置工作逐渐由疾控中心转移到医院的急诊外科，尤其是大型犬咬伤导致的严重致伤，需要外科医生干预甚至手术治疗的患者日益增加，伤口的闭合（缝合）的问题逐渐成为动物致伤领域里需要尽快解决的问题。

即使是第九版的人民卫生出版社出版的《外科学》里，仍然强调动物致伤伤口不宜做一期缝合，应该开放引流。理由似乎也很充分：缝合的伤口不利于污染物的排出，不利于狂犬病毒的排出，伤口容易有细菌感染，容易罹患狂犬病。

随着更多临床外科医生参与到狂犬病防控工作中，伤口处置手段更丰富、临床操作更规范和彻底，特别是狂犬病被动免疫制剂的临床应用，理论上极大地降低了伤口里狂犬病毒的数量。大型犬导致的严重咬伤，不缝合、不包扎、开放引流导致的后果也逐渐显现，换药周期长、换药频次多、伤口感染、不愈合、畸形愈合、愈合后功能差、并发症频出、甚至住院时间长、时间成本大、医疗费用高、患者身体痛苦、心理压力大、出现创伤后应激反应等一系列的问题。所以，在临床处置中，医生对动物致伤伤口“不缝合也不包扎”的理论逐渐产生疑问。

一些有经验的狂犬病防控领域的临床医师，分别撰写动物致伤临床专家共识、动物致伤诊疗规范等文章并发表，涉及伤口缝合（闭合）问题，内容也逐渐增多。

1. 哪些情况的动物致伤伤口需要闭合（缝合）

（1）危及生命的大血管损伤。

（2）大面积的皮肤软组织撕裂伤或者缺损；脱套伤、贯穿伤。

（3）影响功能的严重损伤，如骨骼、神经、肌腱、肌肉损伤等。

（4）影响容貌的，如面部五官的重伤，乳房咬伤等。

（5）有些伤口需要二期修复，可以兼顾整形美容，减小瘢痕形成。清创换药后，再缝合（闭合）伤口。

现代社会，现代医疗，无论什么原因导致的伤口，尽早愈合、尽快恢复功能，瘢痕小且美观，不仅是外科医生追求的目标，患者也有这方面的需求，当然也包括动物咬伤的严重伤口，不缝合让伤口自行愈合显然达不到上述目的。

2. 如伤口情况允许，应当尽量避免缝合。伤口轻微时，可不缝合，也可不包扎，可用透气性敷料覆盖创面。

对于伤口确实不大的Ⅲ级暴露，确认不缝合也可以自行愈合，完成规范的伤口处置，局部充分浸润注射足量的狂犬病被动免疫制剂之后，可以用透气性辅料覆盖创面，定期换药，查看伤口是否愈合，是否存在感染的可能性。如果就诊延迟或者猫咬伤的，存在感染风险的或者已经感染的，建议放置引流条，24 h 内复诊换药，查看伤口，视情况决定是拔除引流条还是更换新引流条等。

3. 明确动物致伤伤口的一期缝合（闭合）、二期缝合（闭合）的概念

一期缝合：患者首次就诊，完成规范的伤口处置，局部充分浸润注射足量的狂犬病被动免疫制剂 2 h 之后，即缝合（闭合）伤口。

二期缝合：患者首次就诊，完成规范的伤口处置，局部充分浸润注射足量的狂犬病被动免疫制剂 2 h 之后，不缝合（闭合）伤口，经过几次清创换药，视伤口情况再缝合（闭合）伤口。

当然存在既往有狂犬病疫苗接种史无需使用狂犬病被动免疫制剂的情况。

4. 伤口一期缝合（闭合）、二期缝合（闭合）要综合考虑以下因素

（1）就诊时间。

（2）致伤动物。

（3）评估是否为狂犬病高风险动物。

（4）伤口部位。

（5）伤口严重程度。

（6）伤口类型。

（7）伤者的年龄。

（8）伤者的基础疾病：糖尿病、外周血管病、免疫功能受损、长期使用免疫抑制剂、激素、放化疗等。

5. 一期缝合（闭合）的适应证

（1）危及生命的大血管损伤。

（2）五官、乳房、男性生殖器等部位延迟处理有坏死风险的。

（3）犬咬伤、啮齿类动物咬伤。

（4）致伤 6 h 内；头皮伤口适当放宽到 6 ~ 8 h。

（5）伤口确实比较干净、新鲜、皮肤肌肉等组织血运良好。

（6）无明显感染迹象、无不好判断预后的毁损伤等。

6. 一期缝合（闭合）的要求和条件

（1）必须已经对伤口进行了彻底的冲洗、消毒。

（2）必须已经对伤口进行了彻底外科清创术。

（3）狂犬病被动免疫制剂在伤口里面及周围充分浸润注射足够时间。

（4）有符合标准的清创手术室。

（5）手术医生有相应资质、有处理复杂伤口及特殊部位伤口的能力。

（6）特殊情况，可以及时请二线医生或者高年资医师支援等。

7. 二期缝合（闭合）的适应证

（1）就诊时间超过 6 h。

（2）狂犬病高风险动物致伤。

（3）暴露于猫、灵长类、猪等动物。

（4）人咬伤。

（5）位于手、足、胫前、关节部位的伤口。

（6）大面积撕裂伤、大面积皮肤软组织缺损的伤口，挤压伤、穿刺伤、贯通伤等。

（7）致伤动物或伤口存在感染高风险因素，伤口污染严重、伤口有感染迹象或者已经感染，不能保证一次性彻底清创的。

（8）组织毁损严重，需要观察判断的。

（9）伤者的基础疾病：糖尿病、外周血管病、免疫功能受损、长期使用免疫抑制剂、激素、放化疗等。

8. 临床工作中医生如何选择

实际上能够达到一期缝合（闭合）中的那些要求条件并不容易。

（1）临床上碰到一个相对严重复杂需要缝合的伤口，在缝合之前的工作是需要一定时间的。《狂犬病暴露预防处置工作规范（2023 年版）》和《狂犬病预防控制技术指南（2016 年版）》都要求冲洗伤口的时间约 15 分钟，对于一个严重复杂的伤口，15 min 往往不够，特别是伤口较多、较大，被动免疫制剂按照公斤体重计算总量仍然不够的时候，临床上更加强调伤口的冲洗，延长冲洗的时间、加强冲洗的效果，对冲洗的手法、速度、角度、温度等都有严格要求；同时也更加强调外科消毒、外科清创，目的是通过冲洗、消毒、清创等手段，尽可能减少伤口里面、伤口周围的狂犬病毒数量。

（2）狂犬病被动免疫制剂在伤口里面及周围充分浸润注射足够时间（约 2 h），这是硬性指标，被动免疫制剂的作用机制是中和伤口里面和伤口周围的狂犬病毒，二者中和需要足够的时间。临床医师如何处理？完成前面的冲洗消毒清创，局部浸润注射足量狂犬病被动免疫制剂之后，把伤口用无菌纱布包好，等待 2 h 再回来缝合吗？是否需要重新局麻？麻药的剂量如何把握？而且经过冲洗、消毒、清创特别是局部浸润注射足量被动免疫制剂之后，伤口肿胀非常严重，增加了伤口缝合的难度。临床上确实不好操作。

（3）急诊外科的处置室是否符合清创缝合的无菌条件也未可知，一旦缝合完的伤口出现感染，需要重新打开再次清创换药缝合，如何跟患者交代沟通，也是比较棘手的问题。

（4）很多医院的动物致伤门诊是隶属于急诊外科和急诊骨科，甚至只有一名医生值班，如果患者特别多，包括手外伤、急腹症、宫外孕、各种抢救，当班医生能否有足够的时间和足够的耐心兼顾？其他患者和家属是否有耐心等候？医生是否还可能在缝合那个犬咬伤患者的时候兼顾美观整形？临床上更加难以操作，除非一个班次有至少 2 ~ 3 名医生。

（5）大部分急诊外科医生是多个科室混合值班，比如骨科、普通外科、泌尿外科、胸外科等。如果是一个骨科医生值班，恰好遇到一个手部犬咬伤的，处理起来可能得心应手；如果是一个泌尿外科医生值班，是不是会比较困难，反之亦然。没有把握的时候，尽量不贸然进行一期闭合（缝合）的操作。

（6）我们认为，一期闭合（缝合）伤口，确实有其优点：愈合时间短、患者节省时间成本和医疗费用、医生后续的处置较少，比如定期换药拆线。但一期闭合（缝合），对医院、手术室、值班医生等都有相当高的要求，不是所有的动物致伤门诊可以达到。

（7）二期闭合（缝合）相对一期闭合（缝合）来说，优势很明显。

（8）完成伤口的冲洗、消毒、清创，局部浸润足量被动免疫制剂之后，无菌辅料包裹伤口，患者继续完成后续治疗，比如疫苗接种，破伤风预防接种，输液等。预约第二天的医生，尽可能的是高年资医师或者专科医师，比如四肢犬咬伤预约给骨科医生，面部犬咬伤预约给五官科医生，甚至是预约给整形外科医生，特殊情况收入相关科室病房，医生有足够的时间和团队合作，处理起来效果肯定比在急诊处置疗效要好；对于伤口感染的或者有毁损伤的，请上级医生查看伤口情况，随时可以发现问题，甚至可以做细菌培养加药敏试验，做到针对性更强地用药，直到伤口的感染完全控制住，毁损伤也有了很好的判断，再行二期闭合（缝合），把握更大；尤其是患者年龄较大且并发症较多的，请相关科室及时会诊，调整好血糖、血压、评估外周血管条件等，也是有必要的。

（9）简单来说，可以一期缝闭合（缝合）的犬咬伤伤口，还是尽可能地争取一期处理，对于患者来说是受益的，但要严格掌握适应证，尽可能达到必要的条件；一期处理起来确实有困难的，二期处置也是一个很好的选择。

（10）患者的情况不同，医院的条件不同，医生的水平不同，我们不能一概而论，只要符合诊疗规范、利于医生开展工作、保证患者的生命安全、利于患者伤口的恢复，就是可行的。医生需要权衡利弊，与患者及家属做好沟通，个性化的诊疗也是现代医疗的发展方向。

（11）越来越多的伤口闭合的方式可以选择，不一定是缝线，也有缝合器，医用胶、负压封闭引流术（vacuum sealing drainage，VSD）等，无论一期还是二期闭合，无论哪一种闭合方式，建议都是尽可能稀疏松散，以利于狂犬病被动免疫制剂最大程度地扩散；且伤口内放置引流条或者引流管，以利于伤口分泌物和污染物的排出，定期换药；为避免继发感染，用透气性敷料覆盖伤口创面。

（12）签署知情同意书（见表 3-2）。

表 3-2 知情同意书

姓名		性别		年龄		门诊号	
致伤动物	（1）犬		（2）猫			（3）其他	
临床诊断	（1）Ⅲ级暴露伤口		（2）伤口感染			（3）皮下血肿	
手术名称	（1）开放损伤清创术		（2）清创缝合术			（3）血肿切开引流术	
清创中可能发生的意外情况和并发症	（1）麻醉意外、麻药过敏、过敏性休克、局麻效果不佳，需要患者配合。 （2）心脑肺血管意外。 （3）术中累及重要区域、出血等难以预见的情况，手术被迫停止或改变手术方式、地点。 （4）术中神经、血管损伤，导致术后疼痛、感觉运动障碍。 （5）皮肤坏死、感染、骨髓炎、伤口延迟愈合或者不愈合、异物残留、局部血肿可能，需再次手术或长期换药。 （6）为预防狂犬病和伤口感染，伤口需要多次清创、换药、二期缝合。 （7）术后瘢痕形成，影响功能和美观。 （8）其他意外并发症的可能。 （9）以上情况出现仍需缴纳相应费用。						
以上情况医生已经向患者及家属交代清楚 患者及家属同意手术，患者或家属签字：__________							
医师签字				日期	年 月 日		

（李 虎 闫柏刚 孙春红 张俊尚 陈 灵）

第二节 头面颈部动物致伤

一、解剖特点

头面颈部所占人体区域面积与躯干、四肢相比较不大，但解剖结构复杂，重要的组织器官多，且集中，除中枢神经系统外，还有很多重要血管、神经的分布走行表浅，面部的表情肌、咀嚼肌数量多、体量小，多为具有较复杂运动功能的肌群，同时面部皮肤牵涉美容，因此，与头胸腹部相比较，头面颈部较小的伤口，可能会造成较大的损伤。

头部以下颌下缘、下颌角、乳突尖端、上项线和枕外隆突的连线与颈部分界，头部以眶上缘、颧弓上缘、外耳门上缘和乳突的连线为界，分为上方的颅部和前下方的面部。

（一）颅部解剖学要点

颅部分为颅顶和颅底，颅顶包括额顶枕区和颞区，颅部的层次由浅入深依次是：皮肤、浅筋膜、帽状腱膜及枕额肌（以上部分组成头皮）、腱膜下疏松结缔组织和颅骨外膜。

额顶枕区的解剖特点有：①皮肤较身体其他部位的厚而致密，含有大量毛囊、皮脂腺和汗腺，具有丰富的血管，外伤时易出血、但创口愈合较快。②浅筋膜层由脂肪和粗大而垂直的纤维束构成，与皮肤层和帽状腱膜层均由短纤维紧密相连，是组成头皮的关键，并有许多血管、神经穿行其间，包括滑车上神经、血管；眶上神经、血管；耳颞神经、颞浅动静脉；耳大神经、耳后动静脉；枕大神经、枕动静脉。③帽状腱膜层为覆盖于颅顶上部的大片腱膜结构，前连于额肌，后连于枕肌，且坚韧有张力。④腱膜下层是位于帽状腱膜与颅骨外膜之间的薄层疏松结缔组织。此间隙范围较广，前至眶上缘，后达上项线。头皮借此层与颅骨外膜疏松连接，故移动性大，头皮撕裂多沿此层。腱膜下间隙出血或化脓时，血液可沿此间隙蔓延。此间隙内的静脉可经若干导静脉与颅骨的板障静脉及颅内的硬脑膜窦相通，因此，此间隙内的感染可经上述途径继发颅骨骨髓炎或向颅内扩散。所以该间隙被称为颅顶部的“危险区”。⑤颅骨外膜紧贴颅骨外板，借少量结缔组织与颅骨表面相连，容易从颅骨表面剥离。

颞区的解剖特点有：①皮肤较额顶枕区的皮肤移动性较大，手术时无论选择纵行或横行切口，均易缝合，愈合后的瘢痕亦不明显。②浅筋膜层含少量脂肪组织，其间穿行的神经血管可分为耳前组：耳颞神经，颞浅动、静脉。耳后组：耳大神经，耳后动、静脉。③颞筋膜上方附着于颞上线，下部分浅、深两层附着于颧弓。④颞肌深部有颞深血管和神经，颞深动脉来自上颌动脉，颞深神经来自下颌神经，支配颞肌。⑤颞肌较薄，紧贴于颞骨表面，因而此区很少发生骨膜下血肿。骨膜与颞肌之间，含有大量脂肪组织，称颞筋膜下疏松结缔组织，并经颧弓深面与颞下间隙相通，再向前则与面的颊脂体相连续。因此，颞筋膜下疏松结缔组织中有出血或炎症时，可向下蔓延至面部，形成面深部的血肿或脓肿，而面部炎症，如牙源性感染也可蔓延到颞筋膜下疏松结缔组织中。

颅底的骨质厚薄不一，有许多孔、裂、管性结构，是神经、血管进出的通道，而某些骨内部有空腔型结构，如鼻旁窦、鼓室等，这些部位都是颅底本身的薄弱点，不但外伤时容易骨折，而且常伴有脑神经和血管损伤。动物咬伤极少直接损伤颅底结构，多半是跌倒等原因造成的伴随损伤。

（二）面部解剖特点

面部又称颜面部，为人体最常外露的部位，是外形美的重要代表区之一和敏感部位，在功能、形态及外观上具有重要意义。分为面部浅层结构、深层结构和面部间隙。

浅层结构包括：①皮肤：血管丰富、组织再生及抗感染能力强、创伤时出血多；皮肤富于韧性和弹性，有大量胶原纤维和弹性纤维，同时有皮脂腺、毛囊和汗腺；表面有不同走向的皮纹，在创伤修复时，应尽量考虑手术切口方向尽可能与皮纹一致。②浅筋膜含有颊脂体，睑部浅筋膜疏松、不含脂肪、易水肿，面部浅筋膜内有表情肌、神经、血管和腮腺管等重要组织结构。③面部肌肉可分为表情肌和咀嚼肌两大功能肌群，主要功能为产生表情、咀嚼动作和协助说话、呼吸。④血管：面动脉起于颈外动脉止于内眦动脉，分支包括下唇动脉、上唇动脉、鼻外侧动脉；面静脉与面动脉伴行。淋巴管、淋巴结：面部浅层的淋巴管非常丰富，吻合成网包括下颌下淋巴结、颏下淋巴结、颈外侧深淋巴结。神经有司职皮肤感觉的三叉神经（眶上神经、眶下神经、颏神经）和面肌运动的面神经（颞支、颧支、颊支、下颌缘支、颈支）。

面侧深区指位于腮腺咬肌区前部的深面，即颞下窝的范围，包括：翼内肌、翼外肌；翼静脉丛；上颌动脉；下颌神经（颊神经、耳颞神经、舌神经、下牙槽神经、下颌舌骨肌神经）。面部还有一个特殊的结构——腮腺，呈锥体形，分浅、深部，浅部覆盖于咬肌后份，深部有茎突诸肌及颈内动、静脉和后 4 对颅神经，构成腮腺床。腮腺管由腮腺浅部的前缘发出，在颧弓下一横指处向前横行越过咬肌表面。穿经腮腺的结构包括纵行的颈外动脉，颞浅动、静脉，下颌后静脉，耳颞神经和横行的上颌动、静脉，面横动、静脉，面神经的分支。

面部的间隙是指位于面部筋膜之间、筋膜与肌肉之间、肌肉与骨膜之间的潜在间隙，这些间隙彼此相通。主要间隙有：①咬肌间隙：为与咬肌深部与下颌支上部之间的间隙，咬肌的血管、神经经下颌切迹进入此间隙；②翼下颌间隙：位于翼内肌与下颌支之间，此间隙内有舌神经、下牙槽神经及下牙槽动、静脉；③舌下间隙：舌下腺、下颌下腺深部及其导管、舌神经、舌下神经、动脉、静脉等。

（三）颈部解剖特点

颈部介于头部、胸部和上肢之间。颈部后方以颈椎为界，与项部分隔。颈部由前方的舌骨上、下肌群，外侧的胸锁乳突肌，后方（即颈椎的前方）的椎前肌和斜角肌群围成。颈腔内容纳呼吸道和消化道的颈段及其两侧的大血管、神经和淋巴结等。颈根部还有胸膜顶及肺尖等自胸廓上口突入。这些结构间由疏松结缔组织填充，并于肌肉、器官与血管、神经周围形成筋膜和筋膜间隙。在胸锁乳突肌后缘中点有枕小神经、耳大神经、颈横神经、锁骨上神经，依次由深筋膜伸出，向肌的前上或前下行，分布于相应的浅层结构。深层有颈动脉鞘、膈神经、颈袢、颈丛及交感神经。颈动脉鞘内有颈总动脉，颈内、外动脉，颈内静脉及迷走神经。膈神经由第三至第五颈神经前支组成，为椎前筋膜所覆盖，向下内行，经锁骨下动、静脉之间入纵隔。

颈部的生理结构由浅入深层次结构十分明确，分别为：皮肤、浅筋膜、颈深筋膜、颈部筋膜间隙、颈白线。颈部皮肤薄，移动性大，皮纹横向；浅筋膜疏松，内含皮肌、皮静脉、皮神经、淋巴结；颈深筋膜即颈部肌肉的肌外衣及其延续，由前向后分别为颈深筋膜浅层、颈深筋膜中层和颈深筋膜深层；颈部筋膜间隙有胸骨上间隙、锁骨上间隙、气管前间隙、食管后间隙、椎前间隙；颈白线：由颈深筋膜的浅层于正中线形成，该局部层次简单，是进入颈部的最佳入路。

二、损伤类型

头面颈部的动物咬伤发生比例仅次于四肢，多于躯干、会阴部位，受伤人群以 10 岁以下儿童多见，其次是老年人，因儿童身体未发育完全，身材矮小，头面部是动物攻击的主要区域之一。致伤动物若是猫，主要以爪子对皮肤的划伤为主，致伤动物为犬类，则致伤机制以咬伤为主，常造成损伤区域皮肤及皮下组织的撕裂伤、贯穿伤，且易造成耳、鼻、嘴唇及面部皮肤组织的大块撕脱伤及部分组织缺损，有时虽然损伤小，但累及眼球、鼻腔和口腔黏膜也较常见。由于头面部皮肤感觉、运动神经末梢丰富，与中枢神经距离近，头面部的动物致伤只要表皮破损，无论出血与否都定义为Ⅲ级暴露。

三、危险因素

由于头面部特殊的生理功能和解剖结构，轻微损伤就可造成Ⅲ级暴露的风险，严重的损伤除狂犬病毒高风险暴露外，累及重要组织器官的损伤，有导致毁容、失血性休克、器官功能受损以及长期的心理创伤应激的风险，严重者有危及生命的危险。眼球严重的损伤，有导致失明的风险，耳郭、嘴唇、面部功能肌肉以及神经的损伤，可能遗留听力下降、发音和吞咽功能受损等风险，如发生在颈部的较深的损伤，有时伤口虽然不大，有可能会损伤到颈部的大血管、神经及气管等重要组织结构，严重时有导致失血性休克以及窒息的可能，是早期患者死亡的高风险因素。头皮的大范围撕脱伤亦有造成出血性休克的风险。损伤导致颅骨、面部骨骼结构骨折及牙齿断裂脱落罕见，直接损伤中枢神经系统极为罕见，多为逃脱、躲避动物攻击时跌倒、碰撞造成的附属损伤。头面颈部相对于躯干四肢组织表浅，动物牙齿及其他异物残留组织内的风险较小。

四、并发症

头面颈部动物致伤，可导致与身体其他部位相同的并发症，比如失血性休克、感染性休克、皮肤软组织感染、破伤风等，也有自身组织结构特点相关的并发症，比如开放性血气胸，面部神经损伤导致面瘫，腮腺漏、腮腺感染，眼球损伤、失明，脊髓损伤颅内感染等。

五、创伤治疗原则

头面部动物致伤后首先进行的是创伤的评估，对危及生命的损伤要先进行救治，比如失血性休克、气道梗阻等，如生命体征不平稳，接下来创口的治疗分为两部分，一是狂犬病的暴露后预防处置，按犬伤暴露处理原则，分别给予伤口冲洗和消毒、清创、被动免疫制剂注射；二是损伤的修复，包括创口的一期缝合、二期缝合。这两部分的重点是狂犬病的暴露后预防处置，因为狂犬病是致死性疾病，预防是重点，其次是创面的修复。两部分也是密不可分的，比如早期的冲洗清创，一方面有利于物理清除狂犬病毒，另一方面也清除了污物、游离失活的组织，有利于创面修复。

（一）创伤的评估与急救

头面颈部的解剖特点使得动物致伤可造成动脉、气管损伤，进一步导致动脉性大出血、失血性休克和气道损伤、气道梗阻的风险，因此，接诊头面部动物致伤时，首先观察生命体征并进行创伤的评估是十分必要的。

1. 初步评估与处置

按照美国外科医师学会高级创伤生命支持（advanced trauma life support，ATLS）创伤评估方法，采取A、B、C、D、E法则的评估。依次对气道（A）、呼吸（B）、循环（C）、残疾（D）、环境控制（E）进行的快速评估，在这过程中如发现危及生命的情况应立即复苏，复苏与评估同时进行，如接诊患者时发现肉眼可见的动脉性大出血，则先进行压迫包扎止血，再开始创伤评估。

（1）气道通畅与颈椎保护（airway maintenance with cervical spine protection）对创伤患者的初步评估首先应评估气道是否通畅、安全。创伤早期气道梗阻的原因一般包括误吸、吸入外来异物以及颌面部与气管软骨骨折。如评估发现气道梗阻或不安全，先清除口腔内的凝血块等异物，同时可以暂时采用仰头提颏法或双手托颌法开放气道，如果患者无意识且无呕吐反射，可以暂时建立口咽气道。当患者因意识障碍、呼吸微弱等因素而无法维持安全气道时，应及时进行气管插管。如果存在插管禁忌或不能完成插管时应采取气管切开等手术方式建立人工气道。在气道评估与处理时，应尽可能地保护颈椎，应避免头颈部过伸、过屈或夸张地左右转动等颈椎过度运动，应时刻警惕创伤后颈椎损伤的可能性。

（2）呼吸：通气与氧合（ventilation and oxygenation），此时需要监测患者血氧饱和度及呼吸的情况，当存在通气和氧合问题时，应对患者颈胸部进行体格检查。充分暴露患者的颈部和胸部，评估颈静脉扩张性、气管位置以及胸壁活动；听诊双肺呼吸音情况；视诊和触诊检查可发现引起通气不足的胸壁损伤情况。同时给予高流量吸氧或球囊面罩、呼吸机辅助通气。

（3）循环：控制出血（hemorrhage control），对于创伤患者来说，早期出现休克的首要原因考虑为出血引起的低血容量，发现并制止出血是评估与处理的关键，通过意识水平、皮肤色泽、脉搏、血压等指标可判断休克状态。观察压迫止血是否确切，应立即建立静脉通路，至少需要开放两路大孔径静脉通路进行输液，必要时进行中心静脉穿刺置管，液体复苏通畅使用晶体液，必要时输血治疗，在整个复苏过程中要关注预防低体温的发生。

（4）神经功能评估：ABC 评估结束后则是对神经功能做快速的评估，可根据患者的意识水平、瞳孔大小与反应、神经定位、脊髓损伤平面进行综合判断。意识水平下降提示颅内氧合或灌注下降，或者可能是由颅内损伤直接导致的。因此当患者意识出现改变时，首先应立即对患者的氧合、通气、灌注状态进行重复评估，并排除低血糖、饮酒、麻醉剂等其他引起意识改变的因素，此时应提供充足的氧合与灌注以避免二次脑损伤。

（5）暴露与环境控制（exposure and environmental control）：应充分暴露、仔细检查，避免遗漏小的伤口，检查过程中及完成后都需要注意保护患者体温，预防低体温的发生。可以采取加温静脉输液、提高室温、加盖被服、甚至主动升温等措施。

2. 详细的体格检查与处置

（1）头面部的检查与处置，视诊、触诊检查整个头面部的伤口，必要时剃除头发，以检查所有伤口，以及受伤程度，有无撕裂伤、挫伤、骨折，注意检查口腔、鼻腔，有无细小伤口；重新评估瞳孔；重新评估意识水平和 GCS 评分；检查眼部有无眼球出血、穿透性损伤、视力变化；检查耳、鼻有无出血或脑脊液漏；检查口腔、鼻腔有无出血、裂伤、牙齿松动。处理重点是清除口鼻腔异物、保持通畅气道，保证充足的通气与氧合；有效控制出血。

（2）颈部与颈椎的评估与处置，视诊检查颈部有无钝性与穿透性损伤、有无皮肤瘀斑肿胀、气管移位、呼吸费力的“三凹征”，有无气管损伤导致的异常漏气、气泡；触诊有无压痛、畸形、肿胀、皮下气肿、气管移位、颈动脉搏动不均匀；听诊有无气道梗阻音、颈动脉有无杂音。此时处理重点为保持气道通畅，有效控制出血，保持颈部中线位置固定，保护颈椎。

（二）创面的冲洗

与其他部位动物致伤一样，冲洗是狂犬病暴露后处置非常重要的步骤，目的是尽可能祛除伤口内狂犬病毒和其他致病菌含量，所以冲洗要尽早进行，减少病毒侵袭机体和增殖机会。较大的伤口或敏感部位为避免（减轻）疼痛，达到彻底的冲洗效果，可用利多卡因局部麻醉后进行，一般用清水或肥皂水等弱碱性液体，或专用的犬伤冲洗液，使用专业的冲洗设备，可保持一定的水压，冲洗时间一般不少于 15 min。然后用无菌纱布或脱脂棉将伤口处残留液吸尽。头面部冲洗时水射流方向应尽量背离向眼睛或口鼻，避免冲洗液携带污物或病毒飞溅至眼球或口腔、鼻腔黏膜造成二次污染，必要时可用纱布遮挡眼睛或口鼻。条件许可，可以采用气雾冲洗的方式，改善患者冲洗体验。眼球外伤的冲洗，为避免刺激可用 0.9% 的生理盐水。

（三）消毒处理

彻底冲洗后用 0.025% ~ 0.05% 的聚维酮碘、0.005% ~ 0.01% 的苯扎氯铵或其他具有病毒灭活效力的皮肤黏膜消毒剂消毒涂擦或消毒伤口内部。

（四）清创及扩创

与普通创伤伤口相比，动物致伤伤口具有病情复杂、软组织损伤严重、并发症多、细菌感染率高等特点，头面颈部的动物咬伤伤口处置常涉及耳鼻咽喉科、眼科、整形外科、口腔颌面外科等多个临床专业，各专业在开放伤口处置上均有各自的原则或规范。外科处置要考虑致伤动物种类、部位、伤口类型、伤者基础健康状况等诸多因素。因此，涉及面部组织缺损需要整形修复，眼、耳等器官修复的严重、复杂的动物咬伤伤口的后续外科处置，最好由专科医生或在专科医生协助下完成，多数需要一期缝合。

头皮的损伤以及头面颈部较小的不涉及器官修复和面部整形修复的动物致伤，可在急诊科完成清创缝合等外科处置，清创缝合的原则是清除游离、坏死失活组织，以预防感染、促进创面愈合，一定程度上减少狂犬病毒。

头面部的伤口，多数可采取一期伤口闭合：受伤时间在 8 h 以内，伤口大于 2 cm 或裂开，深度超过浅筋膜层，可清创缝合闭合创口。在完成清创消毒及狂犬病毒被动免疫制剂在伤口充分浸润注射后至少 2 h，再进行清创缝合，以保证被动免疫制剂充分浸润到组织中，中和病毒；术前要根据伤口部位、手术大小及方式等选择合适的麻醉方式，应给予充分的麻醉止痛，以保证彻底的清创，手术按照标准的外伤清创术原则。进行缝合时以伤口对拢为原则，尽量疏松缝合，针距 1 cm 左右，根据伤口在头面部的不同位置调整，如眼睑等疏松组织，可适当缩小针距，头皮等较韧组织可适当放宽针距，尽量不进行皮下缝合（遗留缝线在组织内），以免增加感染风险，但凡深度超过 0.5 cm，无论伤口大小，均应放置引流，24 ~ 48 h 后取出，以利于伤口污染物、残留的冲洗液、炎性渗出液、分泌物的排出。

受伤后时间超过 8 h 以上的伤口不建议进行一期缝合。在冲洗、清创及注射被动免疫制剂后充分放置引流，适当加压包扎，24 ~ 48 h 后更换敷料，视伤口感染情况延期缝合，如果允许可考虑使用持续负压封闭引流（VSD）覆盖创面，可持续对创面进行冲洗、引流，促进肉芽生长并保护创面减少污染机会。

（五）应用抗生素

是否预防性使用抗生素要考虑众多因素，如：就诊时间、伤口严重程度、伤口部位、致伤动物、伤口类型、伤者基础健康状况等因素（如年龄和基础疾病：糖尿病、免疫功能受损、长期使用免疫抑制剂、激素等），穿刺伤、贯通伤、大面积撕裂伤、大面积皮肤软组织缺损伤口；老年患者或合并糖尿病、外周血管病、应用激素及免疫抑制剂、免疫性疾病、营养不良、放化疗等基础疾病等均属继发细菌感染的高危因素。多数文献不建议预防性应用抗生素，预防伤口感染的关键在于尽早进行彻底的伤口清洗、清创及伤口闭合或覆盖。及时正确的伤口处理可显著降低咬伤伤口的细菌感染率。

就诊时间超过 8 h，具有高风险感染因素，以及有感染表现的伤口，应常规应用抗生素，推荐使用含有 β - 内酰胺酶抑制剂的 β - 内酰胺类抗生素、第三代头孢菌素和第四代喹诺酮类抗生素，抗生素最好根据伤口分泌物的细菌培养及药物敏感试验结果选择，一般应用 5 ~ 7 天。

六、狂犬病主动免疫

狂犬病为致死性疾病，暴露后狂犬病疫苗使用无任何禁忌，但接种前应充分询问受种者个体基本情况（如有无严重过敏史、其他严重疾病等）。即使存在不适合接种疫苗的情况，也应在严密监护下接种疫苗。

七、被动免疫制剂注射

狂犬病被动免疫制剂的作用机制是在主动免疫诱导的保护力空白区，通过在暴露部位即刻提供所需的中和抗体，中和伤口处理时残留在伤口内部的病毒，发挥快速保护效果。

头面颈部的所有伤口，无论大小，均应浸润注射狂犬病被动免疫制剂，在眼睑、鼻腔、口腔黏膜等敏感部位，可选择 1 ml 注射器针头，必要时可局麻后再充分浸润注射狂犬病被动免疫制剂。因头面部血管丰富，每次推注药物前均应回抽，观察有无血液回抽入注射器，以免将球蛋白注射入血管。必要时请相关专科会诊。

（王雪飞）

第三节　手部及四肢动物致伤

四肢及手部是动物致伤门诊最为常见的致伤部位，及时、规范、正确的伤口处置成为动物致伤暴露后处置的重中之重。

一、解剖特点

四肢主要由上下肢结构组成，上肢骨每侧 32 块，包括肩胛骨 1 块、锁骨 1 块、肱骨 1 块、桡骨 1 块、尺骨 1 块、腕骨 8 块、掌骨 5 块、指骨 14 块。连结主要包括肩关节、肘关节及手关节。上肢肌可分为肩肌、臂肌、前臂肌及手肌。下肢骨每侧 31 块，包括髋骨 1 块、股骨 1 块、髌骨 1 块、胫骨 1 块、腓骨 1 块、跗骨 1 块、跖骨 5 块、趾骨 14 块。连结包括骨盆、髋关节、膝关节及足关节。下肢肌可分为髋肌、股肌、小腿肌、足肌。上肢神经系统主要分为肌皮神经、腋神经、桡神经、正中神经、尺神经 5 支。下肢神经分布分别是股神经、坐骨神经分支出的胫神经，由腓总神经分支的腓深神经、腓浅神经、腓肠神经。在上肢和下肢系统中，深静脉均与动脉伴行，在很多部位静脉是成对出现。而表浅静脉并不与动脉伴行。上肢的表浅和深静脉都具有重要的临床意义，因此必须同时关注。在下肢静脉中，临床主要关注胫前静脉、胫后静脉和腓静脉，大腿的股浅静脉、股深静脉和股总静脉，盆腔的髂外静脉和髂总静脉等深静脉系统，因此除了大隐静脉和深静脉的连接处外，一般不需要检查浅表静脉系统。

手部依靠各个肌肉协调动作完成各种精细动作，层次结构由浅入深，有皮肤、浅筋膜、深筋膜，肌层、血管、神经等软组织和相应分区内的骨骼。手部肌肉由手内在肌肌群和手外肌肌群所组成，一共有 28 块肌肉。手内在肌均起自手部，包括大鱼际肌群，小鱼际肌群，拇内收肌，4 条蚓状肌和 3 条掌侧、4 条背侧的骨间肌。支配手部肌肉的神经主要有尺神经、桡神经和正中神经。正中神经支配 4 块指浅屈肌、拇长屈肌以及桡侧的 2 条指深屈肌和蚓状肌，大鱼际的三块肌肉也由正中神经支配，正中神经损伤易形成“猿手”。桡神经主要支配手部的外在伸肌，指总伸肌，示指伸肌，小指伸肌以及拇长、短伸肌，拇长展肌，桡神经损伤易形成“垂腕”。尺神经主要支配尺侧的 2 条指深屈肌以及除了鱼际和桡侧的 2 条蚓状肌之外的所有内在肌，包括 3 条掌侧骨间肌和 4 条背侧骨间肌、2 条尺侧蚓状肌、小鱼际肌和内收肌，尺神经损伤易形成“爪形手”。手部的血流供应主要来源于尺动脉、桡动脉、骨间前动脉和骨间后动脉的分支，这些血管在腕部形成动脉网，在掌部形成动脉弓。动脉网和动脉弓之间存在着更多交通支吻合，保证手在捏、持、抓、握等多种功能位上仍保持充分的血液供应。手部具有27块骨和19个小关节。27块骨包括5块掌骨、14块指骨和8块腕骨。以第一腕掌关节尤为特殊，属于鞍状关节，构成拇指对掌和对指活动。此外，手部各关节的稳定性主要由韧带、关节囊提供，它们是手的解剖结构中不可忽略的构成部分，共同为手的复杂功能的实现提供结构基础。

二、损伤类型

犬咬伤可导致从小伤口到较大复杂伤口（如划伤、穿刺伤、贯穿伤、脱套伤、撕裂伤）的多种损伤。大型犬的咬合可产生强大力量并伴有撕扯，导致严重损伤。致死性的损伤通常发生在幼儿的头部和颈部，或见于幼儿重要器官的直接贯穿伤，当大龄儿童或成人被犬咬伤时，四肢（尤其是优势手）为最易受伤的部位。

三、危险因素

由于手部的解剖特点、犬猫咬伤的类型和寄居在动物和人体内的细菌和病毒不同，即使是轻微的咬伤也可导致严重的感染。手部软组织薄弱，覆盖差，犬强大的咬合力和撕扯力所致的咬伤软组织损伤严重，伤情复杂。

四、并发症

可能并发重要的神经、血管、肌腱、韧带甚至骨骼损伤。

可导致复杂、严重的伤口感染和皮下脓肿，手部间隙感染，骨髓炎，脓毒性关节炎和菌血症并发症，还可导致机体组织、器官损毁，身体残疾甚至死亡。尤其是感染发生得早，容易侵犯骨质，后果严重，有伤后2～3周出现骨质侵蚀情况出现。

五、伤口治疗原则

按暴露处理原则，分别给予伤口冲洗、消毒、清创以及被动免疫制剂注射。

（一）伤口冲洗

冲洗目的是尽可能清除伤口内狂犬病毒和其他致病菌，所以冲洗要尽早进行，减少病毒侵袭机体和增殖的机会。

基层医疗机构至少配备自来水、生理盐水、肥皂、碘伏溶液，才能完成最简单的冲洗。有条件的医疗机构尽可能配备专业的冲洗设备、冲洗液。注意冲洗的压力、角度、时间及冲洗液用量。

（二）消毒

彻底冲洗后用稀碘伏或其他具有灭活病毒能力的医用制剂涂擦或清洗伤口内部，可以灭活伤口局部残存的狂犬病毒。

（三）清创及扩创

犬咬伤伤口尤其撕裂伤，要给予清创去除坏死和失活组织（包括异物），必要时行扩创术。

推荐使用持续负压封闭引流（VSD）技术处理不能一期闭合的创面，VSD技术可持续对创面进行冲洗、引流，促进肉芽生长并保护创面，减少污染机会。

疑似被感染的伤口，应采取以下措施：在应用抗生素前，取伤口分泌物和血液做需氧及厌氧菌培养；如果已经形成脓肿或怀疑存在骨、关节或其他重要深部结构的感染，可能需进行手术探查和清创术，引流物应送需氧及厌氧菌培养；根据药物敏感试验结果使用敏感抗生素。

六、并发症处置

四肢及手部损伤时，应严密检查伤口及创面有无累及周围神经、肌腱及血管等重要结构；活动性出血要先止血，较大创面清创时如局部麻醉不能充分止痛，要给予全身麻醉；做X线平片检查可以发现潜在的骨折、关节破坏和异物等。而对较长时间咬伤伴有严重骨髓炎患者，X线检查可发现骨髓炎征象，如关节周围骨密度降低、关节间隙变窄、骨腐蚀等。B超检查可以评估液体积聚和血管损伤等情况。

如果出现失血性休克，感染性休克，复杂、严重的伤口感染，皮下脓肿，手部间隙感染，骨髓炎，脓毒性关节炎，菌血症，破伤风等并发症中的一种或几种，常有影响肢体伤口愈合和功能恢复、甚至危及生命的可能。应高度重视，及时请相关专科会诊并立即展开抢救，同时做好家属沟通工作。首诊处理伤口是关乎伤口愈合及避免相关并发症的重中之重，特此介绍处理经验。

首次接诊四肢及手部犬伤患者，应充分评估创面的深度和大小，以及失活组织，包括创面深处的神经、肌肉、肌腱、血管、骨骼等均有可能存在损伤，需仔细检查。对正巧处于肌腱或者关节面上方的伤口需要特别警惕，这些部位的咬伤往往随肌肉运动可能出现损伤部位移位情况，容易漏诊。

创面治疗的目标包括止血，广泛清创，清除异物，切除失活组织。在进行局部创面的检查前应用利多卡因等局麻药物可以为创面探查提供更好的条件。对咬伤创面较小的患者，需将创面延伸，完全暴露损伤结构进行处置。

对大型犬类咬伤的患者，探查时需要对创面进行延伸，必要时切开关节并进行关节内检查有时可能对诊断会有所帮助。对所有四肢及手部犬咬伤的患者，通过充分有效的冲洗和清创，联合抗生素、破伤风抗毒素治疗可以完成咬伤的清创处置。

另外，从咬伤到治疗的时间非常重要。在咬伤 24 h 内就诊的患者，无论是否有感染，手部功能预后均较好，而在咬伤后 1 ~ 7 天内治疗的患者，无感染者，无论是否清创，其功能预后欠佳，而有感染者，若未经过彻底的清创和抗生素治疗，可能遗留手部的运动和握力功能障碍。咬伤后超过 1 周来就诊的患者，约 90% 以上需要手术清创和静脉应用抗生素来获得彻底的治疗。

充分评估后，选择在急诊或者手术室内进行组织修复。对创面溃疡面积较大，有骨缺损者，有大片失活组织或组织污染者在手术室内进行清创并覆盖、持续负压封闭引流能为提高预后功能创造有利条件。充分观察，彻底引流后Ⅱ期再进行肌腱修复，肌腱转移，血管修复，截指、趾或肢体修复，手部转移皮瓣等软组织覆盖修复手术操作。

深部伤口处置四要原则：①冲洗要到位；②探查要仔细；③死腔要避免；④引流要充分。首诊医生应当对伤口更加仔细地探查，不能主观判断伤口的属性，另外，不能忽略每一个患者的个体差异，对于脂肪较厚（探查不易，容易感染）的患者，以及老年体弱、骨质疏松以及抵抗力低下的患者应该更加重视，完善的辅助检查是很有必要的。

七、被动免疫制剂注射

因为手部神经分布丰富且密集，狂犬病毒又具有强嗜神经性，病毒传播速度快，潜伏期缩短，一旦被携带狂犬病毒的动物致伤，更容易罹患狂犬病。被动物致伤后，有出血即是Ⅲ级暴露。对于一犬伤多人事件、疑似狂犬发作动物、流浪动物、野生动物等高风险动物致伤的患者，即使无出血也可按Ⅲ级暴露处置。

手部浸润注射要点：①手部注射狂犬病被动免疫制剂要足量但不能过量，尤其掌侧皮肤张力较高，过量注射易引发骨筋膜室综合征；②注射过程中要注意神经血管走行，尤其腕管附近尺桡动脉和尺桡神经，拿不准时可触摸动脉搏动来判断神经走行（一般血管、神经伴行）；③注射狂犬病被动免疫制剂前先探查伤口范围，尤其深度（浸润注射范围应超过伤口底部），如果进针深度不够则达不到应有的效果；④足部伤口的处置和手部类似，也要注意避免骨筋膜室综合征。

全身有多处（包括四肢）伤口且较大时，狂犬病被动免疫制剂按照千克体重计算最大量仍然不足以覆盖全部伤口，可适当稀释；更加强调伤口冲洗、彻底清创，做好伤口内的消毒，以减少伤口病毒含量；优先满足头面部、手指、手臂、会阴等神经终板丰富的部位注射后，再进行其他部位伤口的注射。

（程宏彬）

第四节 躯干部位动物致伤

一、解剖特点

躯干部由胸部、腹部、背部和盆部、会阴部组成。层次结构由浅入深，有皮肤、浅筋膜、深筋膜，肌层、血管、神经等软组织和相应分区内的骨骼，以及胸、腹、盆腔内的实质、空腔脏器等。因反映性别特征的乳腺和外生殖器不同，男女性之间在胸部和会阴部差别较大。

胸部上界以颈静脉切迹、胸锁关节、胸骨上缘、肩峰和第 7 颈椎棘突的连线与颈部分界；下界以剑突、肋弓、第 11 肋前端、第 12 肋下缘和第 12 胸椎棘突的连线与腹部分界。由于膈呈穹隆状，故胸部表面的界限并不代表胸腔的真正范围。每侧胸壁又分为胸前区、胸外侧区和胸背区。胸前区，位于前正中线和腋前线之间。胸外侧区，位于腋前线和腋后线之间。胸背区位于腋后线与后正中线之间。人体有 12 对肋骨，上位肋骨有锁骨和肩胛骨保护，下位肋骨游离，活动度较大，均不易骨折。肋骨的骨折多发生在第 4 肋到第 10 肋。肋间隙上部较下部为宽，前部较后部宽，肋间隙内有肋间血管和神经走行。肋间的血管在胸后壁位于肋骨下沟，在胸前壁血管沿肋骨上、下缘走行，胸穿时应注意避开。胸廓内动静脉在肋软骨内面，损伤或穿刺不当时，可造成胸腔内出血。胸膜的组织结构是一层薄的浆膜，分为相互移行的内外两层，外层黏附于胸腔内壁，称为壁层胸膜，内层包绕肺，称为脏层胸膜。壁脏两层胸膜在肺根部相互汇合，形成一个完整的密闭的潜在性腔隙，称为胸膜腔。生理状态下，胸膜腔内呈负压，吸气时负压增加，呼气时负压降低，若胸膜腔内负压消失，就会造成肺萎缩。

腹部的上界即胸部下界，腹部下界是耻骨联合上缘、耻骨嵴、耻骨结节、腹股沟韧带、髂嵴至第 5 腰椎下缘的连线。腹壁两侧以腋后线为界，分为腹前外侧壁和腹后壁。盆部位于躯干的下部，会阴是指盆膈以下封闭骨盆下口的全部软组织，亦即广义的会阴。狭义的会阴，在男性是指阴囊根与肛门之间的软组织，在女性是指阴道前庭后端与肛门之间的软组织。背部又分为胸背区、腰区（腹后壁）和骶尾区。胸背区的上界为第 7 颈椎棘突至两侧肩峰的连线，下界为第 12 胸椎棘突、第 12 肋下缘、第 11 肋前份的连线；腰区（腹后壁）上界即胸背区下界，腰区下界为两侧髂嵴后份及两侧髂后上棘的连线；骶尾区为两侧髂后上棘与尾骨尖三点间所围成的三角区。

二、损伤类型

躯干部位的犬咬伤发生比例远低于头面部和四肢，多数是犬爪对皮肤的划伤，但只要有出血仍然为Ⅲ级暴露。由于躯干部位前后径较厚，前后贯通伤罕见。大型犬只造成的损伤主要是皮肤及伤及肌层的撕脱伤。

三、危险因素

由于躯干内部是身体的重要脏器和器官，严重咬伤可能会累及该部位器官，甚至有生命危险。发生在胸部的咬伤和大面积撕脱伤，可能会波及颈部，导致大血管、气道和神经损伤，如果咬伤较深可能会引发血气胸。这些损伤有引起失血性休克和呼吸困难甚至窒息的可能，是导致伤者短时间内死亡的高危因素。发生在腹部的咬伤和大面积撕脱伤，可能会损伤腹膜，引起腹腔内脏器（主要是小肠）外露及损伤。腹腔开放性损伤容易引发腹膜炎，腹部皮下脂肪较厚，后期脂肪液化、伤口感染也并不少见。发生在脊柱区的背部咬伤要注意检查有无脊髓损伤。男性会阴部咬伤往往累及外生殖器和造成尿道损伤。

四、并发症

躯干部位咬伤，受严重程度和咬伤部位不同，有出现以下并发症的可能：

失血性休克、感染性休克、开放性血气胸、开放性腹腔损伤、小肠破裂、腹膜炎、阴茎阴囊损伤、女性外阴及大小阴唇损伤、肛门部位损伤、脊髓损伤、皮肤软组织感染、破伤风等。

胸部伤口大剂量被动免疫制剂注射时，如果不慎也有造成气胸的可能。

五、伤口治疗原则

按犬伤暴露处理原则，分别给予伤口冲洗和消毒、清创、被动免疫制剂注射。

1. 冲洗方法

躯干的冲洗相对其他部位更容易。注意不要遗漏隐匿部位的伤口，比如会阴部位。女性患者敏感部位咬伤，处置过程中需要有家属陪同，以避免不必要的纠纷。躯干部位冲洗时，显露较多，应注意保暖。

2. 消毒处理

彻底冲洗后用稀碘伏或其他具有灭活病毒能力的医用制剂涂擦或清洗伤口内部，可以灭活伤口局部残存的狂犬病毒。

3. 清创及扩创

犬咬伤伤口尤其撕裂伤，要给予清创去除坏死组织，必要时行扩创术。伤口闭合的方法因咬伤类型不同而在一定程度上有差异。

推荐使用持续负压封闭引流（VSD）技术处理不能一期闭合的创面，VSD技术可持续对创面进行冲洗、引流，促进肉芽生长并保护创面，减少污染机会。

六、并发症处置

躯干部位损伤，应严密检查伤口及创面有无波及胸腔、腹腔；动态观察心率、血压、呼吸及氧饱和度变化，做好抢救准备；活动性出血要先止血，较大创面清创时如局部麻醉不能充分止痛时，要给予全身麻醉；严重的胸、腹部咬伤，建议行该部位 CT 检查以便排除脏器损伤。

如果出现失血性休克、感染性休克、开放性血气胸、开放性腹腔损伤、小肠破裂、腹膜炎、阴茎阴囊损伤、脊髓损伤、皮肤软组织感染、破伤风等并发症中的一种或几种，常有危及生命的可能，应高度重视，及时请相关专科会诊并立即展开抢救，同时做好家属沟通工作。现将可能引起严重后果的开放性血气胸、开放性腹腔损伤诊断和急救方法介绍如下。

（一）开放性血气胸

1. 发生在胸壁的犬伤伤口，可造成胸膜腔与外界相通，空气可随呼吸自由出入胸膜腔，形成开放性气胸。胸部伤口大剂量被动免疫制剂注射时，如果不慎也有造成气胸的可能。气胸迅速地引起呼吸循环功能紊乱，严重影响通气功能。还可造成纵隔扑动，吸气时纵隔向健侧移位，呼气时纵隔摆向伤侧，这种反常扑动能刺激纵隔及肺门神经丛，加重或者引起胸膜的肺休克。气胸使肺内残气对流影响气体交换，加重低氧血症。胸腔失去负压后还可影响静脉回流，导致循环功能紊乱。

2. 气胸的临床表现及诊断　患者出现气促、呼吸困难和发绀。严重时可有烦躁不安、脉搏快而弱、血压下降以及休克表现。查体见胸壁有开放性伤口，呼吸时能听到空气出入胸膜腔的响声，上侧叩诊呈鼓音，听诊呼吸音减弱或消失。X 线检查可了解到肺的压缩和纵隔移位的情况。

3. 治疗

（1）急救处理：迅速清洁、消毒伤口周围的皮肤。在患者呼气末用无菌敷料如凡士林纱布加棉垫封盖伤口，再用胶布或绷带包扎固定，使开放性气胸转变为闭合性气胸。然后做胸膜腔穿刺，抽气减压，暂时解除呼吸困难。如果气胸不能控制，需行胸腔闭式引流术。在局部麻醉下，于伤侧锁骨中线第 2 肋间放置胸腔闭式引流管，连接水封瓶。

（2）一般治疗：患者取半卧位，吸氧，保持呼吸道通畅，补液，输血，迅速纠正呼吸、循环功能紊乱。

（3）手术治疗：采取手术治疗的方式，闭合开放的胸部创口。

（二）开放性腹腔损伤

如果犬咬伤的腹部伤口较大且较深，导致腹膜腔破裂，形成开放性损伤，诊断容易，但处理有需要注意之处。

1. 急救处理

首先应立即予以包扎。对有内脏脱出者，一般不可随便回纳，以免污染腹腔或加重腹腔污染。首先以等渗盐水浸湿大块无菌敷料，覆盖脱出的腹部内脏器官，以避免粘连造成肠黏膜或其他内脏器官损伤，发生肠梗阻或者远期并发症。其次，用大小合适的清洁器皿，扣住脱出的内脏器官，以阻止肠管等内脏器官的进一步脱出。如果脱出的肠管已破裂，则直接用肠钳将穿孔破裂处钳夹后一起包裹在敷料内。但如果肠管大量脱出，不易保护，过多肠管脱出牵拉肠系膜血管影响血压，或脱出肠管有嵌顿或绞窄可能等情况，可将伤口适当扩大。肠管送回腹腔，包扎腹部伤口，因为此时的主要矛盾是肠坏死而不是感染。如果腹壁大块缺损，脱出的内脏器官较多，在急救时应将内脏器官送回腹腔，以免因暴露而加重休克。

2. 抗感染治疗

在急救处理的同时，要应用抗生素及破伤风主动和被动免疫。

3. 一般处理

治疗疑有内脏器官损伤者，一律禁食，必要时可放置胃肠减压，抽吸胃内容物。

4. 转运途中要用敷料垫于膝后，使髋关节、膝关节呈半屈状体位，以减轻腹壁张力，减轻伤员痛苦。

5. 腹部手术

尽快完善术前准备，尽早关闭腹腔。

七、被动免疫制剂注射

躯干部位浸润注射狂犬病被动免疫制剂相对其他部位较容易。

全身有多处伤口且较大时，狂犬病被动免疫制剂按照千克体重计算最大量仍然不足以覆盖全部伤口，可适当稀释；强调伤口冲洗、彻底清创，做好伤口内的消毒，以减少伤口病毒含量；优先满足头面部、手指、手臂、会阴等神经终板丰富的部位注射后，再进行其他部位伤口的注射。

男性外生殖器甚至女性外阴等部位的动物致伤，需要请专科医师协助诊治，包括伤口的评估、功能的评估、预后的评估、交代病情、麻醉、冲洗、消毒、清创、局部浸润注射狂犬病被动免疫制剂，尽可能一期缝合。

男性外生殖器损伤，可能涉及尿道和阴茎海绵体损伤，应及时请泌尿外科和整形科会诊完成修复和功能重建等手术，当然要求狂犬病被动免疫制剂局部浸润注射 2 h 之后。

（孙春红　闫柏刚）

第五节　外科处置的特殊情况

一、引流

（一）概念

使器官、体腔或组织腔洞的内容物排出体外或引出病灶坏死组织的方法均称为引流。

（二）动物咬伤的特殊性

1. 动物唾液内含有多种消化酶及食物残渣，菌量大、菌种多，包括多种厌氧菌，因此一般创口内均污染严重，感染概率较高。

2. 动物牙齿锋利，咀嚼肌发达，咬伤过程中牙齿对皮肤造成切割伤，上下齿间会造成皮下贯通，容易造成神经血管以及肌腱骨折损伤，撕咬过程会形成软组织剥脱以及缺损。

3. 锐利的牙齿咬伤以及爪刺伤会造成窄而深的伤口，难以作彻底冲洗、消毒和清创，感染概率会增加。

（三）引流目的

1. 引导咬伤腔隙的分泌物（液）、脓（渗出）液、坏死组织、血液、气体、异物流出体腔或伤口外；促使创伤区的死腔缩小或闭合。

2. 预防血液、渗出液等在咬伤腔隙内蓄积，以免继发感染或压迫、损害组织。

3. 刺激组织渗出液增加，稀释中和毒素，渗出液内纤维蛋白使创面发生粘连，局限病灶，以加速愈合留有无效腔的创口。

（四）动物咬伤引流的适应证

1. 感染或污染创口（脓肿）。

2. 渗液多的创口。

3. 留有无效腔的创口。

4. 止血不全的创口（血肿）。

（五）动物咬伤常用的引流方式

动物咬伤常用的引流方式分为被动引流和主动引流。

1. 被动引流　如使用凡士林纱布、卷烟式引流条、皮片（管）或塑料引流管等引流。其引流液的排出是借助体内液体与大气之间的压力差，有的引流与毛细管、虹吸作用或体位有关。如果缺乏这些作用或引流物发生了管道堵塞，则腔内分泌液蓄积，常可带来不良后果。这类引流物多为开放式，容易导致逆行性或外源性污染。所以，通常用于浅部的伤口和渗出物较少的深部伤口引流。开放式被动引流的另一缺点是不易使死腔迅速缩小。此外，用无菌负压球囊连接胶管或塑料管的外口，也可避免引流管内的逆行污染。

2. 主动引流　即借助持续或间断的负压作用将组织（腔）内积液吸出。闭式吸引有防止逆行污染的优点，可使深部伤口死腔迅速缩小，这样可对体腔内液体迅速吸除。临床常用的有单管引流（如负压球引流）、双套管（多侧孔）引流等。单管的内口或侧孔负压吸引时，容易被周围组织嵌入阻塞。而开放的双套管因外套管与吸引管间有气流循环，故吸引时套管前端的侧孔不易被周围组织闭塞。由于动物咬伤伤口多为浅表伤口，临床多采用负压封闭引流技术（VSD），即以 VSD 材料作为被引流区和外界的中介，用生物半透膜将被引流区与外界隔绝，并对其进行持续负压吸引的高效引流方式。

（六）治疗性和预防性

根据引流的目的，可分为治疗性引流和预防性引流。治疗性引流，通常在患者无法彻底清除脓肿或坏死组织时使用，其目的是使坏死组织或脓液充分排出，避免病灶部位持续感染，减少毒素吸收引起的全身中毒症状。预防性引流是防止体液积聚或感染的引流（如颈淋巴结清扫术后的引流），同时有利于术后观察并发症的发生。

（七）动物咬伤常用被动引流物种类

1. 纱布条

主要有凡士林纱布、盐水纱布（生理盐水、高渗盐水、抗生素盐水）、碘仿纱布。

2. 橡胶引流

主要有橡皮片、烟卷引流、橡胶引流管、脂质水胶材料。

（八）动物咬伤常用引流物及适用范围

1. 凡士林纱布

用于新切开的脓腔，或不宜缝合的伤口。优点是保护肉芽和上皮组织，不与创面粘连，易于撕揭而不疼痛。缺点是不易吸收分泌物，不适宜渗出物较多的伤口或深部伤口，每日更换一次。

2. 盐水纱布引流条

纱布引流条于生理盐水或药液内浸湿后对脓液有稀释和吸附作用，用于切开引流后需要湿敷的伤口。生理盐水纱布适用于急性炎症已经消退、肉芽组织新鲜的创口，有促进肉芽组织生长和吸附创面分泌物的作用，创腔内纱布每日更换一次。

3. 3%～4% 高渗盐水纱布，局部有脱水作用，用于创面清洁但肉芽水肿的伤口，每日更换 1 次。

4. 碘仿纱布有抗菌、防腐、收敛、促进创面肉芽组织生长和除臭作用，用于脓肿切开填塞，每日更换。

5. 橡皮片多用于浅表伤口和脓腔引流。组织排异较大，建议只用一次，24 h 内拔除。

6. 脂质水胶材料为非闭合性聚酯网布配 TLC 愈合基质，创造湿性环境，促进成纤维细胞增殖及胶原蛋白和透明质酸的合成，可用于腔隙、窦道伤口引流。此种引流物顺应性好，柔软，可轻松填入窦道，不粘连伤口，引流良好，换药时疼痛度低，湿性环境及 TLC 促进伤口愈合。根据伤口情况，可每 3 日更换一次。

（九）引流物放置注意事项

1. 一般宜将引流物放置在组织空腔、伤口、体腔的最低处。

2. 引流物不要靠近或直接接触血管、神经、肌腱部位。

3. 体腔引流可经原切口或另做小切口引出体外。

4. 引流物的尾端必需暴露于伤口外面，必要时固定于皮肤，以防坠入体腔、伤口。每次更换引流物时，需要核对数目，以防遗漏。

5. 引流物本身是一种异物，可妨碍伤口愈合，刺激伤口增加分泌，引起逆行感染。

（十）负压封闭引流（VSD）技术

1. 定义

负压封闭引流技术，是指用带有引流管的聚乙烯乙醇水化海藻盐泡沫敷料覆盖或填充创口或创面，再用生物膜对之进行封闭，使其成为一个密闭空间，最后把引流管接通负压源，通过可控制的负压来促进创面愈合的一种全新的治疗方法。

动物致伤伤口的传统治疗方法是每日清创换药、填塞纱条等，清创换药、填塞纱条会给患者带来疼痛等不良感受，也会因患者体质、接触外界的细菌等原因伴随各种感染，而 VSD 技术可很好地解决以上问题。

2. VSD 技术的指征

（1）体表脓肿和化脓性感染。

（2）重度软组织挫裂伤及软组织缺损。

（3）皮下血肿或积液。

（4）骨筋膜室综合征。

（5）植皮术后的植皮区。

（6）各种面积的烧烫伤、溃疡、褥疮。

（7）开放性骨折可能或合并感染者。

（8）关节腔感染需切开引流者。

（9）急慢性骨髓炎需开窗引流者。

（10）手术后切口感染。

3. 负压封闭引流技术的作用机制

VSD 技术的原理是利用医用高分子泡沫材料作为负压引流管和创面间的中介，负压经过引流管传递到医用泡沫材料，而且医用泡沫材料的负压均一。由于医用泡沫材料的高度可塑形性，不受体位的限制。

（1）封闭使作为引流动力的高负压得以维持，同时也使被引流区与外界隔绝，可有效地防止污染和交叉感染。

（2）高负压封闭可以持续引流创面的渗出液、坏死组织和细菌等，使被引流区内达到“零积聚”，创面能获得清洁的环境。

（3）增加创面血供，改善创面微循环，促进肉芽组织生长。VSD 技术能明显增强在创缘组织真皮浅层血管内皮细胞、成纤维细胞的增殖和微血管密度。

（4）调节创面中明胶酶的活性，改善创面及其周围血供，抑制胶原和明胶的降解，促进慢性创面的愈合。

（5）减轻创面周围区域的水肿，降低血管通透性。

（6）VSD 技术通过影响内源性表皮细胞生长因子表达，具有明显的促进创面愈合的作用。

4. 负压封闭引流技术的操作

负压封闭引流的操作可以分成 4 个步骤：放置引流物、封闭、接负压引流、术后管理和观察。

（1）引流物的放置

1）清创：彻底清除创面的坏死失活组织或容易坏死的组织、异常分泌物和异物等，开放所有腔隙，确保软组织和骨组织床的血供。清洗创面周围皮肤。

2）准备引流物：按创面大小和形状设计修剪 VSD 敷料，使其泡沫置入创面后能充分接触整个创面，并使引流良好。

3）填充：覆盖填充敷料，把设计好的 VSD 敷料加以固定，使敷料完全覆盖创面，如创面较深，须将 VSD 敷料填充底部，不留死腔。

（2）封闭：擦干净创面周围皮肤，用具有生物透性粘贴薄膜封闭 VSD 敷料覆盖的整个创面。良好的密封是保证引流效果的关键，医生应耐心、细致、灵活地完成密封工作。

（3）接负压引流：根据需要用三通管将所有引流管合并为一个出口，引流管接负压装置，开放负压，制成并保持高负压封闭引流，高负压维持 40 ~

60 kPa。负压有效的标志是填入的 VSD 敷料明显瘪陷，薄膜下无液体积聚。

（4）术后管理和观察：确保负压封闭引流正常后，术后应观察并记录负压状况及引流物的性状和数量，医用泡沫是否恢复原状，负压源是否正常，管道是否通畅等。5 ~ 7 天后去掉 VSD 敷料，检查创面，如果肉芽组织生长饱满，鲜红嫩活，说明创面组织生长良好，否则可重新填入 VSD 敷料继续引流，有时需要更换敷料 2 ~ 3 次，需要时甚至 4 ~ 5 次。

5. 特殊部位的 VSD 操作技巧

（1）面部面积小，有眼、耳、鼻、口等器官，创面大小和形状设计难度大，创面周围皮肤无粘贴薄膜附着点，可采用“借面”等方法解决。但为了防止漏气，应注意以下事项：①粘贴薄膜层数越少越好；②只能“借一个面”；③ VSD 敷料应选择薄且通透性好、对面部皮肤刺激性小的材料，最好能有保护膜对面部皮肤加以保护。

（2）手足等部位可采用“系膜法”“包饺子法”粘贴。

6. 负压封闭引流技术使用的注意事项

（1）尽可能彻底清除创面内的坏死组织和异物（线结等）。

（2）在无菌条件下按创面大小和形状修剪高分子泡沫材料，使泡沫置入创面后能充分接触整个创面，创面较大时可使用多块材料，但应使泡沫材料充分接触创面。

（3）引流管的所有侧孔和顶端应全部包埋在泡沫内。如果所用泡沫较大，应置入两根或更多引流管，但需按创面大小修剪并剪去多余引流管。

（4）创面封闭要严密。封闭创面是一个重要的步骤，关系到负压能否保持，因而需要细致耐心的操作。

（5）接通引流管的负压可用吸引器，优点是创面封闭不够严密时仍有足够的负压引流，缺点是患者行动不便。也可用负压瓶，优点是患者行动方便，缺点是如封闭不严密，负压很快消失。有效负压的可靠标志是泡沫材料明显收缩（可通过薄膜观察触摸到），必须注意的是负压一旦消失，要立即检查封闭是否严密，必要时加以弥补，否则创面处于封闭而无负压环境中，引流不畅，会使创面感染恶化。

（6）创面一旦清洁，即可进行二期缝合、游离植皮或组织瓣移植。若创面较大或感染严重，可在第一次负压封闭 5 天后再作第二次负压封闭。

（7）早期合理应用：对有明显适应证的患者早期使用可起到事半功倍的疗效。

（8）早期彻底清创不可替代，特别是要注意去除异物和消灭死腔。引流不能代替清创，清创仍是必要的。

（9）保持创面持续有效的负压是畅通引流的关键：可根据引流的具体情况

在适当的范围内调整负压的大小，以保证引流通畅彻底。中心负压吸引较理想，如无条件可用电动吸引，但噪声较大。若吸引管道连续负压吸引后发生塌陷，或封闭漏气，应及时更新管道或重新封闭。

（10）配合抗感染治疗。VSD使创面处于负压、相对隔离状态，抗厌氧菌治疗不应忽视。

（黄立嵩　王连馥）

二、整形美容基本知识

“美容”最初起源于古希腊，是装饰的意思。美容的概念随着人类文明起源存在、发展而不断发展。考古学证明，公元前几千年前人类就开始使用各种饰物，如钻孔石，兽骨、牙等。考古学家发现古代妇女曾有染甲、涂唇、描眉等痕迹，这些都是人类最早进行美容的印证。

我国美容及美容外科历史悠久。自商朝时期就有施脂、敷面历史，其后多有记载、描述，如宋玉在《登徒子好色赋》中就写道：“著粉则太白，施朱则太赤”。在汉代以前就有穿耳戴环的记录。总之，我国美容自先秦就有记载，历史悠久。

19世纪末期开始，近代美容发展得尤其迅速。比如在欧美很早就出现的隆乳术，最初是使用液体石蜡进行乳房内注射，但因为并发症多，常导致乳房切除。后来发展了自体组织移植，如真皮脂肪移植，局部皮瓣、肌皮瓣转移丰富了隆乳内容。1963年，乳房假体隆乳又开始应用于临床，开辟了隆乳新时期。虽然1992年美国FDA公布硅凝胶乳房假体可能对人体有害曾一度使隆乳术遭到质疑，但是美国整形学界广泛、深入的研究说明硅凝胶乳房假体不会引起严重并发症，隆乳术就一直得到普遍的应用，迄今全世界已有数百万计的妇女接受了假体隆乳。

（一）美容整形基础概述

整形外科分为整形再造外科和整形美容外科，前者主要对先天缺损或后天被破坏的体表器官或部位进行再造，使其达到或接近正常的形态和功能；后者则是通过手术使正常的器官或部位变得比正常更好、更美。美容整形外科包括毛发移植、文刺、上下眼睑整形、乳房整形、面部除皱、鼻部整形、腹壁整形、外阴生殖器整形等。比如，先天性小耳或无耳患者所进行的外耳再造就是外耳整形再造手术；而普通的硅橡胶假体隆鼻手术就是美容整形手术。

整形再造和整形美容手术的根本目的就是希望通过手术的方法恢复或改善面容体貌，使其尽可能变得更完美。理想的手术效果不但能够改善容貌，还不会或只是最低限度影响手术部位功能，没有严重手术后并发症。整形手术除了遵循外科普遍原则外，还要遵守整形外科特有的原则，如微创、无张力原则等。

整形外科为修复身体组织缺损、变形或改变容貌等目的而广泛采用人工或天然材料。这些材料要么装戴在体表，称赝复体，如假发、义眼等；要么通过整形手术切开皮肤，植入机体，如乳房、假体等。整形外科材料丰富，按材料来源分为天然材料和合成材料；按化学结构可分为金属类、聚合物类和生物陶瓷类等。无论使用哪类材料，都必须是经研究确实对人体无伤害的。目前，整形外科最常用的主要是不同形态和硬度的硅橡胶材料。这是因为硅橡胶材料具有化学稳定性好，组织相容性好，易加工成型，植入体内不会对身体造成损害等优点。临床常使用硅胶材料制成鼻假体、乳房假体等。

（二）整形外科医师应该具备的条件

1. 要经过规定期限的普通外科及整形外科的实践

一般，医学生从医学院校毕业后，需经 3 年以上普通外科实践，再从事整形外科工作达 3 年以上，方可独立进行整形外科的手术操作。经过以上专门正规训练的医生就都有能力进行本专业的常见病、多发病、疑难病的处置。一般正规医疗机构的专科或专科医院的医生都能符合这些要求。

2. 具备美学修养

整形外科手术效果与手术者的美学修养和素质密切相关。因此，术者必须有良好的审美能力，应该对绘画、摄影、雕塑、文学、音乐、舞蹈及建筑等美学范畴有广泛涉猎。

3. 掌握其他相关临床学科的知识

整形外科涉及全身多个部位器官，医生必须熟悉每个部位器官所特有的解剖生理特点。美容外科与其他临床学科密切关联，术者必须掌握普通外科、骨科、五官科、眼科、颅面外科、妇产科、内科等相关学科的基础理论、技能。

4. 具备社会心理学知识

生物 - 心理 - 社会模式是现代医学模式，接受手术者术后的心理状态贯彻于整形外科手术全过程。社会地位、文化素质、周围环境等都会影响患者心境。所以，整形外科医师必须具有心理学基本知识。

（三）接受手术前应该考虑的问题

1. 施行了整形美容外科手术一定能变美吗

“爱美之心，人皆有之。”整形美容外科就是将美学的普遍原则同人体美相结合，通过外科手术手段，对人体进行“雕塑”，使之趋于更完美、更漂亮。但是并非施行了美容整形术就一定能变美。首先，美必须符合统一原则，局部很美，如果与整体不协调，总体说来也不是美。另外，每个人都有自己的审美观点，别人认为是美的，自己不一定认同；自己认为美了，周围有些人也可能持异议。所以，施行了手术是否使手术对象变美既取决于一些客观因素，也要看主观因素。

2. 确定整形美容目标时应注意什么

人们决定接受整形美容外科手术肯定都是为了使自己外貌更漂亮。但是，整形美容外科手术能否带来理想的效果是受多种因素影响的，因此在决定是否接受手术时应该保持理智。要避免：

（1）盲目追求时尚。

（2）没有明确的目标，只是附庸亲友的建议。

（3）对手术效果期望过高。

（4）受心理障碍驱动。

总之，千万不要牵强附会，一定要结合自身特点，全面考虑是否接受手术和接受什么样的手术。要抛弃不切合实际的想法，例如希望手术后可以同某明星一样漂亮等。

（四）美容手术需要承担的风险

美容手术是需要承担一定风险的，这主要是指一些与手术有关的并发症和其他一些情况，常见的有以下几种：

1. 手术后出血

术后出血是整形手术常见的并发症。少量出血宜及时清除，不会造成严重影响。如果出血未得到及时控制，可致手术失败，甚至导致生命危险。

2. 切口感染。

3. 切口裂开

切口缝合张力过大，拆线过早，小儿折腾、打闹，或合并有其他影响切口愈合的全身性疾病等均可致切口裂开。

4. 呼吸道感染和肺不张

这主要发生于全麻术后或手术时间过长患者。

5. 尿路感染

手术时间长，尿潴留是引起尿路感染的主要因素。

6. 手术切口瘢痕

在手术切口部位不可避免地会出现瘢痕，瘢痕大小虽与多种因素有关，关键由患者体质决定。瘢痕体质患者，即使是很小切口，也会形成增生性瘢痕，甚至瘢痕疙瘩。比如，黑色人种就容易形成增生性瘢痕或瘢痕疙瘩，青壮年患者比老年患者易形成瘢痕。手术微创操作、切口无张力缝合等可以避免瘢痕增生。

7. 手术后效果达不到理想的要求

有些患者对手术结果要求过高，甚至不切合实际。比如，如果体型瘦小，乳房皮下脂肪菲薄患者要求假体容量大的假体隆乳，一则不成比例，另外张力过大，可导致表面软组织坏死、溃疡，假体外露等并发症。手术对象个体差异大，个人要结合自身特点，全面考虑，选择合理、自己满意的手术方案。

（五）手术前后须知

医师在手术前要同患者充分交流。只有充分的交流才能对手术的情况有充分的了解，使患者增强信心，才能在手术前后及手术中与医生很好地配合；才能建立起良好的医患关系，保证手术取得最佳结果。医师与患者交流的主要内容包括：

（1）患者要做的手术有哪几种手术方案，根据自身条件，哪种方案最适合自己。

（2）手术前后应注意哪些事项。

（3）手术后可能出现哪些症状、结果。

（4）手术效果有缺憾时怎样补救。

总之，问询时要尽可能具体、详尽。

（六）术前需做的准备工作

整形外科手术同其他外科手术一样，术前都须做好充分准备。这些准备工作包括：

1. 常规检查

包括体格检查、实验室检查、影像学检查等，主要是为防止有基础性疾病，如心力衰竭、严重贫血、呼吸衰竭等重要脏器严重器质性病变，这些都是手术禁忌证。重度病变患者根本不能接受手术；中度、轻度病变患者，须经过一段时间治疗，病情稳定，大大降低手术风险后，方可有计划地进行整形手术。

2. 麻醉准备

手术分为局麻和全麻手术两类。全麻患者，同其他全麻手术一样，术前禁食 8 h，禁饮 6 h。

3. 手术部位准备

一般术前患者都须洗澡、更衣，手术部位做相应准备，如头部手术须剃发，其他部位手术也相应备皮等。对于有些部位手术，有特别要求的，如需要灌肠等，术前医护人员会通知患者做相应准备。

受术者应积极配合，使上述术前准备工作能够完满地完成。

（七）怎样才能保证术后迅速恢复

为保证术后迅速、健康恢复，需要按照医生的要求做好以下几点：

1. 体位

体位姿势稳定与否，常与手术成败关系密切。有须保持特殊体位者，一般医师术后会向患者说明。患者应很好地配合，密切观察，防止错位。

2. 饮食

颌面及口腔内手术患者，需要流质饮食，有的短期内不能进食，禁食期间主要从静脉补充获得足够液体、营养。其后一段时间改用流质饮食，个别患者须接受鼻饲。

3. 创口包扎及敷料更换

整形外科术后的创口包扎及敷料更换，除有保护创口避免污染的作用外，还有辅助固定，消除潜在腔隙，防止继发出血，减轻水肿的作用。组织移植后的包扎固定，还是组织顺利成活的重要环节之一。术后创口内置放的引流条、管一般在术后 24 ~ 48 h 拔除，医师可根据特殊情况延迟到 72 h。

4. 拆线

各种手术拆线时间不同，面部手术 5 ~ 7 天，皮瓣转移及皮管移植，一般在术后 10 ~ 12 天，皮肤移植则根据皮片厚度而定，必要时可分次间断拆线，以防止切口裂开。

5. 功能锻炼

有功能障碍的肢体畸形患者多伴有肌肉萎缩和关节僵化，手术治疗为恢复肢体外形和功能改善创造一个必要条件，但是患者尚须通过主动和被动坚持不懈的功能锻炼，如体疗、理疗、弹力牵引等辅助措施，才能获得最大限度功能恢复。因此，术后应按医生的要求，积极做好功能锻炼。

（八）如何正确对待手术后的反应和问题

1. 心理反应

美容受术者术后都会经历一系列情绪反应过程，整形美容手术成功的关键是受术者能够客观正确地认识手术前后可能出现的一系列正常心理变化过程。

美容手术术后心理反应有各种表现，手术者应能正确应对：

（1）早期会出现不安，常伴有焦虑、疑虑和抑郁等。

（2）如果术前对手术效果期望值过高，手术后效果低于原有的期望，即会感到失望，出现情绪低落，甚至精神崩溃。这需要受术者在术前对手术结果有客观的认识，从而有合理的期望。

（3）当术后发现容貌突然改变时往往难以适应。容貌改变程度越大，这种心理反应越强烈。常担心周围人不能接受，甚至害怕被取笑、歧视。不过随着时间推移，逐渐对周围环境有了适应和协调，心理会得到平衡，有时还会因为得到美的满足而欣慰。

2. 切口愈合过程

一般整形美容手术切口都要经历炎症反应、细胞增殖、结缔组织形成、切口收缩、切口重新塑造几个时期。这几个时期的具体表现如下：

（1）炎症反应：在术后数小时即出现，表现为手术局部红、肿、热、痛。术后 24 ~ 72 h 达高峰，以后渐渐消退，正常持续 1 周左右。

（2）细胞增殖：在切口部位，数小时后就有炎症细胞聚集，之后主要是成纤维细胞。

（3）结缔组织形成：聚集在切口部位的成纤维细胞合成分泌胶原，形成结缔组织，这就是后来瘢痕形成的基础。

（4）切口收缩：胶原的合成以术后 1 ~ 2 周最快，其沉积以 3 ~ 4 周为主。成纤维细胞和肌成纤维细胞是伤口收缩的基础，术后 1 ~ 2 周明显。

（5）切口重新塑造：经过上述过程，瘢痕愈合。之后会有数月至数年的重新塑造过程，表现为瘢痕褪色、萎缩，变得平坦、软化。

了解了手术后切口愈合的过程，就应该可以正确地面对术后的这些正常反应。在坦然面对正常反应的同时，也应积极地采取措施，加速切口的愈合过程。

3. 切口愈合的影响因素

（1）局部因素：包括感染、血供、血肿、放射线、压力、机械活动等。感染是影响切口愈合的主要因素，可使愈合延迟或不愈，或使后期瘢痕加剧。良好血供有利于切口愈合，而缺血则会延迟愈合，并易使切口感染。血肿也不利于愈合，甚至会引起坏死。放射线可损伤血管，影响愈合。早期包扎压力过高，也可导致血供不足、愈合不良。术后手术部位过早活动会使愈合延迟。

（2）全身因素：包括年龄、贫血、糖尿病、尿毒症、肝病、肿瘤、营养不良、使用激素或抗代谢药物等。例如老年人基础代谢率低，切口愈合延迟，有上述各疾病或正在进行上述药物治疗时切口愈合延迟或不愈合。

（3）出血：手术后会发生出血，表现为敷料渗血区域渐渐增大，术区疼痛加重，引流量多，颜色鲜红，严重时表现为心慌、口渴、面色苍白等全身性缺血症状。

预防手术后出血的关键在于早发现，早处理。发现敷料有新鲜渗血时，要及时汇报医师，到医院用无菌敷料加压包扎。观察引流情况，如果量大，或出现全身性缺血症状，应及时汇报医师，到医院早期打开包扎，手术止血处理。

（4）切口感染：术中或术后处理不当会发生切口感染。一般手术后 2 ~ 3 日，切口疼痛应逐渐减轻，体温经轻度升高，脉搏略增快后，也逐渐恢复正常。如果 2 ~ 3 日后出现肿痛、刺痛等疼痛加剧症状，体温升高，脉搏、呼吸增快，血液化验发现白细胞计数升高，提示感染。预防感染主要在于手术遵循无菌原则，要在正规医院请有资质的医生施行手术。术后要保持术区清洁、卫生，按医生要求服用抗生素。一旦有感染迹象，及时到医院打开包扎，换药，保持引流通畅，以利痊愈。

（5）切口裂开：术后处理不当会发生切口裂开。为预防切口裂开，要注意保护切口，避免剧烈运动，不急于拆线，对年龄过大和合并有其他影响切口愈合的全身性疾病时，可延迟拆线。

（6）呼吸道感染：术后有少数受术者会发生呼吸道感染。为预防术后呼吸道感染，一般术前 2 周应戒烟，术后预防感冒。如果出现呼吸道感染症状，早期遵医嘱应用抗生素进行治疗。

（7）尿潴留：尿潴留也是术后可能发生的情况。应按照医生要求术后早期排尿，必要时接受导尿，但导尿管留置时间一般不宜过长。出现尿频、尿急、尿痛等症状时应多饮水，遵医嘱口服抗生素治疗。

（九）整形美容手术的基本操作

无论是简单的手术或复杂的大手术，都可分解为许多基本技术。基本技术操作大致可分为显露、解剖、止血、打结、缝合 5 个方面。

1. 显露

切口：整形外科非常重视选择切口的位置及走向，因与术后形成瘢痕的状态和功能恢复的效果有密切的关系。

（1）切口位置应尽量设计在隐蔽位置，以期术后瘢痕隐匿不见。对于无法隐藏的切口则应沿皮纹切开，术后也可得到比较理想的效果。

（2）进行皮肤切开时，持刀要稳健，刀法要准确，刀口须与皮肤表面垂直，不可偏斜，使切口整齐，一次完成。在发区及眉部切开时，刀口应与毛发方向平行，以减少毛囊的损伤。

手术中良好的显露，是手术顺利的先决条件。影响手术野显露的因素很多，如患者的体位、手术野的照明、麻醉等。故手术医师应于手术开始前亲自检查受术者的体位、照明设备以及麻醉的配合。

切口的选择是手术野显露的重要步骤。一般表浅病变的切除，切口多直接选择于病变的表面。胸腹腔内脏以及四肢关节等手术，则切口选择必须结合局部解剖情况全面考虑。

a. 最好直接显露手术区，必要时又可以便于延长。

b. 损伤最少，不切断重要的血管、神经。

c. 不影响功能。

d. 愈合牢固。

e. 操作简单，所需时间较短。

f. 不影响美观（颜面、关节、手部的切口应与皮纹一致）。

切开组织必须整齐，力求一次切开。手术刀必须与皮肤、肌肉垂直，防止斜切或多次在同一平面上切开，造成不必要的组织损伤。

手术切口的大小及部位的选择，应根据实际需要决定，并须从有利于手术后的愈合及功能的恢复等方面考虑。

深部组织的显露，除正确选择切口外，可使用拉钩和大纱布，切开组织必须整齐，力求一次切开。手术刀必须与皮肤、肌肉垂直，防止斜切或多次在同一平面上切开造成不必要的组织损伤。

2. 解剖

解剖是达到显露深部组织和切除病变的重要步骤。解剖分离组织，应按照正常组织间隙进行，这样不仅操作容易而且损伤少。但在组织有粘连和瘢痕时，则往往不能做到，此时解剖比较困难，必须随时提高警惕。根据解剖分离的方法不同，可分为钝性和锐性分离两种。钝性分离系用刀柄、血管钳、剥离子或手指进行，用于分离正常的筋膜、疏松的粘连、良性肿瘤的包膜等。锐性分离系用手术刀或手术剪做细致的割剪，必须在直视下进行，动作要准确而精细，用于各层精细解剖以及紧密的粘连时。

3. 止血、结扎

完善止血，不仅是手术过程中保证显露、防止失血等的重要措施，而且还涉及手术后患者的安全、切口的愈合和减少并发症的重要环节。止血要求迅速和可靠。手术中的止血，多半应用止血钳对出血点进行迅速和正确的钳夹，钳夹的组织要少，切忌大块钳夹，然后用丝线结扎或电凝止血。对较大的深部血管，往往采用先分离出其中一段，结扎其两端，然后再行切断。

近端再加贯穿缝扎，缝扎的部位必须在结扎线的远端，否则刺破血管将引起出血。对于较广泛的毛细血管渗血，可用纱布垫压迫止血，必要时可用热盐水纱布压迫或用止血粉、明胶海绵、止血棉花、止血纱布压迫。有时患者处于危急情况下，对较大血管的出血，一时无法止血时可采用手指直接压迫。对手术野广泛渗血，采用纱布垫填塞并加压，起暂时止血作用，待患者血容量纠正至一定程度，情况好转后，再寻找出血点，予以可靠的止血。

4. 打结

主要用于血管结扎和创伤缝合时。如打结不正确，使结扎线滑脱，可造成术后继发性出血，给患者带来不必要的痛苦，甚至危及生命。

方结：为手术中最常用的一种，用于结扎一般血管和各种缝合时的结扎。

外科结：由于第一道线重复绕两次，摩擦面大，打第二道结就不易松脱，因此牢固可靠。用于结扎大血管。

三重结：是打成方结后，再加一个第一道单结而成。如此结扎后即使松脱一道，也无妨，缺点是遗留在组织中的结扎线较多。用于结扎重要组织，如动脉或用于肠线打结。

常产生的错误有假结和滑结。

（1）假结：为两道动作相同的结所成，此结易滑脱，不应采用。

（2）滑结：打方结时如两手用力不均，只拉紧一根线，则虽然两手交叉打结，结果仍形成滑结，而非方结，亦易滑脱，应尽量注意避免发生。

打结方法：①单手打结。②双手打结。③血管钳打结。

打结时必须注意以下几点：

（1）打结收紧时要求三点——两手用力点与结扎点成直线。

（2）要打成一方结，两道打结方向就必须相反，即两手需交叉。

5. 缝合

缝合创口要求对合平整，松紧适宜，针距适当，皮缘呈轻微外翻。缝合皮下组织是否良好，对皮肤缝合质量起决定作用，要求对合良好以减轻皮肤缝合的张力，更要注意不留死腔。皮肤切口缝合后，一旦有死腔存在则易形成血肿或血清肿，这些都是细菌滋生繁殖的培养基，是影响伤口愈合的主要因素之一。皮下缝合时进出缝针点至皮面的距离，两侧创缘务求一致，则缝合皮肤容易达到平整、无张力，术后易得到完善的愈合。

缝合是将已切开、切断的组织或器官进行对合或重建其通道，恢复其功能，是保证良好愈合的基本操作。缝合的方法：

（1）单纯缝合

1）单纯间断缝合：用于皮肤、皮下组织、筋膜、腱膜等组织。

2）8 字缝合：有内 8 字缝合和外 8 字缝合。用于腹白线、肌肉等组织以及用作出血点的缝扎。

3）单纯连续缝合：用于腹膜等组织的缝合。

4）连续锁边缝合：用于胃肠道断端的关闭。

5）减张缝合：用于一般情况差，切口张力过大，为保证愈合良好和预防切口裂开如腹壁或已裂开的创口再行缝合。

（2）外翻缝合

1）垂直褥式缝合：用于松弛的皮肤。

2）横行褥式缝合：用于血管、肌肉。

3）连续外翻缝合：用于腹膜、血管后壁。

（3）内翻缝合

1）间断内翻缝合：用于胃肠道一层缝合。

2）连续内翻缝合。

3）浆肌层间断缝合。

4）浆肌层连续缝合。

5）荷包缝合：用于阑尾残端的埋藏和造瘘口的收紧。缝线只穿过浆肌层。

6）半荷包缝合：用于关闭胃肠道断端的两侧角部。

6. 切口选择的一般原则

（1）尽可能选择在隐蔽处。

（2）切口方向应与生理性皱纹、皮纹相一致。如：a. Langer 线；b. 皮肤自然皱褶线；c. 轮廓线；d. 推挤皮肤所显示的平行纹理线。沿皮纹线（图 3-1）作切口，缝合后张力小，瘢痕不明显。

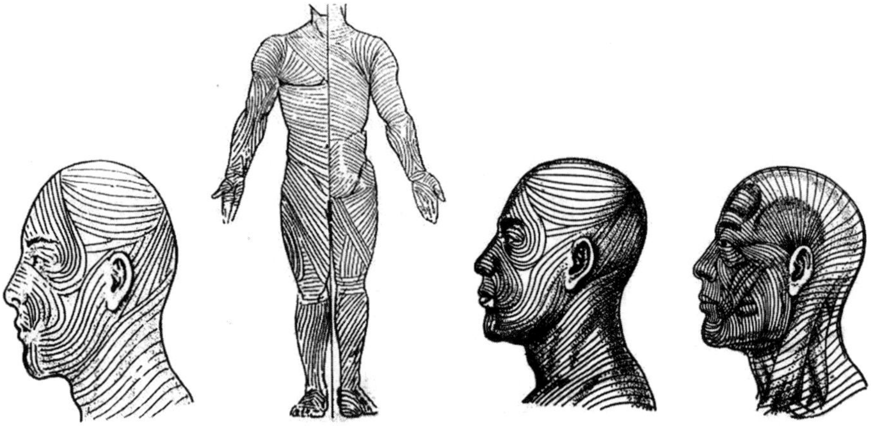

图 3-1 头部及躯干部皮纹线

7. 缝合技巧及图示（图 3-2 ~ 图 3-23）

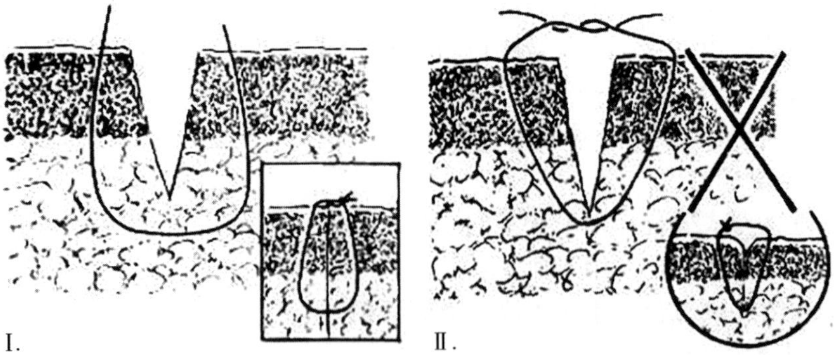

图 3-2 Ⅰ. 皮肤全层缝合，进针时深度一致，皮面部分距离应略小于皮下部距离，打结后切口皮缘呈轻度隆起，对合良好；Ⅱ. 对合不良的错误缝合

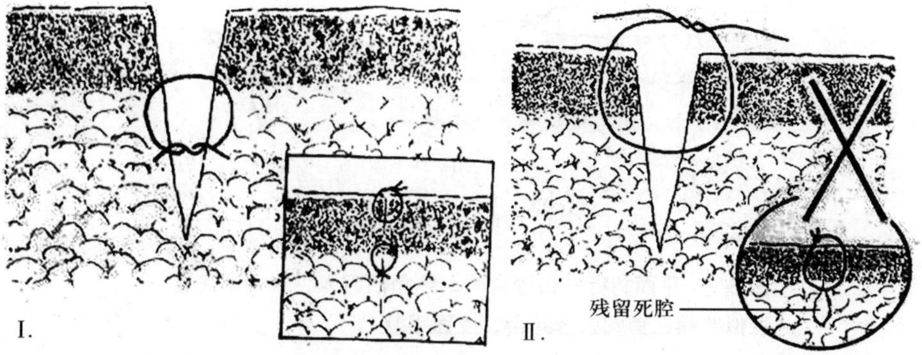

图 3-3 Ⅰ. 较深切口，应行分层缝合，以避免死腔，真皮层缝合线结向下；Ⅱ. 残留死腔的错误缝合

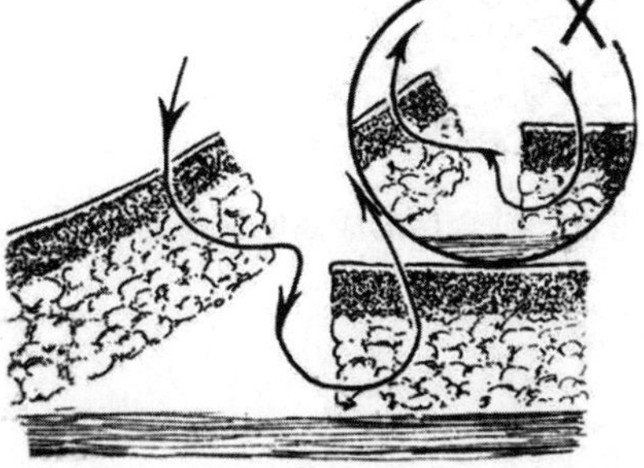

图 3-4 一侧游离的皮肤的缝合应从游离侧创缘进针，固定侧出针，便于掌握深度一致对合齐整

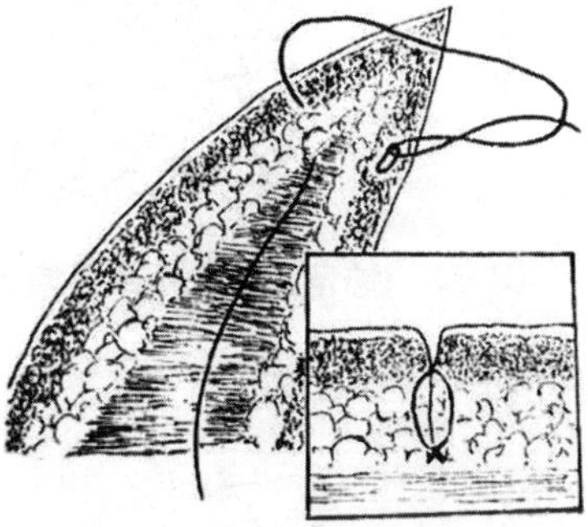

图 3-5 在真皮层缝合应用线结朝下法，以使线结埋入较深

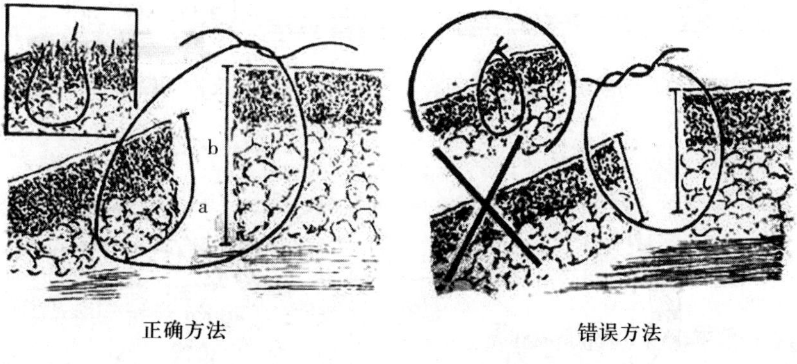

图 3-6 不等厚创缘对合，应适当分离皮下使创缘 a 等于 b，否则创缘不易对合良好

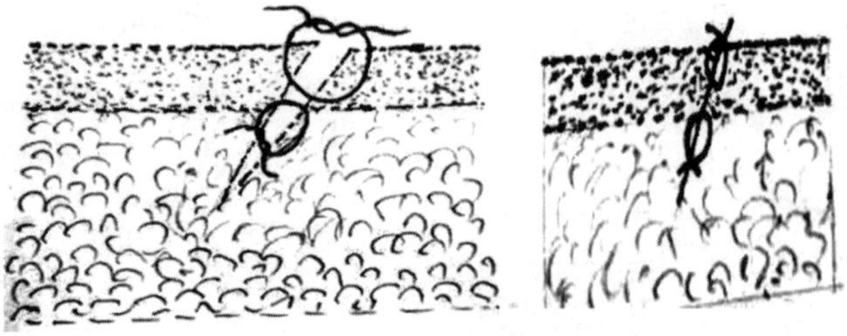

图 3-7 平面斜行伤口缝合时，钝角面深入，锐角面浅出，近似等腰三角圆弧形缝合，皮面平整

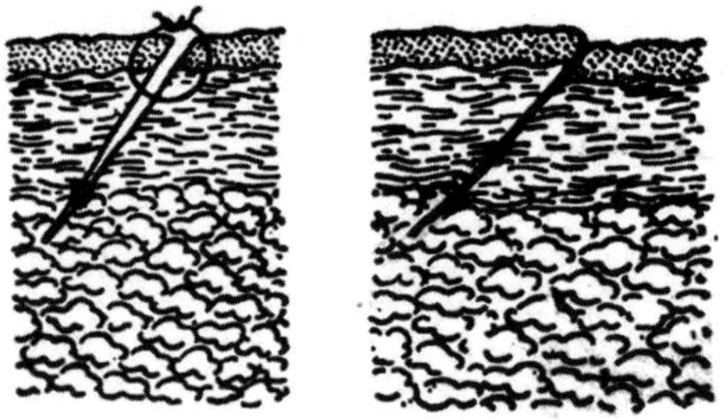

图 3-8 钝角面与锐角面等同进针出针，缝合后形成高低错落的创缘

各种缝合方法见图 3-9 ~图 3-23 所示。

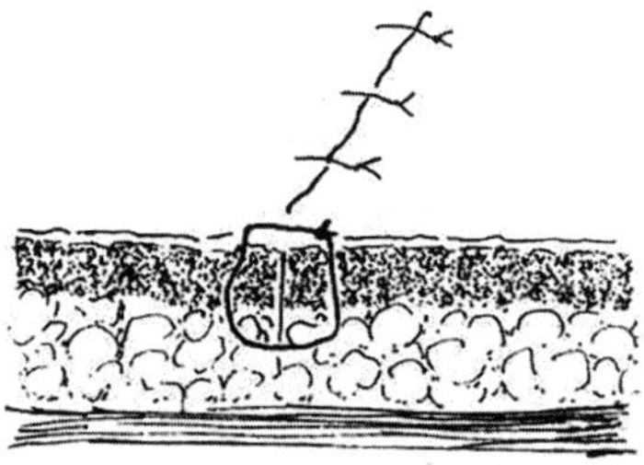

图 3-9 间断缝合法

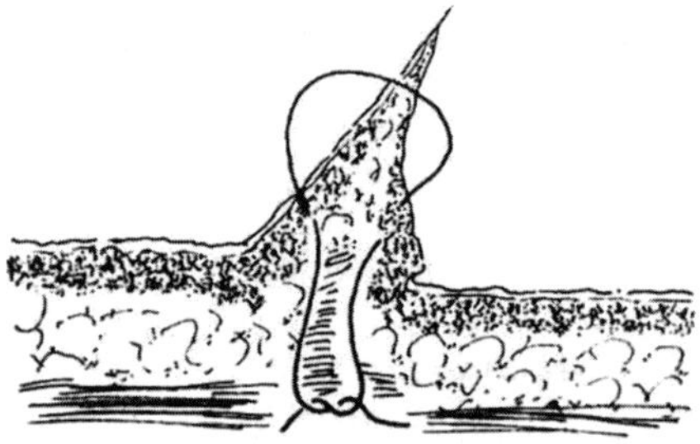

图 3-10 皮内间断缝合法

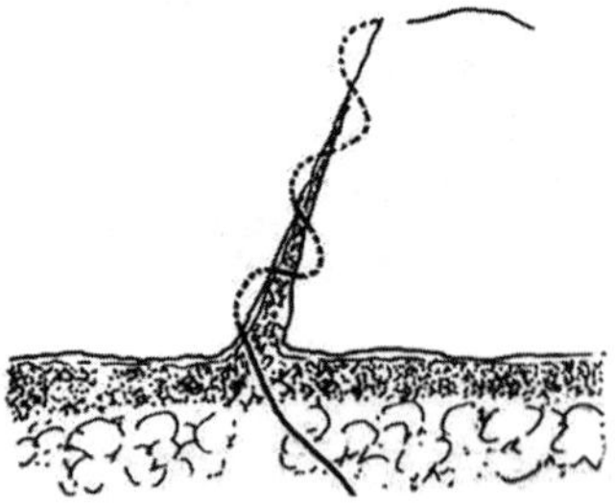

图 3-11 皮内连续缝合法

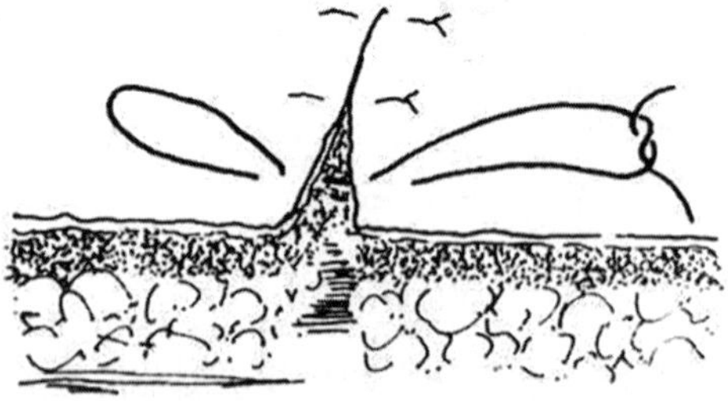

图 3-12 垂直褥式缝合法

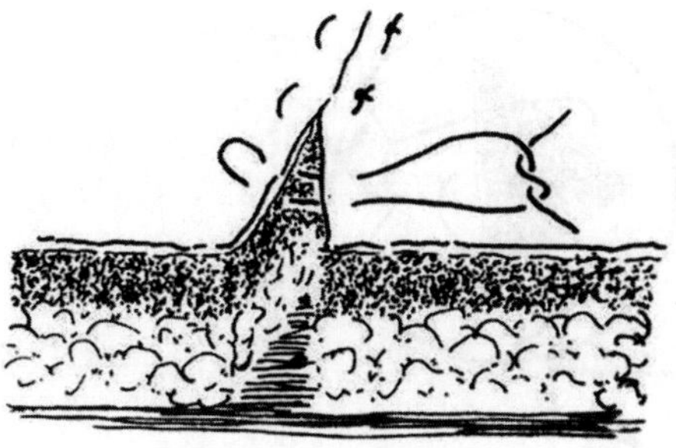

图 3-13　水平褥式缝合法

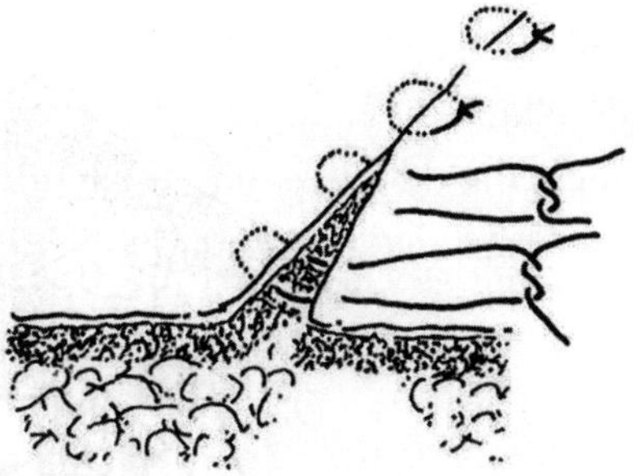

图 3-14　一侧在皮内的水平褥式缝合法

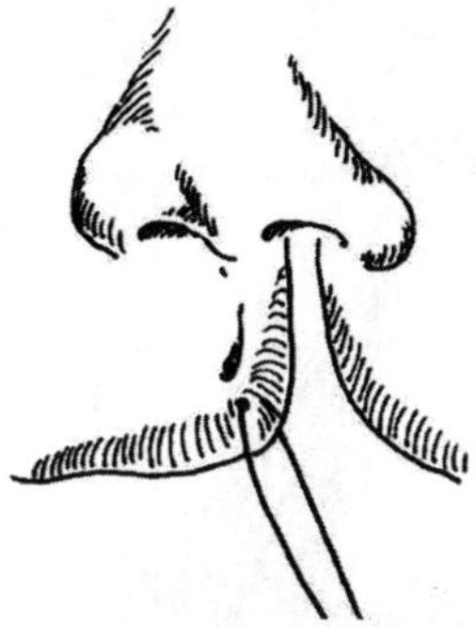

图 3-15　缝线牵引法

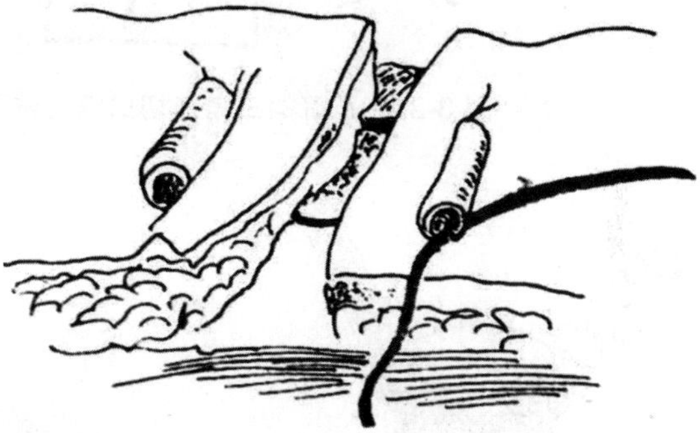

图 3-16　减张缝合法

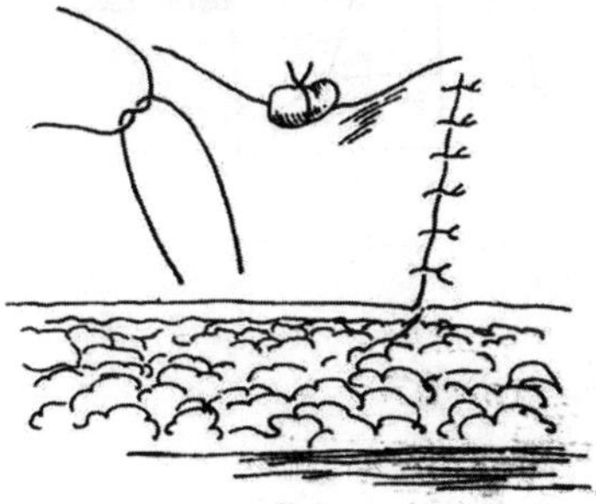

图 3-17　“铆钉”式缝合法

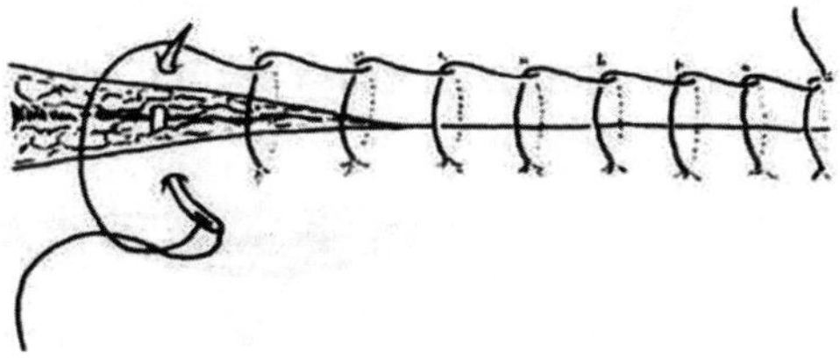

图 3-18　连续褥式缝合法

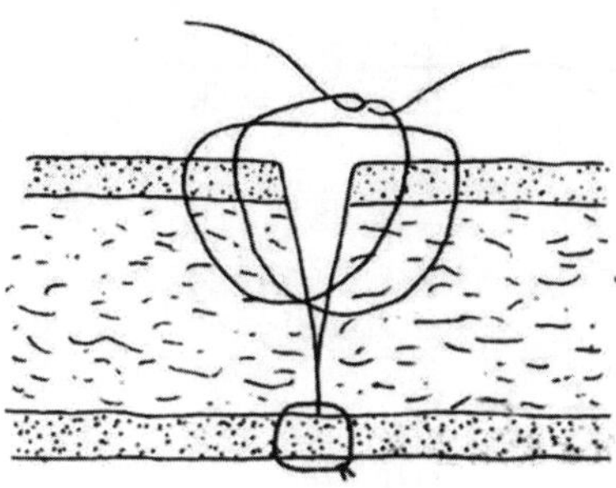

图 3-19　“8”字缝合法

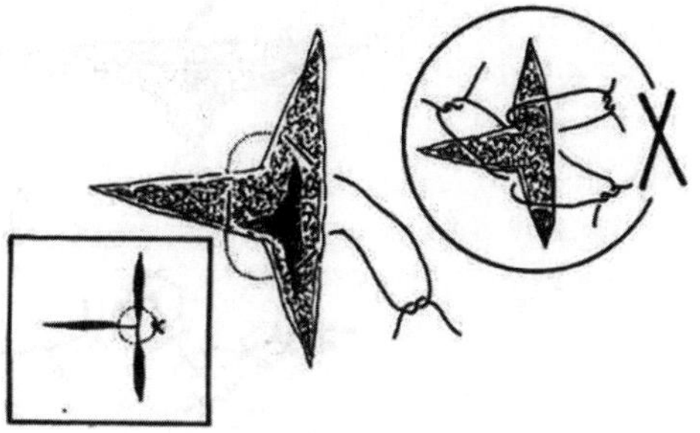

图 3-20　正确的 T 形切口缝合法及错误方法

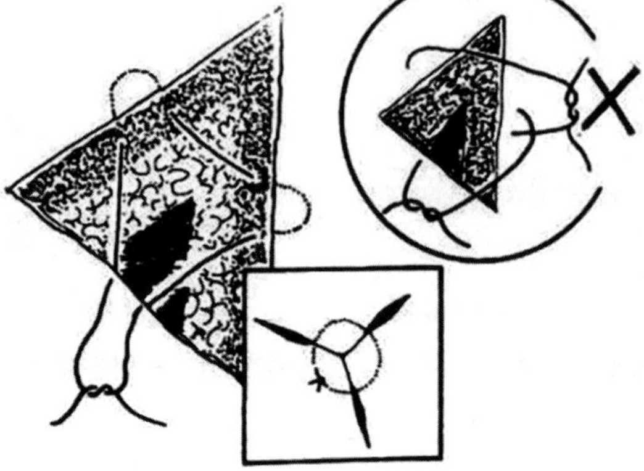

图 3-21 正确的三角形切口缝合法及错误方法

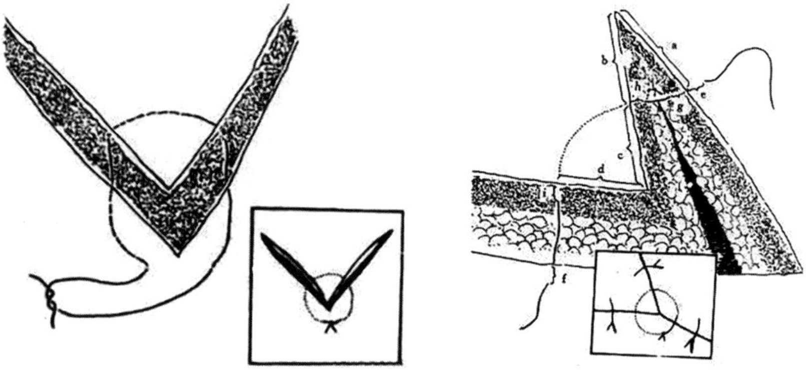

图 3-22 L 形和 Y 形切口 缝合时 a=b，c=d，e=f，g=h

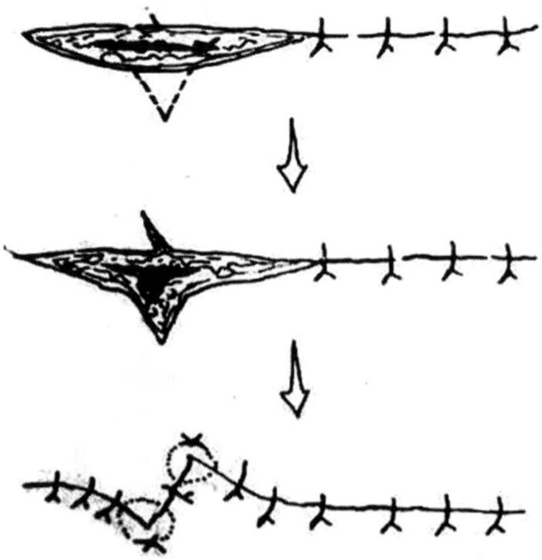

图 3-23 不等长创口缝合法

8. 特殊类型的缝合

（1）“猫耳”的修整

“猫耳”又称“狗耳”，是指皮瓣旋转后或在椭圆形皮肤组织切除后，其蒂部或切口缝合到末端时皮肤突起形成的皱褶（图 3-24）。

整复方法如图 3–24 所示。

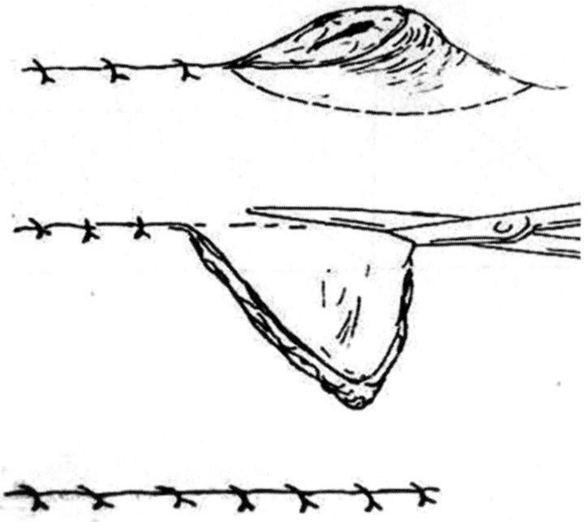

图 3-24　“猫耳”的整复方法　用皮钩将多余的皱褶拉起，沿皱褶一侧基部切开，摊开皱褶，依切口直线延伸方向切除多余皮瓣，然后缝合切口

（2）“Z”“W”“V–Y”或“Y–V”成形法

1）“Z”成形法：运用中轴线两侧皮肤及皮下组织的弹性和松动性，改变组织的牵引方向，顺中轴线方向增加了组织长度，同时将中轴线的单一纵行直线改变为“Z”形曲线，避免了因术后切口瘢痕挛缩而使增加的长度缩减。

设计由中轴线和其两端以相反方向伸出的臂组成“Z”形切口。两臂与中轴线以一定夹角相交。两夹角通常相等，如不等时，则相差应小于 20°，臂轴长度大致相等。切开，分离，形成两个对偶三角形皮瓣。两皮瓣易位缝合后即形成与原切口相反的另一个“Z”形，见图 3-25。

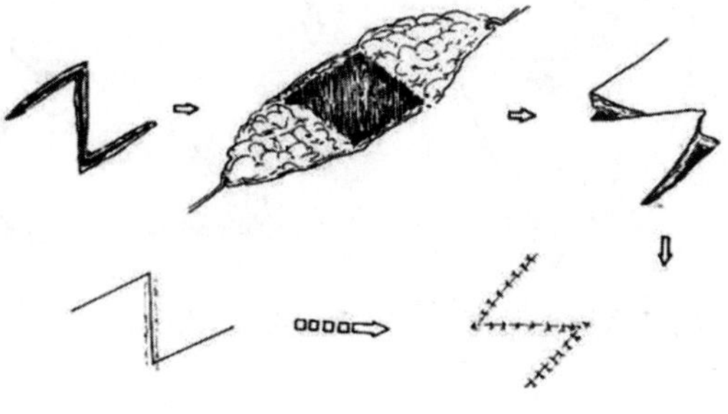

图 3-25　“Z”形切口缝合

从数学上计算，延长率与夹角成正比，但由于皮肤弹性及松动性在不同解剖部位的差异。实际延长率较理论延长率小。同时如夹角＜30°，皮瓣尖端易缺血坏死，也难达到解除挛缩的目的。夹角＞70°，皮瓣又不易旋转对合，临床实践证明，夹角在 60° ~ 70° 时，延长率与缝合最为恰当。夹角为 60° 时中轴线延长 75%，见图 3-26。

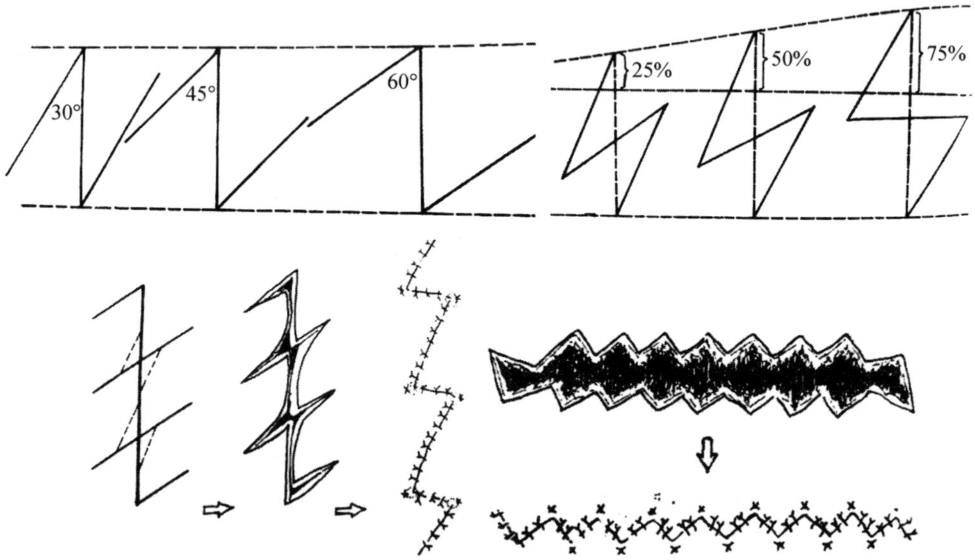

图 3-26　连续"Z"成形术示意

2）"W"成形术：面部非平行皮肤生理纹的瘢痕整复，应采用"W"成形术予以切除瘢痕，缝合切口（图 3-27 ~图 3-29）。

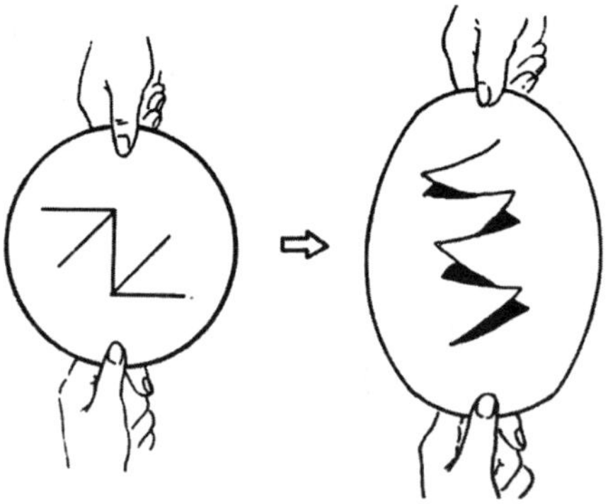

图 3-27　四瓣法"W"成形术原理示意

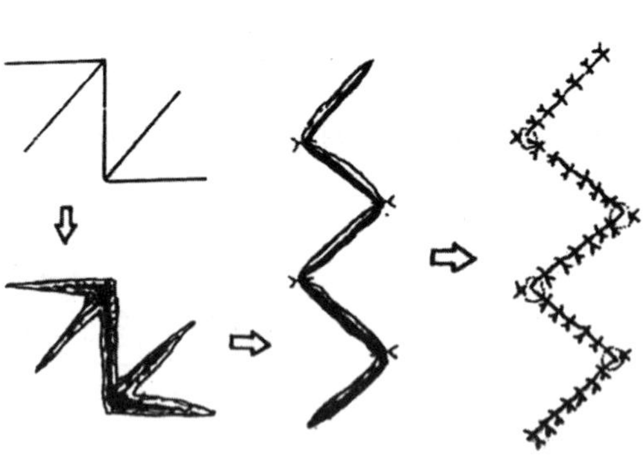

图 3-28　四瓣法"W"成形术手术步骤示意

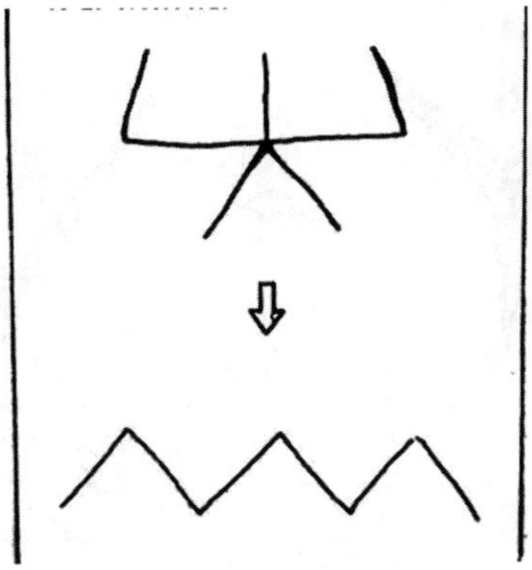

图 3-29　五瓣“W”成形法

3）由“Z”成形法扩展变化而来“V-Y”成形（图 3-30 ~图 3-36）

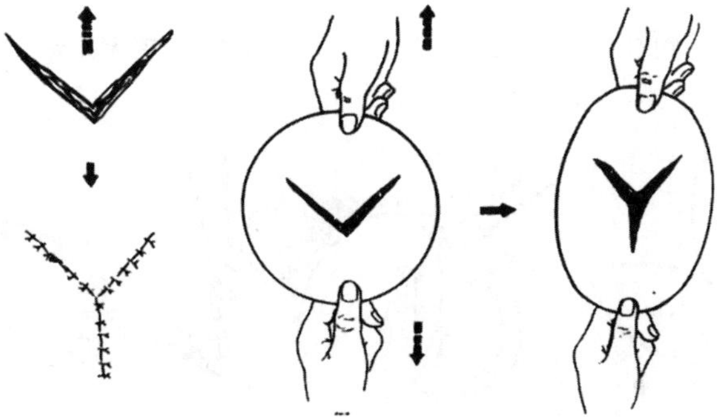

图 3-30　“V-Y”成形原理示意

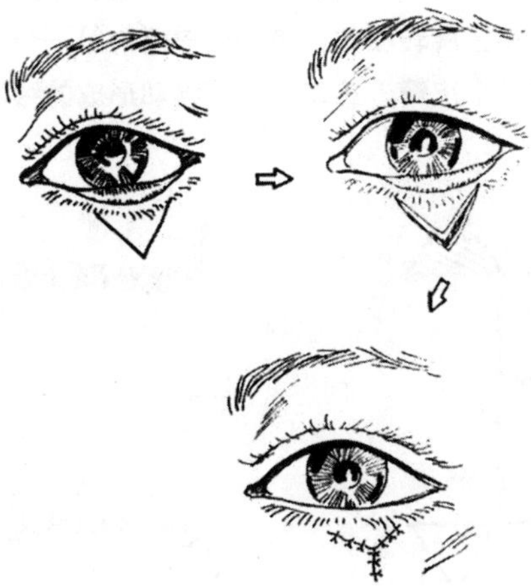

图 3-31　“V-Y”成形在睑外翻中的应用实例

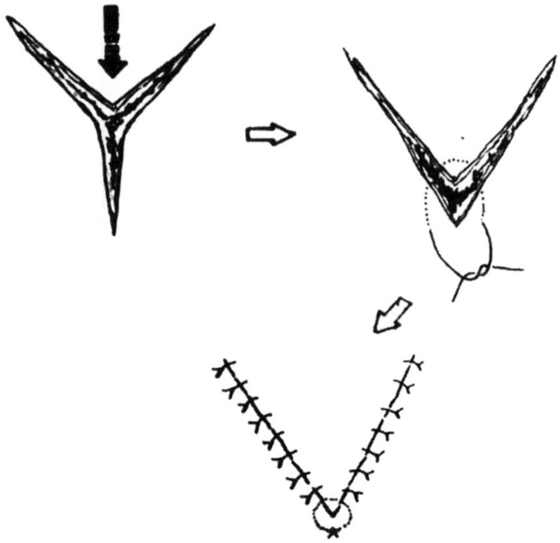

图 3-32 “V-Y”成形相反的“Y-V”成形术示意

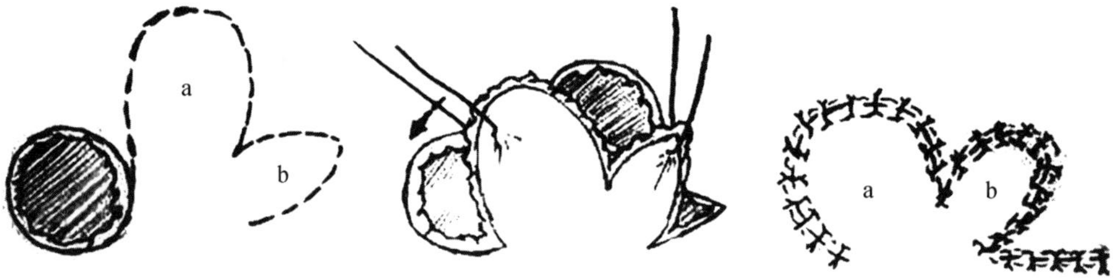

图 3-33 圆形缺损的修复方法——双叶皮瓣法　在缺损区一侧设计两个蒂部相连的叶形皮瓣，第一个皮瓣紧靠缺损区，大小与缺损区面积相等或略小，第二个皮瓣为前者的一半。掀起皮瓣。将第一个皮瓣向缺损区旋转移动，第二个皮瓣向第一个皮瓣转移后形成的继发性创面旋转移动。分别缝合固定两个皮瓣，第二个皮瓣移动形成的继发性创面多可直接缝合

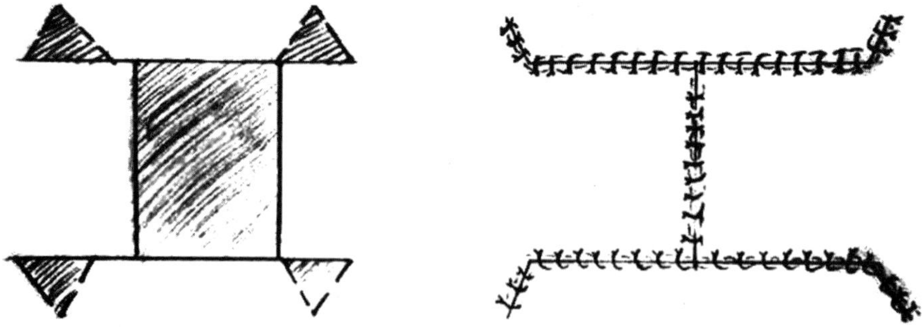

图 3-34 方形缺损的修复方法（1）

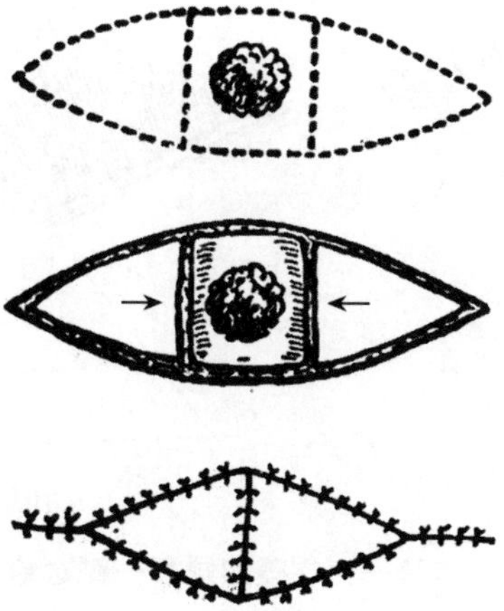

图 3-35　方形缺损的修复方法（2）

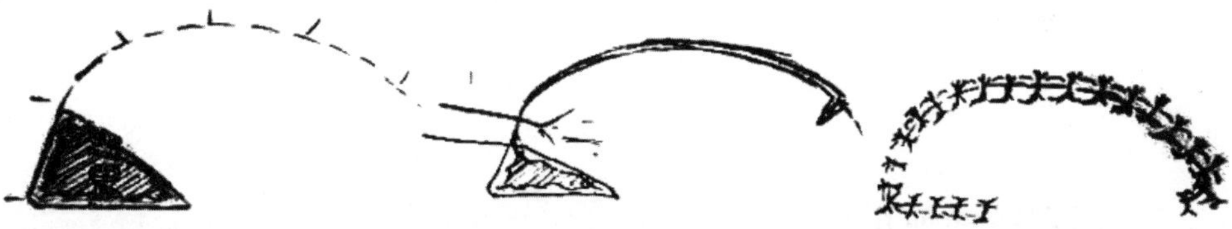

图 3-36　三角形缺损的修复方法　于三角形缺损长边一侧作一弧形切口，弧形切口线应为三角形缺损底边的 4 倍，使旋转后皮瓣蒂部不至过紧或过度扭曲。掀起皮瓣，将皮瓣向缺损区旋转移动，如张力过大，可在皮瓣外侧作切口延长或在皮瓣外侧蒂部作一与皮瓣轴线相垂直的短小辅助切口（注意该辅助切口将缩小蒂部宽度，对皮瓣血运有一定影响，应慎用）。缝合固定，修复缺损

（3）菱形缺损的修复方法（图 3-37）

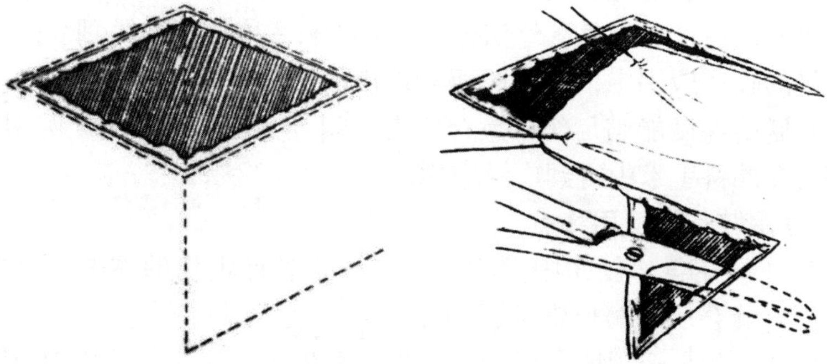

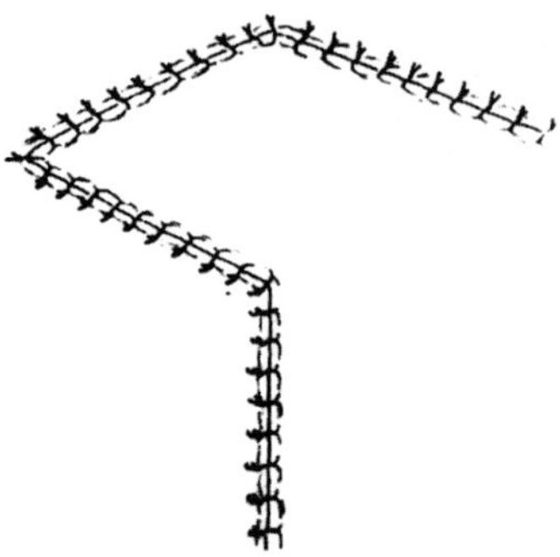

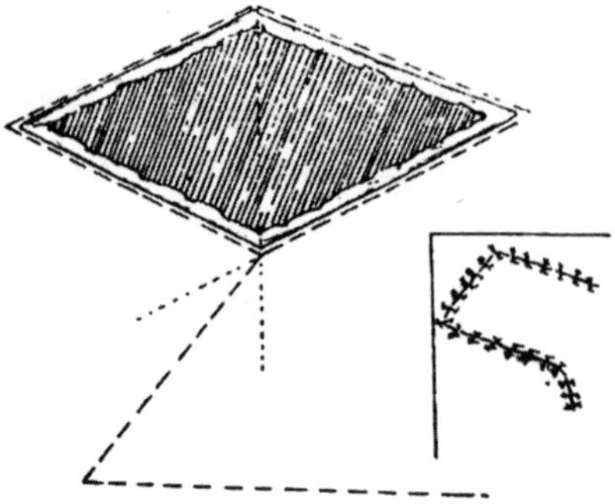

步骤三　　步骤四

图 3-37　菱形缺损的修复步骤　步骤一：在菱形缺损一侧边缘设计一平行于该边缘的菱形瓣。步骤二：掀起该皮瓣，并向缺损处旋转移动。步骤三：缝合固定，修复创面。皮瓣移动后形成的继发创面多可直接缝合。步骤四：如在菱形创面一个侧边延长线与菱形创面对角线的延长线之间做一切口，该切口线与菱形创面一个侧边相等。这样形成的皮瓣旋转以后张力较小

（刘家炜）

三、医用胶的使用

（一）医用胶作用原理

医用胶是临床中常用的人体组织粘合剂，以 α-氰基丙烯酸正丁酯为主要有效成分，临床使用时，通过在生物组织上血液或组织液中的阴离子引发下，原位快速聚合，瞬间固化，形成具有致密的网状结构的胶膜，该胶膜能与皮肤紧密镶嵌，故能粘结闭合创口，并具有较好的机械强度。医用胶可在较短的时间内粘合伤口，不仅能够减少伤口的二次感染，而且还能在一定时间内持续提供作用力，避免了表皮缝合的针刺损伤，减少瘢痕的生成。胶膜会在伤口愈合之后自行脱落，适合部分急诊外伤伤口以及外科手术伤口的处理。

在大量的临床应用中，医用胶所表现出的固化迅速、粘接强度大、聚合热低以及体外脱落速度能满足伤口愈合所需时间等突出优点，因此医用胶用于伤口的处理已在外科手术中得到广泛应用。

（二）医用胶临床使用特点

头面部外伤在急诊创伤中占比较高，居于急诊创伤的首位，占比 30% 以上。由于创口缝合后的瘢痕直接影响面部的美观，因此采用适当的方法，将愈合后的瘢痕减小到最轻程度，成为急诊外科医生需要面对的一个重要问题。

缝合作为传统的方法，虽疗效可靠，但针眼和缝线压迫处遗留瘢痕，缝线反应还使之更明显。急诊外伤在传统缝合治疗中对可吸收缝合线充分运用，使

得患者伤口愈合情况得到有效改善，然而在皮肤表面可吸收缝线不能有效运用，同时对皮肤伤口缝合后还需要对患者进行拆线处理，且较易在皮肤表面留下瘢痕，严重影响美学效果。

医用胶的粘合具有对位粘合后瘢痕小、无针眼、无毒副作用的特性，使其更适于颌面外科领域的应用，较之普通缝合法及皮内缝合法，对伤口的对位更具优越性，对医生的缝合技术要求不高。操作更简单，省去了拆线的步骤。

以 α-氰基丙烯酸正丁酯为主要成分的医用胶，在显微镜下观察，聚合物凝固形成网状立体结构，网孔直径在 2 ~ 3 μm，血细胞均无法通过，堆积在一起形成一个机械性的阻塞，在凝血酶和纤维蛋白原的共同作用下生成凝血纤维蛋白多聚体，因而可立即止血，尤其是小血管的出血和组织渗血的止血效果更佳，其降解产物甲酸等又可以起到抑菌和杀菌作用。

（三）医用胶临床使用的优越性

1. 医用胶粘合伤口而不需局麻下缝合伤口，且术后无需拆线，患者易于接受。

2. 医用胶能减轻伤口组织的炎症、渗出和炎性水肿，有快速粘合和止痛、止血作用。

3. 医用胶粘合伤口稳固性强，伤口结合牢固，对合完全，止血良好，不需缝针，不易感染，愈合后瘢痕小。

4. 医用胶可针对额面部相邻皮肤及不规则皮瓣所造成的多处伤进行粘合处理，补充了传统清创缝合术的局限性。

（四）医用胶临床使用方法

1. 对于新鲜、清洁、干燥、低张力的小伤口，可以直接使用，见图 3-38。

2. 对于深达皮下的伤口，需要清创、减张、排液，皮下缝合带部分真皮层长伤口每 5 cm 间断缝合 1 针，见图 3-39。

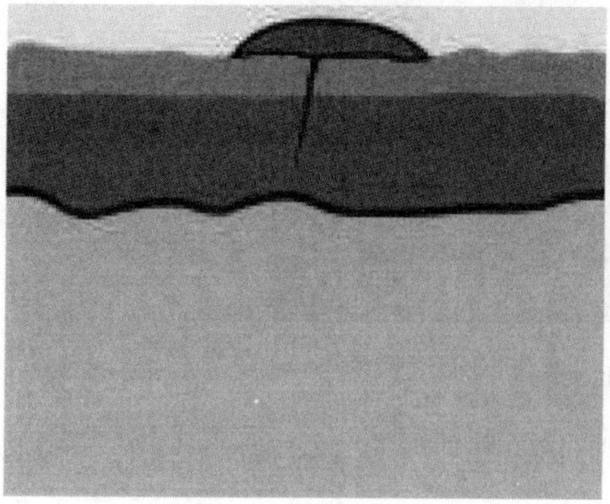

图 3-38　医用胶使用示意图

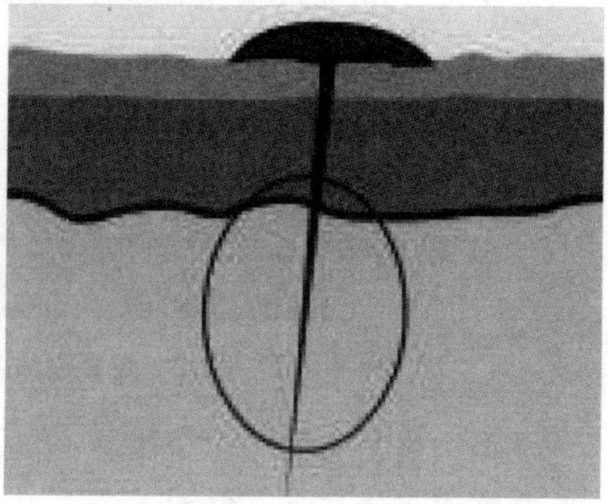

图 3-39　医用胶使用前皮下缝合示意图

（五）医用胶表浅伤口临床使用操作流程

1. 伤口处理

均按开放污染伤口处理，碘伏消毒，双氧水和生理盐水冲洗，创缘整齐的不予修剪，伤口不整、挫伤较重的适当修剪。需要修剪的伤口为避免疼痛可用局部麻醉。

2. 粘合伤口

（1）用无菌纱布沾干伤口，如果伤口出血，先用纱布压迫伤口。

（2）伤口边缘对齐，两边均匀用力，使伤口紧密闭合（图 3-40）。

（3）伤口表面涂抹医用胶水，胶水宽度为 0.5 cm（图 3-41）。

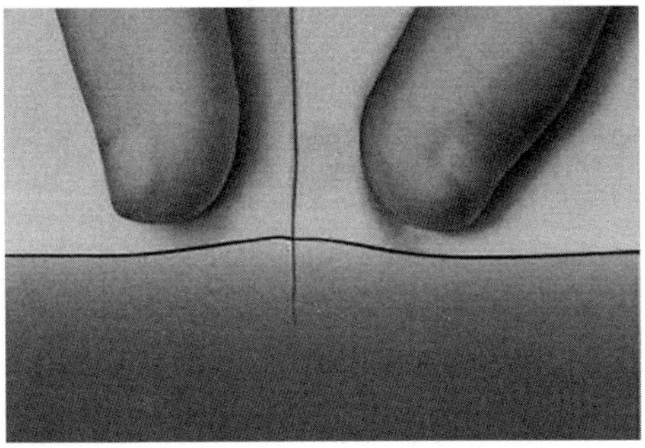

图 3-40　使用医用胶进行伤口边缘对齐示意图

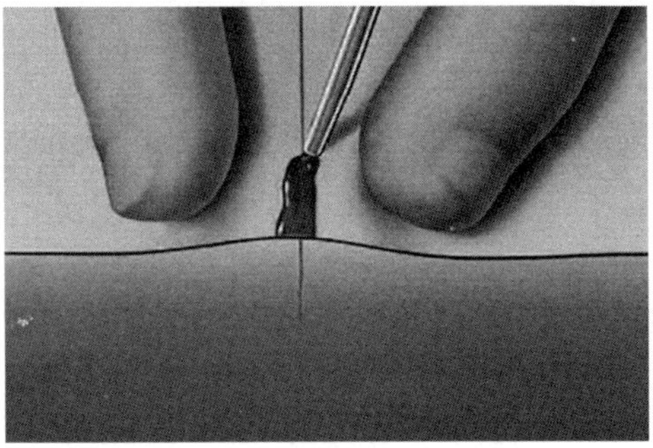

图 3-41　使用医用胶涂抹胶水示意图

（4）固定伤口 15 ~ 30 s，纱布蘸干多余胶水（图 3-42）。

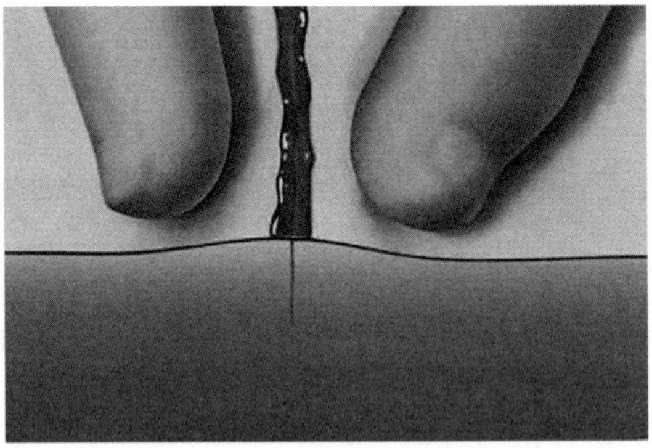

图 3-42　使用纱布蘸干多余胶水示意图

（5）牢固粘合伤口后。创可贴覆盖或纱布包扎。所有患者嘱勿用力触碰伤口，次日复查，之后 3 d 复查 1 次，共 7 d。

（六）医用胶面部较深伤口临床使用操作流程

手术切口彻底止血，按传统外科手术程序由深及浅分别缝合至皮下层，尤其是皮下层缝合良好，缝线近真皮层时应把线结打在深部保证皮缘平整，皮肤层一般不予缝合，如张力过大或皮下组织过厚的深切口，为避免皮下裂开形成死腔应先用缝线做皮下缝合，必要时皮肤加缝数针则效果更佳。切口滴涂医用胶前，先用眼科无齿镊将皮肤切口缘两侧对齐对紧，如有渗血渗液，应用干纱布稍压，拭干后在切口处皮肤表面滴涂一薄层医用胶，尽可能均匀适量，5 ~ 10 s 即固化粘合成胶膜，皮肤切口依靠胶膜的拉力对合，为保证涂抹均匀适量，可用与胶相配的塑料吸管或 1 ml 针管及细针头，平均 1 cm 切口可用胶 1 滴，操作应准确迅速。部分切口仍使用无菌纱布覆盖，胶膜 7 ~ 10 天左右可自行脱落，医用胶只能涂切口皮肤表面，慎勿进入切口组织间，以免形成硬痂阻碍伤口愈合或影响粘合效果，导致瘢痕显著。

（七）医用胶临床使用操作中注意事项

1. 伤口要彻底清洁。

2. 用纱布粘干伤口后再涂胶。如果伤口渗血，先用纱布压迫，放开时迅速涂胶，可发挥止血粘合作用。

3. 不用局麻，可减轻水肿，水肿会影响粘合效果。

4. 胶的用量及厚度要适当，不超过 0.5 mm 的厚度即可，均匀涂布。如果胶量适当，凝固时间一般为 5 ~ 15 s。

5. 对于过长过深的创口，可以分区消除皮肤的张力。分层，分步，涂胶关闭伤口。并且不能加压包扎，以免改变创口的形状。

6. 患者使用医用胶时，要尽可能彻底止血，保持干燥使生物胶粘附更加牢固，充分发挥封闭止血的效果。

7. 医用胶不能滴入切口内，一旦滴入切口迅速形成一层胶膜，需予以清除，另行缝合或粘合，否则将形成硬痂阻碍伤口愈合或影响粘合效果。

8. 在粘合时，组织下的空腔皮肤对合整齐，但需注意不要内翻或者外翻，防止医用胶进入伤口深部组织。

9. 使用医用胶操作时，需注意尽量避免与仪器、敷料等接触，影响手术。

10. 对于眼部、鼻部、口唇、耳郭伤患者粘合时一定要用纱布隔绝创面周围组织防止胶体流入眼部鼻腔等。

11. 嘱咐患者伤口不要触及水。

（八）医用胶临床使用常见并发症原因及处理

1. 伤口裂开

①伤口较深、较长、张力较大；②伤口位于关节、骨突处，剧烈活动后；③伤口处于湿润的环境中；④胶体涂抹过厚，形成痂脱落。处理：尽量避免在

关节处、骨突处使用医用胶，如必须使用，待胶体干燥后，用小夹板固定，制动1周。张力较大的伤口，可先进行皮下组织缝合，减小张力，关闭死腔，使伤口边缘尽量对合，擦净渗血渗液，胶体涂抹尽量薄且均匀，如胶体过厚，可用无菌生理盐水棉球擦去，重新对合，告知患者保持伤口干燥。

2. 伤口感染

①伤口清创不彻底，伤口污染严重。②特殊感染的切口。③糖尿病活动期。处理：彻底清创，特殊伤口如玻璃割伤要注意伤口内有无碎玻璃渣等，感染的手术切口，不可用医用胶，详细询问病史，糖尿病活动期患者禁忌使用，发现伤口感染后，应立即去除胶体，找出感染原因，对症处理，积极换药。

3. 皮下血肿

多见于头面部，止血不彻底造成。处理：头面部出血较多的伤口，可皮下结扎血管或加压10 ~ 15 min后，再使用医用胶，待胶体完全干燥后，用无菌纱布覆盖，用弹力绷带加压包扎，可减少血肿的形成。

4. 愈合瘢痕增宽

伤口未完全对合或伤口缺损。处理：伤口完全对合后才能涂抹医用胶，不可涂于皮下组织及没有皮肤覆盖的创面，只可用于皮肤表面，发生误粘后应立即用干纱布或干棉签擦去多余胶体，已粘合的伤口，用无菌生理盐水清洗，擦去胶膜，重新对合伤口后重新粘合。伤口应保持干燥，如有活动性出血应按常规方法止血，止血要彻底，伤处渗血或渗液要擦净，利于增加粘接强度，涂抹医用胶后创面保持干燥至少7 d，避免挠抓。用胶不宜喷涂在皮缘内和伤口组织间以免影响伤口对合。用量不宜过大，涂抹尽量薄而均匀，避免形成厚胶痂，容易脱落。如对涂抹后效果不满意，可在2 s内用纱布擦去。对不敏感皮肤可用二甲基亚砜溶解或生理盐水棉签拭净后，重新涂抹。对于伤口比较深且出血多的患者可先将皮下分层缝合后，减轻张力，消灭死腔，再把切口对合平整拭净渗血或渗液迅速粘合。

（九）医用胶在头面部动物咬伤伤口临床使用特点

犬的牙齿和唾液中存在多种细菌和病毒，人被咬伤后如不正确处理，可造成伤口感染，不利于伤口愈合，并产生瘢痕，影响功能和外观，而如果感染发展到严重状态，如发生破伤风和狂犬病，可危及生命。动物咬伤伤口与传统的外伤伤口相比，具有严重的感染性。所以控制好动物致伤伤口的感染，将污染伤口变为清洁伤口，就给医用胶的使用提供了条件。

（十）医用胶在头面部动物咬伤无封闭式负压引流（VSD）引流伤口临床使用方法

所有头面部咬伤患者诊后均立即用肥皂水、生理盐水交替冲洗创口及创周皮肤至少15 min，用3%双氧水、生理盐水对创口再次进行冲洗，然后用

0.05% 碘伏溶液对创口内进行彻底清洗，如创口较深或存在盲道、贯通伤，用眼科镊和细棉球条予以充分探查和清洗。创周皮肤用碘伏溶液消毒 3 次，铺无菌巾，充分清除创口内异物，切除明确污染和失活的皮肤组织，尽量保留仍有生机的组织。创口浸润及肌内注射狂犬病免疫球蛋白进行免疫治疗。最后用无色消毒剂或液体敷料对伤口周围皮肤进行脱碘。较大伤口松散缝合（为了避免伤口留有瘢痕，尽量选用美容缝合线或 5-0 以内的缝线）。伤口内留置引流。伤口常规辅料包扎，每天换药，3 天拔除引流。延期 3 ~ 5 d 待创口无明显感染后，先行用医用胶粘合伤口，再行拆除缝线。

（十一）医用胶在头面部动物咬伤 VSD 引流伤口临床使用方法

头面部动物致伤伤口应用 VSD 引流，一般用于伤口较大或是伤口较多的情况。所有伤口需采用无 VSD 引流伤口同样的清创处置办法清创后，应用用美容缝合线或 5-0 以内的缝线（优先选用可吸收缝线）行常规松散缝合，留有 1 ~ 2 处引流条引流伤口，1 天后拔出引流条，伤口表面 VSD 引流。5 天后拆除 VSD，再间隔 1 天后视创口无明显感染且创口内无积血、积液，以医用胶黏合伤口。清洗消毒创口后铺无菌巾，用镊子对合整齐创口后使用医用胶滴注在创口皮肤表面，待医用胶固化成膜后，拆除伤口缝线，辅料包扎。

（十二）医用胶在头面部动物咬伤伤口临床使用注意事项

1. 所有医用胶粘合伤口粘合前，必须确保伤口无感染、无渗出及出血。

2. 在头面部伤口应用 VSD 必须确保伤口是在注射完狂犬病患者免疫球蛋白一天后进行，保证狂犬病患者免疫球蛋白在伤口周围充分浸润，避免应用 VSD 引流造成狂犬病患者免疫球蛋白被吸出，影响狂犬病免疫效果。

3. 所有伤口用医用胶滴注前，必须确保伤口周围皮肤进行充分脱碘，以防色素沉积。

4. 为避免面部伤口瘢痕过大，须尽力控制伤口张力。但同时为确保 VSD 引流，伤口缝合不能过密。

5. 应用 VSD 引流的头面部伤口，因 VSD 持续灌注冲洗。在拆除 VSD 后，伤口应留置一天，确保伤口干燥，再行医用胶粘合。

6. 无感染伤口，使用医用胶滴注，可以先行紧密对合伤口，医用胶粘合固定，再行伤口缝线拆除。这种操作可以减少伤口对合难度。

（十三）VSD 在医用胶粘合头面部动物咬伤伤口的作用

持续封闭负压引流技术是近些年临床广泛应用的创面修复技术，大面积犬咬伤患者应用负压引流技术，可减少创面长期暴露的时间，降低感染率，有效缩短治疗周期。通过负压引流方式将创面组织间液抽离体外，使血管压力减轻，提高创面局部微血管循环，从而促进细胞增殖及创面肉芽组织生长速度，使细菌繁殖得到有效抑制，尤其适用于犬咬伤创面。该技术是通过使用聚乙烯酒精化海藻盐泡沫敷料覆盖创面，用半透膜对创面进行封闭，有效避免炎症及感染现象发生，在持续高负压引流下有效促进了受损组织的快速愈合，同时也减轻了患者的创面疼痛程度，使创面修复效果得到有效提高。对于儿童犬咬伤患者应用负压封闭引流（VSD）延期缝合可降低缝合后的伤口感染率，同时伤口在负压的作用下紧密闭合，起到了充分减少张力的作用，减少术后瘢痕的形成。应用 VSD 伤口引流技术做好伤口处理和有效免疫抗感染治疗，是应用医用胶封闭创面但不增加发病率和感染率的重要基础。

（十四）医用胶粘合头面部动物咬伤伤口的使用优势

颌面部是人体美学集中的暴露部位，儿童又是头面部暴露集中人群。儿童颌面部犬咬伤如处理不当，对于患儿的身心健康会带来较严重的不良后果。对于面部犬咬伤，整形外科医生采用一期缝合伤口，术后创面引流，减少了瘢痕的形成，降低了缝合后伤口感染概率。但整形缝合需要专科医生操作，缝合技术要求高，不适合更广大的急诊外科医生处置。医用胶是一种用于创面组织修复的新型材料，因其可避免传统缝合法对皮肤的刺激和缝线瘢痕，已应用于多种头面部创伤的治疗。儿童犬咬伤就诊后因对受伤和治疗的恐惧导致哭闹和多动，不能很好地配合医生操作，影响医疗操作和效率，应用医用胶处理伤口操作简便，可避免麻醉和缝针带来的疼痛，同时伤口松散缝合和医用胶粘合技术与专业的整形缝合技术相比，操作难度大大降低，处理伤口的操作时间明显低于传统整形缝合，适合急诊外科开展，患儿及家属的配合度较好。对于伤口较深、张力较大、存在局部组织缺损的伤口经 VSD 负压引流后，实现了组织渗液充分引流至体外，降低了感染的发生。深部腔隙在初期伤口松散缝合与负压的作用下，伤口实现闭合，减少了伤口的张力。5 天拆除 VSD 后，迅速拆除缝线，减少缝线处留有针孔瘢痕可能，医用胶的使用起到修整伤口对合的效果，同时有加强伤口，减少张力作用。伤口愈合后医用胶处理无火车轨道样瘢痕增生，同时伤口对合效果更好，伤口瘢痕更小，治疗效果更加令人满意，更好地满足了患儿及家属的心理需求。负压封闭引流后应用医用胶治疗儿童颌面部犬咬伤，在降低感染风险的前提下，具有手术操作简便省时、愈后瘢痕平整、患儿及家属满意度高等优点，值得临床使用。

（黄立嵩　沈　伟）

四、感染伤口常见细菌及抗生素应用

（一）感染伤口常见细菌

在动物致伤伤口中，60% 的犬咬伤是刺伤，10% 是撕裂伤，30% 是两者的结合。85% 的猫咬伤是刺伤，3% 是撕裂伤，12% 是两者兼有。约 1/5 伤口涉及肌腱或掌指骨关节，大多数伤口累及手臂，尤其是手部。约 1/5 患者有一种或多种相关疾病，包括糖尿病、糖皮质激素使用、慢性酒精中毒、慢性肾病和慢性肝病。

从咬伤感染伤口中检测出的细菌反映了咬伤动物的口腔菌群；在少数情况下，致病菌来自受害者自己的皮肤或者来自受伤时的物理环境。咬人动物的口腔菌群不仅包含通常的“正常菌群”，而且还受到其摄入的猎物和其他食物的微生物群的影响。每个感染伤口中分离株数的中位数为 5（四分位数范围为 2 至 9，范围为 0 ~ 16）。伤口可分为化脓性和非化脓性感染，可表现为脓肿，伴有蜂窝织炎、淋巴管炎或两者兼有。淋巴管炎存在于 22% 的犬咬伤和 28% 的猫咬伤中。在被猫咬伤的患者中，非化脓性伤口更为常见。56% 的伤口（48% 的犬咬伤和 63% 的猫咬伤）存在混合性需氧菌和厌氧菌感染，36% 的伤口（42% 的犬咬伤和 32% 的猫咬伤）只有需氧菌生长，1% 的伤口只有厌氧菌（帽状拟杆菌和卟啉单胞菌）生长。

从犬咬伤和猫咬伤中分离出的细菌来看，链球菌、葡萄球菌、莫拉菌和奈瑟菌是常见的需氧菌，梭状芽孢杆菌、拟杆菌、卟啉单胞菌和普氏菌是常见的厌氧菌。链球菌（59%）和葡萄球菌（52%）在非化脓性淋巴结炎伤口中比在其他类型感染中更频繁地被分离出来。巴氏杆菌种类在脓肿（83%）和非脓性淋巴结炎伤口（63%）中都很常见。巴氏杆菌是犬咬伤和猫咬伤中最常见的病原体。尽管在猫咬伤中更常见，但从一半的狗咬伤中也分离出了巴氏杆菌。巴氏杆菌是最常见的犬类和猫科口咽部细菌，存在于 12.5% 至 87% 的这类动物中。

链球菌、葡萄球菌、莫拉菌、棒状芽孢杆菌和奈瑟菌是接下来最常见的需氧菌株。金黄色葡萄球菌和链球菌是人体皮肤正常菌群的一部分，是蜂窝织炎的典型病原，在犬口咽部菌群中并不常见，发现的频率相对较低。金黄色葡萄球菌存在于 20% 的狗咬伤和 4% 的猫咬伤中。

厌氧菌很少单独存在，大多数感染（56%）为混合性感染。与以往以厌氧球菌为主的研究相反，我们发现梭杆菌属、类杆菌属、卟啉单胞菌属和普氏菌属是主要的厌氧菌株。卟啉单胞菌和巴氏杆菌一样常见。

猫也是巴尔通体的主要宿主，后者是猫抓病的病原体。巴尔通体向猫的传播是通过猫蚤（猫头蚤）媒介传播的。巴尔通体的生长和分离可能非常困难。各种培养基（如兔血和巧克力琼脂），通过间接免疫荧光法对巴尔通体抗体进行血清学检测，以及其他分子技术，如 PCR，通常用于其鉴定。巴尔通体也被视为猫咬伤的潜在病原体。

（二）抗生素应用

犬咬伤和猫咬伤的经验性治疗应针对巴氏杆菌、链球菌、葡萄球菌等。巴氏杆菌通常对氨苄西林、青霉素、第二代和第三代头孢菌素、多西环素、磺胺甲噁唑、氟喹诺酮类、克拉霉素和阿奇霉素敏感。通常用于皮肤和软组织常规感染的抗生素，如抗葡萄球菌的青霉素类、第一代头孢菌素、克林霉素和红霉素，在体外对巴氏杆菌的活性较低。从感染伤口中分离出的细菌，包括葡萄球菌和大多数厌氧菌，都是β-内酰胺酶的产生者。经验性地用青霉素、氨苄西林或第一代头孢菌素单独治疗的，大约20%抗感染治疗不理想。

我们认为经验性治疗应该使用含有β-内酰胺酶抑制剂的β-内酰胺类抗生素治疗，或第二代头孢菌素，或青霉素和第一代头孢菌素或克林霉素和氟喹诺酮的联合治疗。当怀疑金黄色葡萄球菌感染时，应使用青霉素（以覆盖链球菌）/加酶的青霉素；如果耐甲氧西林金黄色葡萄球菌（MRSA）感染，应给予万古霉素、利奈唑胺或其他对MRSA有效的抗菌药物。红霉素通常对假单胞菌属、莫拉菌属、梭杆菌属和消化链球菌属无效。阿奇霉素对所有巴斯德氏菌属的活性通常比克拉霉素高。第一代头孢菌素+耐β-内酰胺酶青霉素联用或替卡西林+克拉维酸联用将对动物咬伤的治疗有良好效果。较新的喹诺酮类药物（加替沙星和莫西沙星）对所有主要咬伤病原体均有活性，包括厌氧菌。然而，这些药物不能用于儿童。

综上：静脉应用首选β-内酰胺类抗生素：①带β-内酰胺酶抑制剂的青霉素类，如阿莫西林和克拉维酸联合，哌拉西林钠他唑巴坦钠；②三代以上头孢菌素类（带β-内酰胺酶抑制剂的）；③碳青霉烯类。次选喹诺酮类（四代以上）如莫西沙星。口服抗生素首选阿莫西林克拉维酸钾；也可选用口服三代头孢菌素类。对于猫咬伤口感染致病病原体为巴尔通体者，首选大环内酯类抗生素，如阿奇霉素、克林霉素。

（王连馥）

第六节 换药与拆线

一、换药

狂犬病暴露后患者在接受标准的PEP处置及伤口相关治疗后，做好后续的换药工作也是非常重要的。对不同的伤口应采取不同的换药策略，以达到检查伤口，去除分泌物、渗液、脓液，从而预防和控制伤口感染，消除影响伤口愈合的不利因素，达到促进伤口愈合的重要目的。有助于更好地进行观察伤口愈合进程与评估伤情变化，同时有助于缓解患者的相关症状与体征，在促进病情恢复过程中发挥着不可替代的作用。

（一）目的

1. 观察伤口的情况和变化。

2. 针对各种伤口的清洁或污染程度，通过规范的换药操作，必要时对污染伤口进一步行清创术，为组织修复创造有利条件，促进伤口愈合。

3. 保护伤口，避免再损伤。

4. 预防和控制伤口继发性感染。

（二）适应证

1. 术后无菌伤口，如无特殊反应，3～5天后第一次换药。

2. 伤口有血液或液体流出，需换药检视并止血。

3. 对于分泌物较多的感染性伤口，需每天换药。

4. 新鲜肉芽创面，隔1～2天换药。

5. 严重感染或放置引流的伤口，应根据引流量的多少决定换药的次数，每日换药1～2次，以保持敷料干燥。

6. 硅胶管引流伤口隔2～3天换药一次，引流3～7天更换或拔除时给予换药。

7. VSD治疗需定期消毒皮肤，更换生物透性薄膜。一般VSD可维持有效引流3～10天，超时或泡沫变硬时需及时更换。

注意：切口感染是术后发热的常见原因。

（三）操作前准备

1. 患者准备

（1）了解换药部位情况，对操作过程可能出现的状况做出评价。

（2）告知患者换药的目的、操作过程及可能出现的情况。

（3）患者应采取最舒适且伤口暴露最好的体位，注意保护患者隐私。

（4）应注意保暖，避免着凉。

（5）如伤口较复杂或疼痛较重，可适当给予镇痛或镇静药物以解除患者的恐惧及不安。

2. 操作者准备

（1）了解情况：了解伤口情况，协助患者体位摆放。

（2）安排时间：避开患者进食及陪护人员，操作前半小时勿清扫。

（3）决定顺序：多次换药时，先安排清洁伤口；再处理污染伤口，避免交叉感染。

（4）无菌准备：衣、帽、口罩、洗手、剪指甲等。

（5）换药地点：合理设计换药室流程，设置洁净换药室和感染换药室，犬咬伤存在潜在传染风险，需与清洁换药室分开处置。

3. 材料准备

（1）治疗车

a）换药包：内含治疗碗（盘）2个，有齿、无齿镊各1把或血管钳2把，手术剪1把。

b）换药用品：2%碘酊、75%酒精棉球或碘伏、生理盐水、棉球若干、根据伤口所选择的敷料、胶布卷、无菌手套。

（2）其他用品：引流物、探针、精细镊，注射器（5 ml或20 ml）、棉签等。

（3）根据伤口需要酌情备用胸、腹带或绷带。必要时备酒精灯、火柴、穿刺针等。

4. 物品准备原则

（1）用什么，取什么。

（2）用多少，取多少。

（3）先干后湿。

（4）先无刺激性，后有刺激性。

（5）先用后取，后用先取。

（四）操作步骤

1. 一般换药方法

（1）暴露伤口，去除敷料。

在做好换药准备后，用手揭去外层敷料，将沾污敷料内面向上放在弯盘中，再用镊子轻轻揭取内层敷料。如分泌物干结黏着，可用盐水湿润后再揭下，以免损伤肉芽组织和新生上皮。

（2）观察伤口，了解渗出。

关注揭下敷料吸附的渗出物，观察伤口有无红肿、出血，有无分泌物及其性质，注意创面皮肤、黏膜、肉芽组织的颜色变化。

清理伤口，更换引流。用双手执镊操作法。一把镊子可直接接触伤口，另一把镊子专用于从换药碗中夹取无菌物品，递给接触伤口的镊子（两镊不可相碰）。先以酒精棉球自内向外消毒伤口周围皮肤两次，然后以盐水棉球轻轻拭去伤口内脓液或分泌物，拭净后根据不同伤口，适当安放引流物（纱布、凡士林纱布条，皮片或引流管）。

（3）多个换药操作的先后原则：

1）先换无菌伤口，后换感染伤口。

2）先换缝合伤口，后换开放伤口。

3）先换感染轻伤口，后换感染重伤口。

4）先换一般伤口，后换特殊伤口。

（4）覆盖伤口，固定敷料。盖上无菌干纱布，以胶布粘贴固定，胶布粘贴方向应与肢体或躯体长轴垂直。如创面广泛、渗液多，可加用棉垫。关节部位胶布不易固定时可用绷带包扎。由于犬咬伤伤口容易形成腔隙，常需置入引流物，包扎时需要注意适当加压，以利排出渗液，闭合腔隙，促进伤口愈合和控制感染。

2. 缝合伤口的换药

（1）更换敷料：一般在缝合后第 3 日检查有无创面感染现象。如无感染，切口及周围皮肤消毒后用无菌纱布盖好，对缝线有脓液或缝线周围红肿者，应挑破脓头或拆除缝线，按感染伤口处理，定时换药。

渗出物的描写：伤口渗出物的量、颜色、气味、混浊程度等的描写对病情的判断十分重要，是换药时需要关注的主要内容。

（2）存在引流物：对于手术中渗血较多或有污染，放置油纱、皮片或硅胶管引流的伤口，如渗血、渗液湿透外层纱布，应随时更换敷料。

（3）取出引流：引流物一般在手术后 24 ~ 48 h 取出，局部以 75% 乙醇或碘伏消毒后，更换无菌敷料。

（4）伤口异常：如果患者伤口疼痛或 3 ~ 4 日后尚有发热，应及时检查伤口是否有感染可能。一般手术后 2 ~ 3 天，由于组织对缝线的反应，针眼可能稍有红肿，可用 75% 乙醇湿敷；如见针眼有小水疱，应提前拆去此针缝线；如局部红肿范围大，并触到硬结，甚至波动，应提前拆除缝线，伤口敞开引流，按脓腔伤口处理。

（5）拆线：详见后面拆线部分。

3. 不同创面的换药

（1）浅、平、洁净的创面：用无菌盐水棉球拭去伤口渗液后，盖以凡士林纱布。干纱布保护，1 ~ 2 天换药一次。

（2）肉芽过度生长的创面：正常的肉芽色鲜红、致密、洁净、表面平坦、易出血。如发现肉芽色泽淡红或灰暗，表面呈粗大颗粒状，水肿发亮高于创缘，可将其剪除，再将盐水棉球拭干，压迫止血。也可用 10% ~ 20% 硝酸银液烧灼，再用等渗盐水擦拭，若肉芽轻度水肿，可用 3% ~ 10% 高渗盐水湿敷。

（3）脓液或分泌物较多的创面：此类伤口宜用消毒溶液湿敷，以减少脓液或分泌物。

湿敷药物视创面情况而定，可用 1 : 5000 呋喃西林或漂白粉硼酸溶液等。每天换药 2 ~ 4 次，同时可根据创面培养的不同菌种，选用敏感的抗生素。对于有较深脓腔或窦道的伤口，可用生理盐水或各种有杀菌去腐作用的溶液进行冲洗，伤口内放置适当的引流物。

慢性顽固性溃疡：此类创面由于局部循环不良、营养障碍、早期处理不当或由于特异性感染等原因，使创面长期溃烂，久不愈合。处理此类创面时，首先找出原因，改善全身状况。搔刮创面、紫外线照射、高压氧治疗、局部用生肌散等，都有利于促进肉芽生长。

（五）引流的放置与拔除

1. 引流物的放置

（1）脓腔应先排净脓液，清洗，吸干余液后再放引流。

（2）探明伤口深度、方向、大小，将引流物一端放置底部，内上稍拔出少许，使之与底部肉芽稍有距离，另一端放在伤口的浅面以利肉芽由底部向上生长。

（3）腹腔引流最好应另戳创引出，以免影响主要切口愈合。

（4）纱布引流时应去除碎边，以防异物遗留于伤口内。

（5）引流物应妥善固定。

（6）长期放置引流时，应定期更换引流物。

2. 引流物的拔除

（1）术后预防性引流一次性拔除；

（2）脓腔引流逐渐拔除；

（3）拔除时去除固定缝线、松动、旋转，使其与周围组织充分分离；

（4）多条多根引流物应逐条或逐根拔除；

（5）应注意拔除引流物的数量、完整性，有无残留物。

（六）换药的相关知识

1. 严格执行无菌操作技术

凡接触伤口的物品，均须无菌，防止污染及交叉感染，各种无菌敷料从容器中取出后，不得放回，污染的敷料须放入弯盘或污物桶内，不得随便乱丢。

2. 换药次序

先无菌伤口，后感染伤口，对特异性感染伤口，如气性坏疽、破伤风等，应在最后换药或指定专人负责。

3. 特殊感染伤口的换药

如气性坏疽、破伤风梭状芽孢杆菌等感染伤口，换药时必须严格执行隔离技术，除必要物品外，不带其他物品，用过的器械要专门处理，敷料要焚毁或深埋。

4. 换药时伤口分泌物识别

（1）血液：血性、淡血性、鲜红血性、陈旧血性。

（2）血浆：淡黄色清亮液体。

（3）脓液：颜色、气味、黏稠度根据细菌种类而不同。

（4）空腔脏器漏出液：胆汁、胰液、胃肠道液体和尿液等。

二、拆线

外科拆线指的是缝合的皮肤切口愈合以后或手术切口发生某些并发症时拆除缝线的过程。注意：在拆线时应不使原来显露在皮肤外面的线段经过皮下组织以免导致细菌污染。

具体拆线的方法是，先按照换药的方法常规消毒切口区域，之后左手持镊将线结提起，右手将微微张开的拆线剪凹槽部分勾入线结与皮肤之间的缝隙，平贴针眼处的皮肤将线结剪断，然后顺势快速将缝线朝着剪断的方向拉出，就可以避免拉开切口，避免造成患者疼痛或皮下污染，最后常规消毒，覆盖敷料。

拆除缝线的时间应该综合判断，根据切口的部位、血供、年龄、营养状态、切口的大小及张力来决定拆线时机。有的时候可先间断拆线，对于已化脓的切口应立即拆线并作处理。犬咬伤患者常需要留置引流物，故引流部位的拆线时间应从彻底去除引流物时开始计算。青少年可适当缩减拆线时间；而老年人、糖尿患者需延迟拆线。常见部位拆线时间（见表 3-3）

表 3-3　常见部位拆线时间

部位	拆线时间
头面颈部	4 ~ 5 天
下腹部、会阴部	6 ~ 7 天
胸背部、上腹部、臀部	7 ~ 9 天
四肢	10 ~ 12 天（关节部位可适当延长拆线时间）
减张缝合	14 天

（张海滨）

第四章

检　测

第一节　免疫后评价

一、概述

狂犬病相关的血清学检测是狂犬病研究和诊断的强有力的工具，狂犬病特异性抗体检测占据了血清学检测的绝大部分，尤其是中和抗体的检测。狂犬病毒特异性抗体的检测可以评估个体的免疫状态、监测人和动物界的狂犬病流行情况、帮助临床疑似患者进行诊断等。

血清中抗体分析的方法按照技术原理可以分为抗体结合检测、抗体功能试验和抗体功能分析。人类血清中的抗体根据恒定区的免疫原性可以分为 IgM、IgG、IgD、IgA 和 IgE 等类型，这几类抗体均可与特异性的抗原结合并发挥一系列的作用。临床中检测不同类型的抗体有无可对病原体的感染情况进行诊断。但在疫苗效果评价中，更多按照抗体的功能进行分类检测，抗体功能分类是根据能否阻止狂犬病毒侵入细胞，分为中和抗体和非中和抗体，中和抗体通过结合病毒后封闭了病毒进入细胞的途径，非中和抗体就没有这样的功能，只具有与病毒特异性结合的能力。

常见的抗体结合检测方法为经典的酶联免疫吸附分析（ELISA）或免疫层析方法，这类方法基于抗原抗体结合的原理，可以快速分析到是否存在狂犬病毒特异性抗体，但不能对是否为中和抗体进行分析。ELISA 方法在临床诊断中多见，但在狂犬病的诊断中需要慎用。在狂犬病的诊断中使用此方法需要患者从未进行过狂犬病疫苗的注射，否则极易造成假阳性，另外输血及丙种球蛋白的使用也会造成影响。目前有学者对该类方法进行改进，采用竞争法进行了中和抗体的检测，但在准确性等方面还存在一定的缺陷。

基于经典的中和试验原理建立的快速荧光灶抑制试验（rapid fluorescence focus inhibition test，RFFIT）和荧光抗体病毒中和试验（fluorescent antibody virus neutralization test，FAVNT）可以准确检测狂犬病毒中和抗体的存在，在标准品的参照下可以实现中和抗体定量检测。这两种方法已经在全球150多个国家和地区被使用，逐渐被认定为狂犬病毒中和抗体检测的"金标准"，分别被世界卫生组织（WHO）和动物世界卫生组织（WOAH）推荐。RFFIT方法已经被收录在我国的药典中，作为狂犬病疫苗的质量检测和签发的测试方法。在经典RFFIT基础上产生了改进的基于96孔板的快速简单的微量中和试验及基于假病毒的假病毒中和试验。以上方法均可用于疫苗接种后的效果评估，但不适用于狂犬病临床诊断，因为部分患者的血清中即便在发病后期也未出现中和抗体。

在本章节，重点讲解适用于狂犬病中和抗体检测的RFFIT方法的原理及操作流程，以及改进的微量中和试验和假病毒中和试验。随着技术手段的不断改进，会有新的方法不断出现，在此不再进行赘述。

二、狂犬病毒中和抗体的检测

狂犬病是一种死亡率几乎为100%的人兽传染病，一旦发病将导致不可逆转的死亡，目前临床没有有效的治疗手段。狂犬病疫苗的出现为被患病动物咬伤的人带来了保障，通过接种狂犬病疫苗，大大降低了罹患狂犬病的风险，这是人类健康史上的伟大壮举。

狂犬病疫苗最早出现在19世纪末期的法国，人们通过接种多剂次的减毒狂犬病疫苗获得保护。随后的一个世纪，狂犬病疫苗的生产方式和接种方式发生了显著的变化，这些变化促进了更有效的疫苗被获得。无论疫苗如何变化，科学家们始终想要了解疫苗是如何保护免受狂犬病的威胁以及如何评价疫苗的质量等诸多问题。随着研究的推进，这些问题逐渐有了解答：抗狂犬病毒中和抗体的存在是具有保护力的关键，高于保护剂量的中和抗体可以提供更好的保护，检测接种者体内产生的中和抗体变化可以评估疫苗的质量及更新接种程序等。检测方法也从最早的动物实验逐渐改变为快速荧光灶抑制试验。

（一）动物试验用于狂犬病毒中和抗体的检测

狂犬病毒是嗜神经病毒，基于这一特点，早期的病毒分离实验经常使用小鼠进行颅内接种，观察发病情况进行判定。在这个实验的基础上，逐渐建立了小鼠中和试验用于评估疫苗的效果。

小鼠中和试验的原理是将一系列稀释的待测样本与固定量的病毒悬液混合孵育，待测样本中的中和抗体会封闭病毒的受体，阻止狂犬病毒的侵染。将孵育后的混合液进行小鼠颅内接种，残存下来的病毒可以感染小鼠并造成死亡。根据公式可以计算得到导致50%小鼠死亡的稀释倍数，通过与标准免疫球蛋白的对比，即可获得待测样本的中和抗体含量。

此方法需要耗费较长的时间和花费，至少需要观察 14 天才能获得结果，且需要接种大量的小鼠，十分不利于试验的开展。同时因为动物福利的要求，现在只有很少的地方会开展此类实验，已经被逐渐替代。

（二）快速荧光灶抑制试验

经典的快速荧光灶抑制试验是 1973 年由 J. Smith 及其同事在小鼠中和试验的基础上改进而来的，使用细胞培养狂犬病毒的方法替代了小鼠脑内接种的操作，是体外检测血清中狂犬病毒中和抗体是否存在的另一种替代方法。整个操作流程降低了费用，检测结果十分可靠，同时避免了使用实验动物，该方法建立以来已经在全球 150 多个国家和地区被采用，经过多家实验室的比对，目前已经被 WHO 认定了狂犬病毒中和抗体检测的金标准。在诸多领域被使用：

（1）明确介绍狂犬病疫苗注射的个体免疫状态。

（2）评估人或动物的狂犬病疫苗接种的新程序。

（3）管理和检测用于制备狂犬病免疫球蛋白的血浆提供者。

（4）用于评估和发展新的血清学检测方法。

快速荧光灶抑制试验需要使用细胞培养狂犬病毒固定毒株，因此，需要在生物安全二级的实验室中进行操作，相关人员必须按照生物安全二级实验室的标准进行防护，其中包括生物安全柜的使用，用于分离操作材料和外界环境，避免造成环境污染。实验人员必须佩戴防穿刺的手套，多为双层手套，同时需要配备防护衣物，避免含有狂犬病毒的液滴飞溅暴露于黏膜组织等。

通常用来检测的样本为血清，快速荧光灶抑制试验没有物种限制，人和动物的血清标本均可以进行检测。另外人或动物的脑脊液也可以用于检测，血浆样本中 EDTA 处理的样本不能检测，枸橼酸盐和肝素处理的样本也可以进行中和抗体检测。汗液、唾液、泪液和尿液等体液不可用于中和抗体的检测。

待测样本先要进行梯度稀释，并和定量的狂犬病毒悬液混合后孵育，此时样本中存在的中和抗体和病毒进行反应，随后将胰酶处理的新鲜细胞加入到样本 - 病毒混合液中，并在 5% 的 CO_2 的 37℃温箱中进行培养 20 ~ 24 h。经过培养后的细胞形成单层，经过丙酮固定后，使用荧光素标记的抗抗狂犬病毒核蛋白的单克隆抗体进行检测，细胞中繁殖的病毒会被抗体识别，在荧光显微镜下观察到荧光显色。试验以 50% 的细胞被抑制感染作为重点，通过计算可以得到 50% 细胞感染抑制的稀释倍数。这些结果经过标准品校准后以 IU/ml 的形式展示。

1. 操作方法

（1）样本制备

对于要检测的样本，首先要对红细胞溶血和脂血症进行评估，如果有必要，要进一步获取更适合的样本。血清中的补体会对试验造成干扰，使用水浴

56℃的条件热灭活 30 min，可以消除补体的干扰。

（2）样本稀释

将待检样本使用完全细胞培养液进行梯度稀释，这个稀释通常在 8 孔的细胞培养载玻片上进行。选用的稀释因子通常是 5，在载玻片的每个孔中形成了 1∶5、1∶25、1∶125、1∶625 的稀释比例，每个培养孔中最终体积为 0.1 ml。这个稀释因子选择范围可以从 2 到 10。也可以从其他的容器中进行稀释，随后转移 0.1 L 至载玻片的孔中。稀释结束后，每孔中加入 0.1 ml 含有 30 ~ 100TCID50 的狂犬病毒悬液，在细胞培养箱中孵育 60 min。

（3）设置对照和标准参照品的使用

每一次的检测都需要设置对照品对操作的误差和检测结果进行验证。只有在对照品成立的条件下才能获得可接受的结果，这些对照通常在同一载玻片的不同孔位处。

标准参照品的使用：标准参照品是对结果标准化的重要参考，未知样本的检测结果通过和已知滴度的狂犬病免疫球蛋白进行对比获得最终结果。标准品也可以作为内参使用，通过对标准品和待测样本相同的操作，产生结果对比可以评估检测的精准性。标准参考品的本质是免疫球蛋白，通过另外的可靠方法标定滴度后使用。参考品可以通过权威机构购买，这些标准品是经过验证的，不推荐使用未明确来源的产品作为参考。.

细胞对照：将没有接触狂犬病毒标准攻击的细胞接种在空白孔中作为细胞对照，这个培养孔内仅有细胞悬液和新鲜的培养基，确保和病毒无任何接触。细胞对照不应出现任何荧光灶，染色后的细胞对照呈红色背景。

病毒回滴对照：每一批次的检测应设置病毒回滴检测，以确保使用的病毒量在合理的范围内。在快速免疫荧光试验（RFFIT）中，病毒悬液的工作浓度为 30 ~ 100TCID50/0.1 ml，这个浓度的病毒滴度在不含有中和抗体的孔中可以确保 85% 以上的细胞被病毒感染。不同实验室会使用不同的计量单位，如使用 FFU/ml。无论使用何种计算方式，必须保证产生超过 85% 的细胞被感染。病毒悬液按照 1∶2 或 1∶5 的比例稀释，随后加入新鲜制备的细胞悬液，培养后染色计算得到的病毒滴度应在试验规定的范围内。

内部参照品：RFFIT 试验必须设置至少一份的阴性对照和一份已知病毒滴度的阳性对照用于确定检测的效果。

每个实验室必须单独设置相应的对照系统和标准品。理想的内部参照应该至少包括高滴度的样本、低滴度的样本和阴性样本。对于要标定的内部参考品，准确的检测数值应该由多次检测的平均值上下浮动一个标准差来确定范围，这些多次的检测应该是在一个持续的时间内进行，且检测次数不应低于 30 次。可接受的病毒滴度应在 30 ~ 100FFID50 之间，最佳的变化区间不超过 2

倍。其他参考品应该是多轮检测后的平均结果上下浮动两个标准差来确定；细胞对照不应该出现任何病毒增长的迹象。检测的结果只有在所有检测标准均满足的条件下才是可被接受的，对于不满足质控标准的样本应该进行再次测定。

（4）标准攻击病毒悬液的制备和孵育

病毒悬液以储存母液的形式进行储存和使用，通常储存在 –80℃下，每半年需要重新标定病毒滴度。病毒悬液通过稀释得到工作浓度，在多数的实验室中使用 50 FFID50/0.1 ml 作为工作浓度。使用含有 FBS 的完全培养基进行稀释，稀释至工作浓度后，进行病毒回滴以确定所使用的病毒浓度。细胞对照不进行病毒悬液的孵育，样本检测孔和标准品检测孔均加入 0.1 ml 稀释后的病毒悬液，此时每个孔中有 0.2 ml 的液体，轻轻晃动将待测样本和病毒悬液混匀。制备好的载玻片放在 35 ~ 37℃的 CO_2 培养箱中孵育 60 ~ 90 min。

（5）细胞悬液的制备和加入

在孵育即将结束的 30 min 前开始制备细胞悬液，最常使用的细胞是 BHK-21 细胞，这些细胞一般在 3 天前进行传代，培养的细胞处于对数生长期的末期，使用胰酶消化后细胞活力应高于 95%。调整细胞悬液的浓度至每毫升含有 5 万 ~ 10 万个细胞。

按照 0.2 ml 的体系在细胞培养孔中加入制备好的细胞悬液，为了更好地促进病毒侵染，按照 1：100 的比例加入 0.01% 的 DEAE-dextran 对 BHK-21 细胞预处理 15 min 后再将细胞悬液加入会获得更好的结果。

加入细胞悬液后，将整个载玻片放在 CO_2 细胞培养箱中，37℃条件下培养 20 ~ 24 h。

（6）丙酮固定和荧光染色

细胞培养进行 20 ~ 24 h 后，BHK-21 细胞铺满整个底面，将载玻片转移至生物安全柜中，弃去上清（上清中含有狂犬病毒，应丢弃至消毒液中）。先使用磷酸盐缓冲液（PBS）对每个细胞培养孔进行漂洗，通常进行 2 次漂洗，每次使用 0.1 ml 缓冲液。随后加入已经预冷的 80% 的丙酮溶液进行固定，固定的时间约为 10 ~ 30 min。80% 的丙酮溶液应将整个底面侵入，确保所有的狂犬病毒均被灭活。固定完成后弃去冷丙酮，晾干。将稀释后异硫氰酸荧光素（fluorescein isothiocyanate，FITC）标记的抗狂犬病毒核蛋白抗体加入细胞培养孔，确保每个孔中底面被全部覆盖。在 37℃的恒温条件下孵育 30 min。孵育完成后使用 PBS 进行漂洗两次后晾干。

（7）显微镜下观察计数

荧光染色后的载玻片应在高清晰的荧光显微镜下进行观察并计数，为了有最好的观察体验，100 ~ 200 倍的视野会获得最佳的观察结果。每个细胞培养孔应进行足够的观察，观察的数量不低于 20 个视野，仔细观察每个视野中是否有绿色荧光的出现，对于出现了特异性的绿色荧光灶的视野要记录于统计表中。每个血清稀释度均要仔细观察，没有被中和的狂犬病毒侵入细胞后大量表达核蛋白，经过免疫荧光染色后在显微镜下可以观察到红色背景上的绿色荧光灶。对于没有绿色荧光灶的视野记录为阴性，反之为阳性，逐项记录荧光灶的数量并用于计算产生 ED50 的稀释倍数。

（8）确定产生 ED50 的稀释倍数

在 RFFIT 中使用 Reed-Muench 公式计算 ED50 的稀释倍数，相关计算方式请查阅其他资料，在此不再赘述。通过计算得出待测样本的 ED50 的稀释倍数，对标准参考品进行同等的操作这样会获得标准品的 ED50 的稀释倍数，通过公式转换可以计算得到待测样本的中和抗体效价，结果通常以 IU/ml 来表示。

如一份待测样本的 ED50 的稀释倍数为 1800，使用的标准参考品的中和抗体效价为 30 IU/ml，此次检测确定的 ED50 的稀释倍数为 2400，可以使用公式，假设待测样本的中和抗体效价为 x，$x : 30 = 1800 : 2400$ 计算得到 $x = 22.5$ IU/ml。

在稀释中，使用更大的稀释因子如 5 或 10 的情况下，经常会遇到在 50% 中和的观察点的上一孔为病毒完全被稀释，下一孔病毒完全没有被稀释的情况，在这样的判读条件下，检测结果会出现较大的误差。使用较小的稀释因子如 2 或 3 的情况下，由于邻近两孔的差异较小，会出现相同的中和结果，在最终结果的确定中需要谨慎判读。

（9）检测结果的解读

检测结果以 IU/ml 的形式出现，WHO 推荐当中和抗体高于 0.5 IU/ml 时，可以认为已经具备了足够的保护能力，机体产生了充分的适应性体液免疫，在实验中对应 1∶25 的中和效价。而美国免疫协会（ACIP）的推荐水平更加激进，协会认为在 1∶5 的中和效价的情况下即可以保护机体免受狂犬病的危害，此时对应的中和抗体滴度为 0.1 IU/ml。

由于血清含有复杂的成分，针对狂犬病毒的非特异性反应及交叉反应等，会展示出较低的中和能力，另外细胞生长也会被误导为很低的中和能力。但这些检测结果非常低，一般低于 1∶25 的稀释比例，或低于 0.1 IU/ml，极少会在高于 0.5 IU/ml 的范围内出现。

2. RFFIT 的质量控制体系

建立完备的质量控制体系是保证检测质量的基础，质量控制实践促进建立持续稳定的检测体系、保证结果准确可靠并确保在不同时间和实验室中均可以获得一致的结果。对试剂的选择和质控、设备的校准和操作人员的规范化培训是获得准确可靠结果的基础。较早地发现问题是十分重要的，在这里介绍做好质控体系的几点建议。

对于试验试剂需要对不同批次的质量进行验证，确保在细胞培养和病毒滴度测定中性能一致；对于细胞培养的影响较大的试剂如 FBS，在使用前需要进行验证，必要的时候要确保新的 FBS 对 RFFIT 测试无影响。

关键的组成成分（如病毒悬液、标准参考品、内部参考品和 FITC 标记的抗狂犬病毒核蛋白单克隆抗体）在使用前必须进行性能测定，这些使用前的测定对于检测结果的精准性具有重要的作用。

设备必须维持在最佳性能，生物安全柜、荧光显微镜和低温冰箱等都需要定期检测以确保最佳的性能。CO_2 细胞培养箱、恒定的温度对于细胞培养具有重要的意义。

对于操作人员要定期进行培训，必要的情况下要进行考核以确保检测结果的一致性。

执行严格的试验标准，对试验的流程进行全面的记录，对维持结果的精准性具有重要的意义。

（三）在 96 孔板完成的微量中和试验

在处理大规模的样本检测时，在 96 孔细胞培养板上优化了经典的 RFFIT 方法，二者的基本原理是相似的，但在操作上稍微有一些不同。在这里使用了 BHK-21 细胞的亚克隆细胞系 BSR 作为敏感细胞，配合使用国际标准攻击毒株 CVS-11 共同完成了中和抗体的检测。由于目前微量中和试验已经是多个实验室的主流操作，在此进行详细介绍。

1. 实验材料和主要试剂

狂犬病毒标准攻击毒株 CVS-11，人狂犬病免疫球蛋白（human rabies immunoglobulin，HRIG）国际标准品，细胞培养液（Dulbecco's modified eagle medium，DMEM），胎牛血清（fetal bovine serum，FBS），异硫氰酸荧光素（fluorescein isothiocyanate，FITC）标记抗狂犬病毒核蛋白单克隆抗体，伊文思蓝（Evans' blue）染液，磷酸盐缓冲溶液（phosphate-buffered saline，PBS；0.01 M，pH 7.2）。

2. 实验操作步骤

（1）BSR 细胞培养和细胞悬液的制备

常规采用 25 cm^2 或 75 cm^2 方瓶进行 BSR 细胞培养完全可以满足一般实验室进行 RFFIT 操作的细胞用量，BSR 细胞培养液为含有 10% FBS 的 DMEM 高糖培养液。取生长 3 ~ 4 d 且铺满单层 BSR 细胞使用 0.25% 的胰酶进行消化并计数，按照 75 cm^2 方瓶内加入 3×10^6 cells 的接种量进行培养，培养 3 ~ 4 天后细胞重新铺满单层，此时可以消化待用。

通常按照上述方法在 75 cm^2 方瓶内培养的 BSR 细胞 3 ~ 4 d 后可以达到（2 ~ 3）$\times 10^7$ cells，每个 75 cm^2 中加入 5 ml 消化液，37℃孵育 5 ~ 10 min，待细胞消化至逐渐沿瓶壁脱落时终止，将消化液吸出，补充 10 ml 培养液，混匀，取 1 滴至细胞计数板，显微镜下计数。依据细胞计数结果继续补加培养液至细

胞浓度为 1×10^6 cells/ml。

（2）病毒悬液的制备

CVS-11 病毒悬液 80% 细胞感染量测定

为了测定 CVS-11 病毒种子对 BSR 细胞达到 80% 细胞感染量的稀释倍数，需要在 96 孔细胞培养板上进行 80% 细胞感染量的测定。

1）取 1 块 96 孔细胞培养板作为检测板，选择 1 行，每孔加入 100 μl 培养液。

2）取另外 1 块 96 孔细胞培养板作为稀释板，选择 1 行，每孔加入 70 μl 培养液，将 CVS-11 病毒母液取出 70 μl 加入第 1 孔，连续进行 1∶2 倍比稀释，设置病毒阴性对照孔。

3）将各稀释度的病毒上清分别取出 50 μl 加入检测板上相应孔内。

4）制备浓度为 1×10^6 cell/ml 的 BSR 细胞悬液，于检测板上相应孔内每孔加入 50 μl，混匀，37℃ 5% CO_2 孵箱培养 24 h。

5）常规进行荧光抗体检测。

6）观察结果：BSR 细胞 80% 被感染的病毒母液稀释度对应的 CVS-11 滴度就是该病毒种子的 80% 感染量（将来加入 RFFIT 检测板每孔内的病毒量为 50 μl 的稀释好的 80% 感染量的 CVS-11 上清）。

中和病毒用量适宜的情况下，RFFIT 检测体系内随着待测样品稀释度增加，孔内荧光灶减少，在 50% 分界点前后孔内出现荧光灶的急剧增减，并且可以准确捕获 50% 分界点。

3. RFFIT 检测体系中系统参照的设立

RFFIT 检测体系中系统参照的设立最好采用 WHO 认可的机构制备和提供的标准品（ST），另外在体系中还设立了 2 个内部质量控制参考样品，即强阳性血清对照（SP，9 IU/ml）、弱阳性血清对照（WP，1 IU/ml）、阴性血清对照（NC，0 IU/ml）、CVS-11 病毒对照（CVS）、正常 BSR 细胞对照（cell）。在一些机构中也较多采用稀释至 2 IU/ml 的标准品而不设立其他系统参照，前提是这些机构对 RFFIT 的应用已经非常娴熟，RFFIT 检测体系已经相当稳定，初学者不宜采用此类作法。

RFFIT 检测完成后，各系统参照孔内最终的荧光观察结果应满足以下条件：

细胞对照（cell）：背景为红色，无绿色荧光颗粒。

CVS-11 病毒对照（CVS）：在 80% 细胞感染量对应病毒母液稀释倍数下能够观察到 80%BSR 细胞被感染。

标准品（ST）：国际标准品的 50% 细胞感染量分界点均位于第 5 孔（1∶729 样品稀释度）和第 6 孔（1∶2187 样品稀释度）之间。

强阳性血清对照（SP）：50% 细胞感染量分界点通常位于第 4 孔（1∶243

样品稀释度）和第 5 孔（1∶729 样品稀释度）之间。

弱阳性血清对照（WP）：50% 细胞感染量分界点通常位于第 2 孔（1∶27 样品稀释度）和第 3 孔（1∶81 样品稀释度）之间。

阴性血清对照（NC）：加入 80% 细胞感染量的病毒，阴性对照血清不显示任何保护作用，因此各孔内细胞感染百分比相似，都在 80% 左右。

标准品的 50% 细胞感染量分界点也可能出现在其他孔位之间，只要标准品 50% 细胞感染量分界点恒定即可。但是，同一实验室经常发生标准品 50% 细胞感染量分界点漂移意味着系统误差过大，应分析原因并加以改进。

4. 血清、病毒母液和病毒对照的稀释

（1）血清的稀释：待测血清、对照血清、标准血清采用相同的稀释方法，取 1 块 96 孔细胞培养板作为检测板，相应检测孔内每孔加入 100 μl 培养液；取另外 1 块 96 孔细胞培养板作为稀释板，相应稀释孔内每孔加入 100 μl 培养液；在稀释板上将 50 μl 血清加入 100 μl 培养液，混匀，取出 50 μl 加入检测板上进行后续 1∶3 倍比稀释，最后 1 孔弃去 50 μl 混合液。

（2）作为攻击病毒的病毒母液 CVS-11 的稀释：按照病毒母液 80% 细胞感染量测定结果将病毒母液用培养液进行稀释。为了保持病毒母液的活性，应将冷冻的病毒母液用流动自来水快速冻融，稀释用培养液应当置于冰浴保持低温最佳。

（3）作为病毒对照的病毒母液的稀释：取另外 1 块 96 孔细胞培养板作为稀释板，连续 6 孔内每孔加入 70 μl 培养液，取 70 μl 病毒母液加入第 1 孔，混匀，取出 70 μl 进行后续 1∶2 倍比稀释，最后 1 孔弃去 70 μl 混合液。

5. 血清和病毒的中和

除病毒对照和细胞对照孔外，其余各孔均加入 50 μl 按照 80% 细胞感染量稀释好的病毒母液；病毒对照孔内分别加入 50 μl 1∶2 倍比稀释的病毒母液；轻拍 96 孔细胞培养板边缘，使孔内液体混匀，置 37℃ 5% CO_2 孵箱孵育 1 h。

6. 加入 BSR 细胞检测剩余病毒

中和作用后每孔加入 50 μl 制备好的 BSR 细胞悬液，轻拍 96 孔细胞培养板边缘，使孔内液体混匀，置 37℃ 5% CO_2 孵箱孵育 24 h，未被血清内抗狂犬病毒中和抗体中和的 CVS-11 仍然可以感染 BSR 细胞，经过培养可以在荧光抗体检测中以荧光斑的形式表现出来。

7. 荧光抗体检测

荧光抗体检测效果除了取决于优质的荧光素（FITC）标记抗体，还取决于操作过程中细致的技术动作，建议严格按照下列程序和要求进行。

（1）将检测板从孵箱内取出，弃去培养液，每孔加 200 μl PBS 液（0.01 mol/L，pH 7.2）洗 1 次，一定将孔内 PBS 液甩干净，否则容易在固定时细胞脱落。

（2）每孔加 50 μl 80% 冷丙酮（–20℃），置于 –20℃冰箱，固定 10 min 以

上，在此步骤可以将丙酮甩干后将检测板置于 –20℃冰箱保存，方便时再进行后续检测，但是不建议长时间保存，以免影响后续检测结果。

（3）将丙酮弃去，室温下干燥 5 min，将检测板密封于塑料盒内拿出生物安全柜，剩余步骤可以在 BSL-2 实验室外操作。

（4）按照说明将 FITC 标记抗体用 PBS 液（0.01 mol/L，pH 7.2）稀释至工作浓度，再按照 1∶1000 比例加入伊文思蓝母液（Evans' blue stabilized solution），然后每孔加入 50 μl 上述混合液，置于湿盒内，37℃孵育 1 h。

（5）将上述混合液弃去，每孔用 100 μl PBS 液（0.01 mol/L，pH 7.2）连续洗 3 次，在滤纸上轻轻拍打，使孔内液体流干，勿用力拍打，以防细胞脱落。

（6）每孔加入 50 μl 50% 甘油，然后将孔内液体倒掉，在滤纸上轻轻拍打，仅使孔底余留少量封闭剂即可，在荧光显微镜下观察和记录结果。

8. 计算中和抗体滴度

以前要依据公式进行计算方可得出狂犬病毒中和抗体滴度，比较费时费力。后来研究者们将相关的公式在 Excel 表中连锁起来，只需输入观察结果就可以自动得出待测样品中狂犬病毒中和抗体滴度，省时省力。

（卢学新）

第二节　伤口内细菌检测

一、革兰染色和细菌培养

感染性疾病的正确诊治需要以正确的病原学检测作为指导，而正确的病原学检测前提是采集和送检合格标本。因此，必须规范微生物标本的采集和运送，避免因标本的不合格产生错误的病原学检测结果而误导临床治疗。

（一）微生物标本采集的基本原则

1. 在抗菌药物使用前采集标本。临床疑似感染的患者，必须先采集微生物标本送检，再使用抗菌药物进行治疗。

2. 无菌部位的标本更具有临床价值，有菌部位采集的标本需要清除正常菌群和定植细菌才有意义。

3. 标本的标签和申请单信息要完整。对于每一份标本，实验室都需要了解该患者和标本的详细信息以及医生的送检目的。实验室对于标本所做的所有分析，都必须基于这些信息。申请单的内容应包括：①患者信息：姓名、性别、年龄、患者唯一编码（如住院号）等；②申请科室或病区、申请医生；③标本信息：标本类型、采集日期及时间、采集部位、采集方法；④临床诊断；⑤检测目的，尤其是一些特殊检测项目；⑥是否已使用抗菌药物。

4. 每份标本上必须贴有标签，无论手工书写、条形码、二维码标签，都应含有以下信息：①患者姓名；②患者唯一编码（如住院号）；③申请医生；④标本采集部位；⑤检测目的；⑥标本采集的日期和时间。

5. 严格无菌操作。应严格执行无菌操作，避免标本被污染。盛放标本的容器须经灭菌处理。灭菌宜采用压力蒸汽等物理灭菌方法，不得使用化学消毒剂灭菌。采集无菌标本时应注意对局部及周围皮肤的消毒。如使用消毒液消毒皮肤，须作用一定时间，待其干燥后采样。

（二）微生物标本运送的基本原则

1. 所有标本采集后都应尽快送往实验室，多数标本应在 2 小时内送达。有些样本量小的标本应在采样后 15 ~ 30 min 内送达。

2. 保证必要的运送条件

不同种类的标本因检测的目标致病微生物不同，对标本保存和运送的环境条件有不同的要求（表 4-1）。对温度敏感的细菌如脑膜炎奈瑟菌、淋病奈瑟菌和流感嗜血杆菌等应保温并立即送检。

表 4-1 标本运输通用原则

标本检测项目	标本采集方法	收集装置、温度和理想运输时间
需氧细菌培养	组织、体液、提取物和组织活体检查（活检）等； 一般拭子或 flocked 拭子（一种新型拭子，由多个不同型号的拭子组成）	无菌容器，室温，立即送检； 拭子运输容器，室温，2 h 内
厌氧细菌培养	组织、体液、提取物和组织活检等； 一般拭子或 flocked 拭子	无菌厌氧容器，室温，立即送检； 厌氧拭子运输容器，室温，2 h 内
真菌培养和抗酸杆菌培养	组织、体液、提取物和组织活检等； 拭子（酵母及表面分枝杆菌感染）	无菌容器，室温，2 h 内； 拭子运输容器，室温，2 h 内
病毒培养	组织、体液、提取物和组织活检等； 采用无菌容器或拭子	置于内置冰块病毒运输容器内，立即送达； 病毒拭子运输容器，室温，2 h 内
血清学	5 ml 血清	干燥管，室温，2 h 内
抗原检测	5 ml 血清	密闭容器，室温，2 h 内
核酸扩增实验室	5 ml 血浆	EDTA 管，室温，2 h 内
	其他类型标本	密闭容器，室温，2 h 内

注：尽量不采用拭子送检标本，一定要用拭子的，应采用运送拭子。

（三）实验室标本质量管理基本原则

1. 实验室应拒收质量不合格的标本。

微生物实验室对标本的拒收标准

（1）标本采集至实验室接收过程间隔过长，或无标本采集时间，或保存的温度不当。

（2）标本运送条件不正确：如厌氧培养标本却在有氧条件下送检。

（3）容器不规范：如容器有裂缝或被打破导致标本泄露、容器非无菌等。

（4）未贴标签或贴错标签：标本与检验目的不符合，如痰培养送检尿标本；患者信息与标本不符，如女性患者送检前列腺标本。

（5）标本明显被污染，如痰标本中混有食物残渣等。

（6）拭子上的标本已经干涸。

（7）标本不符合检验要求，如痰标本以唾液为主。

（8）标本使用了固定剂或防腐剂。

（9）标本量太少。

（10）一支拭子要求检验的项目太多。

（11）24 h 内重复送检的标本（血培养除外）。

2. 提供临床随时可查阅的标本采集规范手册。每所医疗机构都要制订标本采集送检规范的手册，采取书面或电子化的方式提供给临床医护人员，以保证临床医护人员可以随时查阅。要制订计划，定期对临床医护人员进行培训。

（四）血液培养标本

血液作为无菌标本，血液培养对感染性疾病的诊断、治疗和预后有重要的临床意义。血液培养检测可以为临床进行血流感染和其他部位感染的诊断提供有力依据。快速、准确的血培养检测结果，对临床的治疗和患者的预后有着至关重要的作用。对可疑血流感染的患者均应进行血液培养。①血液标本采集后应立即送检，最好在 2 h 内送达实验室。不能及时送检者，应置室温暂存。血培养瓶接种前后都禁止放冰箱。②运送的装置要足够安全，避免血培养瓶在运送过程中因碰撞发生破裂。

（五）皮肤、软组织标本

皮肤及软组织感染（SSTI）是致病菌侵犯表皮、真皮和皮下组织引起的炎症性疾病。皮肤及软组织感染包括烧伤创面感染、手术后切口感染、急性蜂窝织炎、外伤感染、咬伤感染及褥疮感染等。

对大多数开放性损伤感染部位的取样，应在抗生素使用前（停用抗生素 3 至 5 天或下次用药前）采样，清洁创面后，在无菌条件下于深层基底或病变中心及边缘取样。应区分浅表伤口标本、深部伤口标本及外科手术伤口标本。宜从感染进展的前缘采集活检标本。采集无菌部位的标本应严格无菌操作，非无菌部位尽量减少正常菌群的污染，采样量足。采样容器要专用的无菌、防渗漏，有盖、无酸、碱，无防腐剂及消毒剂污染。尽快送检，一般不超过 2 h。若不能及时送检可于 4 ~ 8℃保存，但对可疑淋病奈瑟菌、脑膜炎奈瑟菌、流感嗜血杆菌、肺炎链球菌等对外界环境敏感的苛养菌感染的患者标本应室温保存。当标本量小于 1 ml 时应于 15 ~ 30 min 内送检，防止挥发和干燥。

1. 脓肿标本

（1）闭合性脓肿：消毒皮肤后，用注射器抽取脓肿物，无菌转移至厌氧转运装置。

（2）开放性脓肿：①以无菌生理盐水或 75% 乙醇去除表面分泌物。②尽可能采集抽吸物，或将采样拭子插入至病灶的底部或脓肿壁取其新鲜边缘部分。③活检标本和抽吸物（脓液、渗出液）优于拭子标本。

（3）脓疱或水疱

1）酒精消毒挥发后，挑破脓疱，用拭子采集脓液。

2）较大的脓疱：消毒后宜直接用注射器抽取。

3）陈旧的脓疱：去除损伤表面污染，用拭子擦拭损伤基底。

（4）蜂窝织炎液化后

1）宜先注射无菌生理盐水，随后抽吸。

2）若患者病情迅速进展，或蜂窝织炎没有液化则需要采集组织活检标本。

2. 临床采样指征

（1）皮肤或皮下脓肿受累部位出现红、肿、热、痛，需手术切开引流时。

（2）深部脓肿表现为局部疼痛和触痛并伴有全身症状，发热、乏力、食欲缺乏等。

（3）创伤或手术部位感染。

3. 采样要求

（1）尽可能在抗菌药物使用前采集。

（2）厌氧培养应注意避免正常菌群污染和接触空气。开放性脓肿不能做厌氧菌培养。

（3）闭锁性脓肿或深部切口感染标本不能用拭子采集。

（4）出现发热、寒战等全身感染症状患者应同时送检血培养。

4. 采集方法

（1）开放性脓腔：需进行清创。用无菌生理盐水清洁创面，用拭子采集深部伤口或溃疡基底部的分泌物，至少采集两个拭子（分别用于涂片和培养）；或剪取深部病损边缘的组织。

（2）封闭的脓肿：对病灶局部的皮肤或黏膜表面彻底消毒，用注射器抽取脓液，放入无菌容器内，同时送需氧及厌氧培养。或将脓肿切开引流后，取脓肿壁的一部分送检。

（3）瘘管或窦道脓液：最好在外科探查时采集最深处组织。

5. 标签及申请单

标本标识要求有唯一标识号或条码。清晰标注患者基本信息、标本来源，不要仅标注为“伤口标本”。要标明来自开放性或闭合性损伤。标明需氧和或厌氧培养。

6. 标本运输

（1）标本采集后应立即送检，通常室温不超过 1 小时送至实验室。

（2）若不能及时送检，需 4℃保存不超过 24 h。

（3）厌氧菌培养不可放置冰箱保存。

（4）组织应保持湿润并在 30 min 内送至实验室，不可冷藏。

7. 实验室拒收标准

可对标本进行革兰染色，评价标本质量：如果存在上皮细胞，说明标本存在表面污染，培养结果将受影响；如果只有白细胞，说明标本质量合格。

实验室出现以下情况，可执行标本拒收：

（1）样本容器上未贴标签，或标签与检验申请单不符。

（2）样本外漏、容器破损或明显受到污染。

（3）标本量不足或干涸。

（4）延误送检，未按规定保存，实验室应与临床联系，可作让步接收，同时在报告结果时注明情况。

（六）微生物检查的标本采集和运送原则

1. 发现感染应及时采集微生物标本作病原学检查。

2. 选择正确的解剖部位，并以适当的技术、方法与容器收集足量的标本。

3. 采样时应严格执行无菌操作，将污染可能降至最低。收集真正感染的病灶处的标本，应避免感染部位周围以及感染部位附近皮肤或黏膜定植菌群的污染。

4. 采用专用无菌容器收集标本。容器须灭菌处理，防止渗漏，但不得使用消毒剂。标本中不可添加防腐剂。

5. 采样后应立即送检，最好在 2 h 内。如果转运时间超过 2 h，宜使用转运培养基或在冷藏条件下转运；血培养标本不可以冷藏转运；仅用于分子诊断的标本，宜冷藏或冷冻保存（–70℃以下最佳，避免反复冻融）。对可疑淋病奈瑟菌、脑膜炎奈瑟菌、流感嗜血杆菌、肺炎链球菌等对外界环境敏感的苛养菌感染的患者标本应室温保存。当标本量小于 1 ml 时应于 15 ~ 30 min 内送检，防止挥发和干燥。

6. 尽量不要以一般棉花拭子收集标本，应使用专用的纤维拭子。

7. 用于厌氧菌培养的标本：在常温下转运，标本量较少的标本宜在采集后30 min内送到实验室，转运过程中标本尽可能与空气隔绝。

二、基因检测

PMseq病原微生物高通量基因检测，基于宏基因组学技术，对感染标本中全部微生物的核酸在华大自主高通量测序平台上进行二代测序，通过专用微生物临床数据库PMDB比对和智能化算法分析，获得疑似致病微生物的种属信息，无偏性地检测细菌、真菌、病毒、寄生虫等上万种病原体，显著提高病原诊断阳性率，指导临床靶向使用抗生素，实现感染的精准诊断。根据不同临床适用证，产品分为血流感染、中枢神经系统感染、呼吸系统感染和局灶感染四大类。根据检测内容不同，分为DNA检测、RNA检测和DR共检产品。DNA检测流程适用于疑似DNA病原体感染时，如细菌、真菌、寄生虫、DNA病毒等，尤其是胞内寄生的细菌（结核分枝杆菌）、细胞壁较厚的真菌（隐球菌）等。RNA检测流程适用于疑似RNA病毒感染时，如流感病毒、呼吸道合胞病毒、冠状病毒等RNA病毒。疑似RNA病毒感染时，选择RNA检测产品。当病毒感染难以排除时，建议送检DR共检产品。怀疑特定病原感染和需要检测耐药基因时，可选择Plus系列检测产品。

（一）血流感染

血流感染包括各种病原微生物（包括细菌、真菌、病毒、寄生虫等）入侵血流所引起的感染。除单纯性血流感染外，血流感染还包括感染性心内膜炎、导管相关性血流感染等复杂性感染。血流感染可为原发性，亦可继发于局灶性感染。

血液微生物检测可以为临床进行血流感染和其他部位感染的诊断提供有力依据。快速、准确的血液微生物检测结果，对临床的治疗和患者的预后有着至关重要的作用。

1. 临床送检建议

（1）怀疑血流感染患者：推荐在抽取血培养标本时同步留取血标本，分离血浆后保存于 −20℃冰箱。血培养3 d未报阳性且经验性抗感染治疗无效时，推荐对留存的血标本进行PMseq检测。若未留存标本，可重新采集标本。

（2）怀疑继发性血流感染患者：在原发感染灶的病原学检测为阴性或因各种因素无法送检合适标本的情况下，考虑将血标本进行PMseq检测。

（3）脓毒症患者：推荐联合采用传统实验室培养和PMseq检测提高病原检出率。

2. 产品选择建议

（1）由于大部分血流感染的病原体包括细菌、真菌、寄生虫（如疟原虫）、部分病毒（如疱疹病毒）均以 DNA 作为遗传物质，所以推荐将 PMseq-DNA 作为血流感染的首选检测方法。

（2）仅在不能排除 RNA 病毒感染（如肾综合征出血热、登革热、病毒性肺炎等）时推荐进行 PMseq-RNA 或 PMseq-DR 检测。

（3）脓毒症患者推荐使用高数据量的 PMseq DNA-Pro 高敏血流感染检测，可有效提高病原微生物的检测灵敏度。

3. 标本采集

采样耗材：血液样本，推荐使用 K 牌采血管（以下称 K 管，黄盖）；临床采血管有限时，G 牌采血管（以下称 G 管，粉盖）、EDTA 管（紫盖）亦可接受，需采用正确运输条件。注意事项：①禁止使用肝素抗凝管（绿盖）采血，会影响结果检出；② K 管、G 管室温保存，禁止将已采血的 K 管、G 管存放于 4℃或以下；EDTA 管 4℃保存，禁止将 EDTA 管在室温放置；③混匀时动作不能太剧烈，防止溶血；不充分混合或延迟混合均可导致不正确的检验结果。

全血样本采集过程中遵循的要求见表 4-2。

表 4-2 全血样本采集过程中遵循要求

采血管	管盖	采血量	混匀	储存条件	运输条件	采血至血浆分离时间
K 管	黄盖	成人≥3 ml，幼儿≥1.5 ml	立即轻轻颠倒混匀 8 ~ 10 次，避免凝固	6 ~ 35℃	6 ~ 35℃（96 h）	96 h 内
G 管	粉盖			6 ~ 25℃	6 ~ 25℃（96 h）	96 h 内
EDTA 管	紫盖	成人≥3 ml，幼儿≥1.5 ml	立即轻轻颠倒混匀 5 ~ 8 次，避免凝固	4℃暂存	冰袋运输（8 h）	8 h 内

（二）局灶感染

局灶感染是除血流感染、中枢神经系统感染、呼吸道感染外，以局部组织出现感染性症状如红、肿、热、痛、扪及波动感、有脓液渗出为表现的一类疾病。局灶性感染的主要特点为临床表现多样，可伴有不典型的临床症状如疲劳、体质量减轻、胃肠道症状等。特定感染可有其特征性的临床表现，如皮肤软组织感染可表现为红、肿、热、痛，严重者可见脓液渗出；关节腔感染可表现为局部疼痛、肿胀，关节腔内积聚大量浆液性、纤维素性或脓性渗出液，关节囊膨胀、按压有波动感、运动障碍等；尿路感染可有较为明显的尿路刺激症状；眼部感染可表现为不同程度的疼痛、畏光、流泪、视力下降、眼睑痉挛，眼结膜水肿、充血，结膜囊的黄色分泌物增多、玻璃体混浊等。严重者或伴全身毒血症的症状，如发热、寒战，甚至休克等。

目前，已有多项研究报道二代测序可提高皮肤软组织感染、骨关节感染、眼内感染、尿路感染、浆膜腔感染、其他组织感染中的病原学检测能力。

1. 临床送检建议

对于疑似局部感染，病原学诊断未明确、不及时处理则后果严重（危及生命或会导致局部功能不可逆性丧失）时，考虑常规检测的同时，在其基础上进行 PMseq 检测。如眼部（角膜炎 / 溃疡、眼内炎、急性视网膜坏死等）、鼻部、耳部、喉部感染，糖尿病足，外伤累及深部组织等情况。

尽可能在抗菌药物使用前采集。出现发热、寒战等全身感染症状患者建议同时送检血标本。

2. 临床采样指征

（1）皮肤或皮下脓肿受累部位出现红、肿、热、痛，需手术切开引流时。

（2）深部脓肿表现为局部疼痛和触痛并伴有全身症状，发热、乏力、食欲缺乏等。

（3）创伤或手术部位感染。

3. 标本采集方法

（1）开放性脓腔：需进行清创。用无菌生理盐水清洁创面，用拭子采集深部伤口或溃疡基底部的分泌物，体积尽量多；或剪取深部病损边缘的组织。

（2）封闭的脓肿：对病灶局部的皮肤或黏膜表面彻底消毒，用注射器抽取脓液；或将脓肿切开引流后，取脓肿壁的一部分送检。

（3）瘘管或窦道脓液：最好在外科探查时采集最深处组织。

（4）样本采集后应立即分装到 PMseq 产品标准无菌冻存管。拧紧管盖，检查无漏液后，用封口膜封好。在管壁上粘贴样品编码，并核对患者信息。

（5）短期内送检，样本应立即置于 –20℃以下冰箱暂存（7 d）；长期保存应立即置于 –80℃冰箱。

（6）送检 RNA 检测时，标本应立即置于 –80℃以下冰箱或干冰中保存，禁止反复冻融。

（三）采样质量控制

1. 尽量在抗菌药物使用前采集标本

临床疑似感染的患者，建议先采集微生物标本送检，再使用抗菌药物进行治疗。如患者已经使用抗菌药物治疗，应在下一次用药之前采集。

2. 严格无菌操作

应严格执行无菌操作，避免标本被污染。盛放标本的耗材须经灭菌处理。采集无菌标本时应注意对局部及周围皮肤消毒。如使用消毒液消毒皮肤，须作用一定时间，待其干燥后采样。

3. 样本应直接从患者感染部位的体液或组织中进行采集

一般来说，无菌部位的标本更具有临床价值。应尽量送检无菌部位的标本，有菌部位标本应避免“正常菌群导致标本的污染”。针对患者感染部位的不同，采集的样本类型主要包括静脉血、脑脊液、痰液、肺泡灌洗液、胸腔积液、腹水、组织、咽拭子、局灶穿刺物等多种类型。

（王连馥　杨金红）

第五章

狂犬病暴露后的护理

第一节　重症犬咬伤患者的护理

一、概述

犬咬伤是指犬齿咬合、切割人体组织导致的皮肤破损、组织撕裂、出血和感染等损伤，除了一般化脓性感染外，犬咬伤还可引起狂犬病、破伤风、气性坏疽等特殊感染。犬咬伤是急诊外科常见的问题，正确的早期伤口处理、易感染伤口预防性抗生素应用、根据需要及免疫史进行狂犬病等疾病的预防是犬咬伤处理的基本原则。

二、主要护理问题

1. 皮肤完整性受损　与狗咬伤或抓伤有关。
2. 高热　与外伤有关。
3. 有感染的危险　与机体咬伤处留置引流管有关。
4. 焦虑　与有感染狂犬病的风险有关。

三、护理措施

（一）基础护理

1. 密切观察患者生命体征

密切观察患者的体温、脉搏、呼吸、血压等基础生命体征，关键在于维持气道通畅，给予呼吸支持，稳定血流动力学，控制出血。同时需要监测患者的血常规、生化等化验检查指标。

2. 密切观察患者的伤口情况

犬咬伤伤口可见于全身各个部位，成人以四肢，尤其上肢、手部最常见，犬咬伤可导致从小伤口到较大且复杂的伤口，如划伤、穿刺伤、撕裂伤等的多种损伤，大型犬的咬合可产生强大力量并伴有撕扯，可导致严重损伤。即便表面看起来并不引人注目的穿刺伤，也可能并发重要的神经、血管、肌腱、韧带甚至是骨骼损伤。应观察伤口有无红肿、压痛、脓性分泌物和淋巴管炎等表现，以及有无体温升高、淋巴结大等情况。根据患者的临床表现、实验室检查、伤口分泌物培养、影像学检查等结果判断患者的伤口情况，及时遵医嘱给予相应的处理措施。

3. 药物注射护理

在为患者开展药物治疗的过程中，主要包括注射狂犬病被动免疫制剂与狂犬病疫苗，其中狂犬病疫苗是每一位患者都要注射的，部分患者需要根据伤口暴露情况注射狂犬病患者免疫球蛋白。在狂犬病疫苗注射之前，护理人员要认真、仔细核对好有效期、厂家、批号以及疫苗注射液内是否存在异物、浑浊，疫苗瓶身是否有裂痕，并将上臂三角肌作为疫苗的首选注射位置。狂犬病被动免疫制剂（狂犬病患者免疫球蛋白或奥木替韦单抗），常用剂量为 20 IU/kg，注射的方式为尽可能多地局部浸润注射，剩余剂量可以开展肌内注射，并保证区别于狂犬病疫苗的注射位置，保证在狂犬病疫苗产生保护性抗体的 1 ~ 2 周内有效地中和病毒，保护犬咬伤患者。

4. 疫苗注射后的护理

接种疫苗之后，如果患者出现注射部位红肿、疼痛等症状，告诉其这属于正常反应不需要特殊处理，嘱患者注意休息，多饮水，促进毒素排出，避免剧烈运动，同时也避免食用辛辣等刺激性食物。如果患者接种疫苗之后出现神经性皮下水肿、荨麻疹等严重不良反应，则应予以重视，及时向医生报告。

（二）留置引流条的护理

部分犬咬伤伤口为“穿刺伤”或“穿透伤”，伤口小而深，故根据患者受伤情况探查伤口深度，察明伤口内有无异物等，清洁伤口可在伤口内留置引流条，以利于伤口污染物及分泌物的排出。缝线间距尽量放宽，以伤口能对合为宜，既利于引流，又可以保证局部良好充足的血液循环。伤口换药时，一定要松动引流条，或者轻轻拔出一点引流条，这样使引流条引流更通畅。

（三）负压封闭引流 VSD 护理

负压封闭引流技术是一种新型的引流方法，利用泡沫包裹，使之成为引流区和引流管之间的中介，再利用多侧孔引流和透性薄膜封闭引流区，使其与外界完全隔绝，最后接通负压源，使之成为高效的引流系统，在犬咬伤患者伤口创面处理中有着广泛的应用。其主要优势在于，利用该技术可以有效地避免交叉感染，保证创面清洁，也可改善患处血液循环，是一种十分理想的引流方法。

1. 负压值的观察与维持

保持创面持续有效负压引流是治疗成功的关键，维持中心负压在 20 ~ 60 kPa。负压瓶的位置要低于创面，有利于引流。每次更换负压瓶时要观察引出液的性质和数量，做好记录后及时倾倒。倾倒瓶里的引流液时，必须先用双血管钳左右交叉夹住伤口引流管，然后进行倾倒或接负压瓶，最后调好中心负压后方能松开止血钳，防止漏气。使用过程中要严密观察 VSD 的负压状况，若 VSD 材料瘪陷，封闭薄膜下无液体积聚，说明负压引流效果良好；若 VSD 材料恢复原状，表明薄膜下出现积液，提示负压失效，应立即查找原因，及时报告医生并积极配合处理。

2. 引流管的护理

妥善固定引流管，注意保持冲洗管和引流管的连接紧密及通畅，定期检查各接口是否松动，防止管道扭曲、压迫、堵塞、滑脱，引流瓶应低于创面，告知患者及家属避免引流管打折、扭曲、受压。引流瓶每日更换并清洁、消毒，认真记录引流液的颜色、量和性状，如发现异常及时上报和处理。更换引流装置时，应严格执行无菌操作。

3. 为保持引流管通畅，每日可用 0.9% NaCl 溶液对管路进行冲洗。根据引流液的性状来调节冲洗速度，一般 20 ~ 30 滴 / 分，负压引流瓶的位置低于创面，及时倾倒负压引流瓶内的冲洗液体，防止引流瓶过满，影响压力。

4. VSD 的更换和去除

应用 VSD 1 次封闭可以保持有效引流 5 ~ 7 d，若发现引流管不通畅，这时可逆行缓慢注入 10 ~ 20 ml 生理盐水浸泡 10 ~ 15 min，堵塞的引流物变软后，重新接通负压源，如有需要可多次操作，甚至更换 VSD 敷料。但是如果发现 VSD 敷料内有坏死组织和渗液残留、贴膜的边缘有渗出并有异味、敷料呈黄绿色等，创面可能合并感染，需及时通知医生更换。

5. 患肢的护理

患肢抬高 20° ~ 30°，高于心脏水平利于患肢血液和淋巴回流，改善循环，减轻患肢肿胀。如为肢体的背侧面，应用垫枕使创面处于悬空位，勿受压。做好固定并保护体位的舒适，同时确保引流管出口处于低位，保证引流通畅，将患肢置功能位。

6. 特殊部位的 VSD 护理

头面部：由于头面部位置的特殊性，皮肤延展性较大，粘贴时要观察创面周缘皮肤情况，尤其在引流管与皮肤的接合部位和边缘部位，容易漏气。置入 VSD 引流管后，调整使之与创面相适应，从低位另开小孔引出引流管，并用配套密闭贴膜封闭。

（四）皮瓣移植术后护理

1. 皮瓣血运的观察

观察皮瓣是否出现以下症状，即：有无动、静脉血管危象，在患者术后需加以关注，尤其是患者完成手术 48 h 后。在此期间，可以利用以下几种方法对移植皮瓣的颜色、温度及张力进行观察，即：看、触摸及测等，另外还需对患者的毛细血管充盈情况进行观察，看皮瓣血运是否处于正常状态。

2. 监测皮瓣的颜色

通常情况下，移植后最有效的指标为皮瓣颜色，同时其观察也较为容易。值得注意的是，在观察期间需尽量避开外界因素的影响，在自然条件下对其皮瓣颜色进行观察。另外，无需使用碘伏对皮瓣进行涂抹，以免影响对皮瓣颜色的观察。

3. 监测皮瓣血管危象

皮瓣移植术游离后，在术后 24 ~ 48 h 有较高的血管危象发生率，其中在手术 1 ~ 3 天后有较高的动脉血管危象发生率。其主要临床症状包括：皮瓣色泽出现不同程度的苍白和灰暗，同时会降低皮瓣温度和皮肤张力，另外还会延长毛细血管的充盈时间。若皮瓣创缘未见出血，且可见动脉危象，需立即上报医生，随后将包扎敷料进行适当的松解，加强患者的保暖工作，在医嘱条件下予以镇痛药物，从而使其疼痛得以减轻，另外还需对患者进行心理指导，从而使其不良情绪得到有效缓解。若以上处理后皮瓣血运仍未见好转，需立即实施手术。

4. 监测肿胀情况

通常情况下，患者完成手术后会伴有不同程度的肿胀，且 3 天后皮瓣静脉回流可以使肿胀情况得以明显改善。另外，若患者的肿胀程度较为严重，还会出现皮纹及水泡。

5. 皮瓣生长的评价依据

在皮瓣内 5 mm 处刺入钉头，将其退出后可以对周围组织进行挤压，若溢出的血液呈现红色，则表示皮瓣正常生长。若反复穿刺后不见溢出血液，则表示会出现动脉血管危象；若血液溢出呈现暗红色，则表示静脉血流出现障碍。一旦出现上述不良症状，护理人员需立即上报主治医师，防止皮瓣出现坏死。由此可见，及早发现和及早处理具有重要意义。

6. 皮瓣护理

患者完成手术后，需利用烤灯对其皮瓣进行照射，这样可以起到消炎和解痉的作用，同时对组织的再生起到促进作用。在照射期间，需选取适宜的距离，温度需在患者耐受情况下，随后对其皮瓣的基本情况进行观察，即颜色、温度以及肿胀情况。若患者的皮瓣颜色红润、温暖则表示为正常；若患者的皮瓣处于干瘪和发白状态，同正常皮温相比明显较低，可能会出现动脉缺血。因此，护理人员需将其肢体进行适当的降低，加强保暖，立即上报主治医师，从而及时地进行处理。患者完成手术 3 天后，皮瓣会伴有不同程度的轻微肿胀，若皮瓣区肿胀较为显著，可以将患者的患肢抬高，并对皮瓣蒂部进行检查，随后对患者的体位进行转变，这样可以有效改善其血运障碍。手术成功后的皮瓣质地相对柔软，同时具有良好的弹性，轻轻地按压后排空毛细血管，压迫解除 3 秒后会迅速恢复充盈。

（五）犬咬伤致骨折的护理

采取合适的体位与肢体位置，卧位时患肢抬高，略高于心脏水平，变换卧位时保持患肢对线和肢体的固定位置。关节内骨折治疗后，应维持患肢关节于功能位。观察患肢变化，注意肿胀、疼痛、制动情况，抬高患肢或维持于功能位。对病情严重的患者要观察全身变化，有无出血、休克等，要密切观察生命体征，发现异常情况，及时报告并遵医嘱进行处理。患肢不能负重，鼓励患者在床上多进行未固定关节的活动，防止肌肉萎缩和关节僵硬。

（六）功能锻炼

肢体功能的恢复是护理的重要任务，根据患者的具体情况尽快指导，结合按摩和理疗，协助患者进行适当的功能锻炼，若患者合并下肢骨折，则指导其做股四头肌收缩锻炼及踝关节屈伸活动；若患者合并上肢骨折，则指导其做握拳、手指屈伸活动、腕关节做轻度背伸和提肩活动，锻炼的次数由少到多，幅度由小到大，时间由短到长，根据损伤修复、治疗效果的变化、患者自我感觉进行指导运动量增加多少及运动方式的变换调整，有效地避免关节僵硬、肌肉萎缩等并发症。

（七）疼痛护理

遵医嘱给予相应的止痛药物，缓解患者的疼痛。配合放松疗法及合理应用镇静药物，保证患者的休息和睡眠。个别感到剧烈疼痛的患者，可适当降低 VSD 负压值，待患者能耐受时，逐渐增加负压值，直至维持正常恒定值为止。

（八）心理护理

犬咬伤属于突发事件，对患者的心理状态造成冲击，患者的焦虑、抑郁等不良情绪明显。心理护理即结合患者心理需求与状态，护士对心理学原理予以正确使用，对致病原因予以全面了解后及时将患者心结化解或将不良情绪消除，使其能够正确科学对待疾病，加快康复速度。护士要帮助与关心患者，通过情感交流、循循善诱等方法与患者开展思想沟通，构建相互合作、依赖的关系，而后与患者及其家属沟通交流，了解患者工作、文化水平、性格特征及生活习惯等，通过病史询问与病历查阅对患者病情予以全面了解，掌握其心理状态，开展个体化心理疏导。

1. 女性或爱美患者

了解咬伤部位伤口大小、位置及是否会对患者外在形象产生影响，细致解说，注重患者主诉。若伤口在颌面部或颈部等暴露位置，需了解其对伤口的重视程度，并结合其工作性质、性格特点等予以针对性心理干预。护理人员需及时告知患者伤口愈合情况，若伤口明显且注重容貌可与美容外科会诊以最大限度修复伤口，让患者感受到被重视、被关怀，护士还需合理使用安慰性语言以稳定患者情绪，提升其配合度。

2. 过度紧张型患者

过度紧张型患者大多是对狂犬病相关知识了解不足，故而表现出过度紧张、恐惧的心理。针对此类患者，医护人员需耐心讲解狂犬病的传播途径、发生机制及预防效果等，重点向患者讲述狂犬病疫苗的效果，缓解患者的恐惧心理。此外护士还需为患者提供心理支持，在日常护理操作中大力宣教，将患者思想顾虑消除，增强抗病信心。

3. 忽略型患者

忽略型患者多来自农村且多为老年人，认为被犬咬伤后简单处理伤口即可，会自动痊愈，认为注射疫苗是浪费钱；还有部分患者认为犬类为家养动物，无需注射疫苗；此外，部分儿童被犬咬伤因害怕家长责怪故而隐瞒病情，错失注射疫苗的最佳时机。医护人员针对此类患者要对狂犬病的危害、防治的必要性予以重点讲解，使其了解未及时预防接种的严重后果，提升对本病的科学认知，将不重视、麻痹思想消除，提升配合度，并坚持全程预防注射。

（九）饮食护理

加强营养，供给高热量、高维生素、易消化饮食，指导患者注意休息，保证充足的睡眠。在接种狂犬病疫苗期间宜食用清淡、易消化、有营养的食物，忌饮酒、浓茶，避免吃刺激性食物，避免进行剧烈运动。

（十）健康宣教

患者就诊期间医护人员要向患者及其家属大力宣教与狂犬病有关的知识，宣传重视对犬类动物的管控力度，尽可能采取圈养方式。被犬类动物咬伤后要及时、迅速、正确、彻底地处理伤口，提高人们对犬类动物咬伤和狂犬病的认识。同时，教育儿童家长看好孩子，不要让孩子与犬类动物同睡，亦不要随意招惹，告知他们被其咬伤后所造成的危害及接受预防接种的必要性。免疫接种期间禁用皮质激素类和其他免疫抑制剂，以免影响机体产生抗体，且应忌食刺激性食物，避免剧烈运动，防止降低抵抗力。一定要按时全程接种疫苗，不要自作主张减少用药针次或改变用药方法，否则可能造成严重后果。医护人员应详细告知患者及其家属狂犬病的流行过程以及预防方法，普及犬咬伤后创面的应急处理方法，以最大限度地预防犬咬伤后狂犬病的发生。

（刘占肖）

第二节　一般狂犬病患者的护理

一、概述

狂犬病主要是由狂犬病毒通过动物传播给人而导致的疾病。传染源主要为病犬，其次为病猫及病狼等。人被患病动物咬伤后，动物唾液中的病毒通过伤口进入人体而引发疾病，少数患者也可因眼结膜被病兽唾液污染而患病。临床表现为特有的恐水、怕风、咽肌痉挛、进行性瘫痪等。因恐水症状比较突出，故本病又名恐水症。

二、主要护理问题

1. 有受伤的危险　与患者兴奋、狂躁、出现幻觉等精神异常有关。

2. 体液、营养失调　与吞咽困难、不能进食饮水导致低于机体需要量有关。

3. 有窒息的危险　与病毒损害中枢神经系统导致呼吸肌痉挛有关。

4. 恐惧　与疾病引起死亡的威胁，患者失去应对能力有关。

三、护理措施

（一）一般护理

1. 环境要求

将狂犬病患者安置在离护士站近的单间病房，房间应安静，温湿度适宜，病房应悬挂深色窗帘避光，室内避免放置硬物，避免患者狂躁时伤人毁物，房间不要使用电风扇或空调，应设专用卫生间，病室外悬挂警示标志。

2. 休息与饮食

要求患者绝对卧床休息，减少患者的能量消耗，对烦躁患者应注意安全，加床栏，必要时给予约束带，以防发生意外。因患者恐水、咽肌痉挛致吞咽困难，所以不建议患者经口进食，建议静脉补充营养或者鼻饲高热量流质食物。

3. 心理护理

大多数患者在前驱期及兴奋期意识都清楚，在医生确诊后，面临疾病的最终发展，常表现为焦虑、恐惧、情绪激动。医务人员应关心、体贴患者，以和蔼可亲的态度和语言，做好解释、安慰工作，尽可能地满足患者的需要，利用治疗和观察病情的时间也多与患者沟通，消除患者的心理障碍。此外，医护人员应做好家属的心理疏导，耐心细致地与患者家属进行沟通，鼓励其接受现实，冷静处理这一突发事件。

4. 病情观察

按照狂犬病患者疾病发展情况下达特级护理或一级护理，护理人员严格按照级别护理要求巡视病房，密切观察患者生命体征、意识及瞳孔变化，尤其注意呼吸频率、节律的变化，痉挛发作情况、次数及伴随症状。一旦患者由表情恐慌、狂躁转为安静时提示进入麻痹期，特别注意意识、心率、血氧饱和度及呼吸变化，备好抢救器械及药品。发现病情变化，及时向医生汇报，随时采取抢救措施，并做好护理记录。

5. 严密消毒处理

预防院内感染，狂犬病毒不耐强酸、强碱及高温，易被紫外线、甲醛、50%～70%乙醇、升汞和季胺类（新洁尔灭）等灭活。经56℃ 30～60 min或100℃ 2 min即失去活力，在冰冻、干燥下可保存数年。凡狂犬病患者用过的物品或器械如无保留价值一律焚毁；分泌物及呕吐物用酸性氧化还原电位水喷洒后再处理；体温表、血压计、止血带等均用酸性氧化还原电位水消毒15 min，病室门外配置手消毒液。

6. 尸体护理

狂犬病患者去世后，尸体用浸有消毒液的布单包裹，外层使用塑料尸体袋（袋上应注明病种的警示标志），就近立即火化。

7. 终末消毒

狂犬病患者入住病室均首先用臭氧机消毒密闭1 h，再开窗通风，最后彻底清扫消毒。

（二）症状护理

1. 避免刺激

保持病室安静、光线暗淡，避免风、光、声、水的刺激，不在病室内放盛水容器，不使患者闻及水声，不在患者面前提及“水”字。输液时注意将液体套入深色袋内，操作过程勿使液体触及患者。各种操作尽量集中进行，动作要轻巧；避免肌内注射，采用静脉给药时，应使用套管针，尽量选择下肢，以减少对患者的刺激及唾液污染医护人员和被患者意外抓伤的机会。

2. 遵医嘱应用镇静剂保持呼吸道通畅

兴奋期患者应给予镇静剂，狂躁时均使用约束带，防止自伤或伤人。轻度呼吸困难时给予半卧位。因患者多数恐风，一般不给予吸氧；意识不清者取平卧位，头偏向一侧，及时清理口腔及呼吸道分泌物，保持呼吸道通畅，必要时做好气管插管、气管切开的准备工作。

（刘占肖）

第六章

破伤风免疫预防

一、流行病学特征

（一）全球范围

全球每年约有 50 万~ 100 万破伤风病例，死亡人数 30 万~ 50 万例，其中约 80% 为新生儿。绝大部分病例（99.2%）发生在经济欠发达地区和发展中国家。非新生儿破伤风不会通过人传人，未注射过破伤风类毒素疫苗（TTCV）的人普遍易感，罹患破伤风后痊愈的患者不会获得免疫力。

在非新生儿破伤风患者中，老年人发病率高于年轻人，男性高于女性，体力劳动者高于脑力劳动者。监测数据显示，健康人群破伤风抗体保护率呈随年龄增长而下降的趋势。

破伤风在全球各地均有发病，以湿热地区发病较多。在没有特异性免疫预防之前，它曾是一种险恶的疾病。一旦染病，病死率极高（≥50%），尤以战争中的炮火致伤，发病率高于枪弹致伤，是战争致伤的主要死亡原因之一。

在发达国家，破伤风是一种罕见疾病。自 1989 年以来，美国仅报告 2 例新生儿破伤风。2001—2008 年，美国国家监测系统共报告了 231 例破伤风病例。大多数病例未接种疫苗或未完全接种疫苗。1972—2009 年在美国报告的 50% 的病例都知晓其疫苗接种情况，在这些病例中，只有 16% 的患者接种了三剂或三剂以上的破伤风类毒素疫苗。

60 岁以上的人患破伤风的风险更大，因为抗体水平会随着时间的推移而降低。美国最近的病例中有 1/3 是 65 岁以上的人。注射吸毒者，尤其是皮下注射海洛因的吸毒者（“皮肤爆裂”）被认为是一个高风险群体（2001—2008 年占所有病例的 15%）。2004 年，英国暴发了破伤风，之前曾报告吸毒者破伤风发病率低，暴发的原因尚不清楚，但被认为是海洛因、皮肤爆裂和疫苗接种不完全的综合作用。在那以后，英国只报告了 7 例零星散发病例。

发达国家的破伤风主动免疫预防已经普及，破伤风病例已经比较罕见了，在美国发病率为 0.01/10 万，基本上已经消除了外伤破伤风；欧盟发病率为 0.02/10 万，日本发病率为 0.09/10 万。

（二）我国情况

中国已于 2012 年消除了新生儿破伤风，但非新生儿破伤风仍是一个严重的公共卫生问题。

我国目前非新生儿破伤风的发病率居高不下，保守估算可高达 1/10 万以上，专家保守估计约每年 1.4 万例以上，约是发达国家的 100 倍，创伤是引起破伤风感染的主要危险因素之一，我国每年各型创伤人数达 2 亿人次，由于非新生儿破伤风不属于医疗及预防机构强制上报的疾病，再加上我国地域辽阔，人口、地域差异很大，误诊率、漏诊率仍然极高，致使破伤风实际发病率并不清楚，客观上造成我国非新生儿破伤风发病的严峻形势可能被低估。因此造成非新生儿破伤风未能得到卫生行政部门重视的现状。在我国农村和偏僻地区仍时有发生。

破伤风的感染方式意味着每个人都需要接种疫苗，产生足够的抗体，才能得到相应的保护。老年人体内破伤风抗体水平普遍较低，感染破伤风梭状芽孢杆菌后容易发病，老年患者常合并糖尿病、心脑血管疾病、肿瘤等慢性疾病，机体免疫较差，破伤风相关的死亡危险相对更高。老年人群体中破伤风免疫不足是导致老年人感染破伤风死亡的主要危险因素。

二、病原学

破伤风梭状芽孢杆菌（简称破伤风杆菌）是 G^+ 杆菌，属于厌氧芽孢梭菌属（*Clostridium*），传统上称梭状芽孢杆菌。分类上归为厚壁菌门、梭菌纲（Clostridia）、梭菌科（Clostridiaceae）。

破伤风梭状芽孢杆菌，菌体细长，宽 0.3 ~ 0.5 μm，长 2 ~ 2.5 μm，依靠菌体表面鞭毛提供动力。休眠体为芽孢形式，其对外界抵抗力强。破伤风梭菌失去了鞭毛、无荚膜，芽孢呈正圆形，直径大于菌体，位于菌体顶端，细菌呈鼓槌状（图 6-1）。

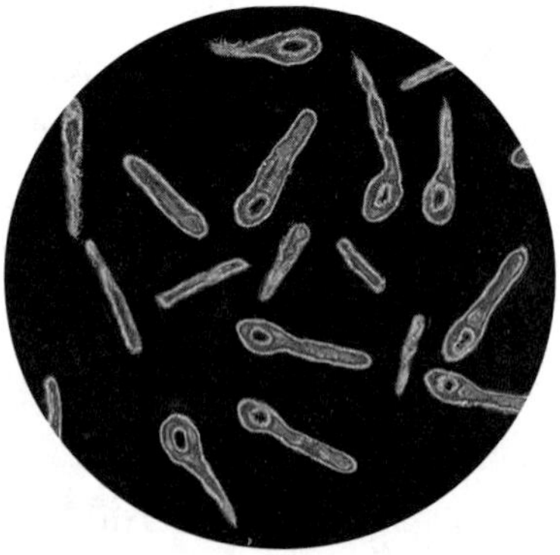
图 6-1　破伤风梭状芽孢杆菌

破伤风杆菌以芽孢状态在自然界中广泛分布于土壤、灰尘中，动物也是破伤风杆菌的宿主：草食动物和杂食动物以及人体胃肠道系统中，均能携带破伤风杆菌及其芽孢，并很轻易地将其通过粪便传播。

此菌对环境适应性很强，虽然菌体易被杀灭，但芽孢的抵抗力很强，能耐煮沸，在 100℃持续 1 h 才可被完全破坏、湿热灭菌需 121℃维持 20 min 或浸于 50% 苯酚中 10 ~ 12 h 才可将其消灭。

破伤风梭状芽孢杆菌严格厌氧。在血平板上，37℃培养 48 h 后始见薄膜状爬行生长物，伴 β 溶血。在庖肉培养基中培养呈均匀混浊生长，肉渣部分被消化呈微黑色，有腐败臭味。大多数生化反应阴性，不发酵糖类，不分解蛋白质。其活力形式在培养基中通常表现为长丝状细胞。非产芽孢菌的两侧附有鞭毛。芽孢的形成依赖各种因素，包括 pH、温度和培养基组分。芽孢在干燥的土壤和尘埃中可存活数年。

破伤风杆菌仅在伤口局部繁殖，其致病作用主要依赖于该菌所产生的外毒素。破伤风杆菌能产生两种外毒素：破伤风溶血毒素和破伤风痉挛毒素，后者是引起破伤风临床表现的主要致病物质。破伤风痉挛毒素属于神经毒素，毒性极强，小鼠腹腔注射的半数致死量（median lethal dose，LD50）为 0.015 ng，对人的致死量小于 1 μg。破伤风痉挛毒素是已知的毒力最强的毒素之一。

破伤风毒素在菌体内表达后是一条单一的蛋白质链，在分泌过程中被蛋白酶裂解成由二硫键连接的轻链和重链，以二聚体（dimer）形式存在，是分子量为 150 000 的蛋白质，该毒素在细菌溶解时释放，不耐热，65℃ 30 min 可被破坏，亦可被肠道中存在的蛋白酶所破坏。破伤风痉挛毒素对脊髓前角细胞和脑干神经细胞有高度的亲和力，引起全身骨骼肌强直性收缩和阵发性痉挛，重症患者可发生喉痉挛、窒息、肺部感染和器官功能衰竭。

三、病因

破伤风（tetanus）是由厌氧的破伤风梭状芽孢杆菌侵入人体皮肤或黏膜后，在厌氧环境下生长繁殖，以产生外毒素而引起的以全身骨骼肌持续强直性收缩和阵发性痉挛为特征的特异性、中毒性疾病。

破伤风的发生除了和细菌毒力强、数量多或缺乏免疫力等情况有关外，局部伤口缺氧也是一个非常重要的发病条件。

常见的病因包括：

（1）皮肤、黏膜有外伤史或破损史（如动物致伤、注射毒品等药物、分娩或流产等）。

（2）皮肤、黏膜、软组织有细菌感染史（如慢性中耳炎、慢性鼻窦炎、牙周感染、肛周感染等）。

（3）有消化道破损病史（如消化道手术史、消化道穿孔等）。

破伤风杆菌属于专性厌氧菌，它的生长和繁殖需要缺氧的环境，芽孢能在人体内生存数月至数年，可因轻微损伤使局部环境有利于芽孢生长引起疾病。

破伤风感染方式主要有外源性感染和内源性感染两种。

外源性感染是指破伤风杆菌通过污染的伤口（明显的和不明显的）而感染，特别在外伤时，伤口有较多的坏死组织或有化脓性细菌感染，造成局部缺氧容易感染破伤风杆菌，是战争年代感染破伤风的主要方式。此外，内源性感染如产道手术、胃肠、泌尿道手术后感染都有引起破伤风的报道。

在引起破伤风的各种损伤中，急性创伤特别是刺伤和撕裂伤占 50% 以上（47% ~ 82%），其严重性从浅表的轻微损伤到大面积深度损伤不等。通常认为破伤风发病的先决条件是由于损伤太轻微未得到医学处理，伤口未及时清创或处理不当是本病的主要诱因。如战伤和其他各种创伤，锈钉扎伤，木刺和污秽的擦伤均可导致破伤风的发生。泥土灰撒在伤口上止血也是将破伤风杆菌带入伤口内的主要原因。泥土中含有的氯化钙能促使组织坏死，有利于厌氧菌繁殖，所以，带有泥土的锈钉或木刺的刺伤容易引起破伤风。同时传统的包皮环切术、打耳洞、文身、宗教仪式中皮肤划痕等都与破伤风有关。曾有报道小腿溃疡、疖、甲沟炎和打针拔牙后发生破伤风，也可发生于烧伤、冻伤以及虫、蛇咬伤等。择期性手术后或摘除陈旧的金属异物后偶尔也会发生破伤风。10% ~ 20% 的病例并无损伤史和明显的伤口存在，称为隐源性破伤风（cryptogenic tetanus）。

深部创伤发生后，如果伤口外口过早愈合、伤口内存留的异物或坏死组织，局部包扎过度紧密、创伤组织血供差等，就易导致适宜的缺氧环境形成；如果同时混合存在需氧菌感染，后者将耗尽伤口内的氧气，更易促成本病发生。

需注意即使是轻微损伤，也会因并发其他细菌感染而使组织的氧化还原电位差（Eh）降低而使破伤风杆菌的芽孢发芽滋长并产生外毒素。

新生儿破伤风是旧法接生后脐带残端感染以及母亲未行主动免疫所致。流产后和产褥期破伤风是因产道接触污染的器械和操作引起。

脐带感染是指新生儿出生时，使用不洁的器械或受污染的敷料处理脐带，使脐带伤口污染破伤风杆菌，并在脐带残根内繁殖产生外毒素，这是引起新生儿破伤风的主要原因。

四、病理生理

在缺氧环境中，破伤风杆菌芽孢最快在 24 h 内发育为增殖体，迅速繁殖并产生大量外毒素，主要是痉挛毒素。菌体及其外毒素，在局部并不引起明显的病理改变，伤口甚至无明显急性炎症或可能愈合。

但痉挛毒素吸收至脊髓、脑干等处，与联络神经细胞的突触相结合，抑制突触释放抑制性传递介质。运动神经元因失去中枢抑制而兴奋性增强，致使随意肌紧张与痉挛。破伤风毒素还可阻断脊髓对交感神经的抑制，致使交感神经过度兴奋，引起血压升高、心率增快、体温升高、自汗等。

五、发病机制

当破伤风梭状芽孢杆菌的芽孢侵入人体组织，在缺氧环境中发育为增殖体，并大量繁殖，释放痉挛毒素时，就会引发破伤风。破伤风痉挛毒素通过逆行轴突运输到达脊髓和脑干，并与这些部位的受体不可逆地结合，抑制突触释放抑制性神经介质，脊髓前角细胞和自主神经元的去抑制导致肌张力增高、痛性肌痉挛和广泛的自主神经不稳定。如患者受伤后并未接受伤口清创，加以布条勒紧伤口止血，客观上会造成缺氧的环境；其后的伤口感染会消耗完创腔内氧，有利于破伤风杆菌的生长繁殖。

破伤风的症状和体征是由于破伤风杆菌的外毒素引起。外毒素有两种:主要是痉挛毒素，对神经有特别亲和力，是引起肌肉紧张、痉挛的直接原因。其次是溶血毒素，是一种氧敏感的血溶素，溶血毒素可引起脂质体与生物膜通透性的改变，导致细胞膜的破坏和溶解，被称为“孔形成毒素”，导致红细胞破裂，降低氧化还原电位差，此外还能引起局部组织坏死和心肌损害（导致供血不足），最终使局部环境利于芽孢滋长。痉挛毒素传导的途径和作用的部位，取决于创伤部位、毒素量及机体免疫状态，痉挛毒素在局部厌氧环境产生后向周围组织扩散，当毒素接触到运动神经末梢时，与其神经节苷脂结合并沿着与神经电位相反的方向传递，若创伤发生在四肢及躯干，毒素易经脊神经前根、前角进入脊髓节段，最终进入大脑；若创伤发生于头颈部，则可直接通过运动神经进入脑神经核；若毒素量过大，部分毒素经血液循环作用于肌肉组织并同运动神经末梢接触而发生作用。外毒素作用于神经元突触前膜并与脑糖质形成复合物，复合物与神经节苷脂结合并被引导入神经细胞，最终使神经突触不能释放甘氨酸、γ-羟丁酸等抑制性介质，导致脊髓运动神经元和脑干的广泛失抑制，临床上出现肌痉挛、肌强直等征象。它对交感神经和神经内分泌系统也有影响，可引起高血压、心跳加快、大汗淋漓，外周血管收缩和心律不齐等症状。

六、潜伏期情况

破伤风潜伏期:长短不一，往往与是否曾经接受过预防注射、创伤的性质和部位，以及伤口早期处理的方式等因素有关，多年前曾注射过破伤风类毒素成分疫苗者，潜伏期通常较长，非新生儿破伤风的潜伏期通常为 2 ~ 56 天，可短至 1 天内，罕见病例可长至半年以上，偶有短仅 24 h 或长达几个月或数年或仅在摘除遗留多年的子弹时才发生症状，潜伏期长短与既往是否接受过预防注射、创伤的性质、部位及伤口的处理等因素有关。潜伏期持续时间愈短，病情愈重，病死率越高，短于7日者多为重型破伤风。

潜伏期越短，预后越恶劣，在损伤后2～3天内发病者，死亡率接近100%。

根据病情可把破伤风分为轻、中、重、特重四型。

轻型:潜伏期10天以上，病情于4～7日内逐渐加重，每日肌痉挛发作不超过3次。牙关紧闭及颈肌强直均较轻，无吞咽困难。

中型:潜伏期7～10天，病情于3～6日内较快地发展到高峰，有明显的牙关紧闭、吞咽困难和全身肌肉强直性痉挛，痉挛次数频繁（>3次/日）而激烈。

重型及特重型:潜伏期短于7天，症状于3日内即发展至高峰，本型与中型的区别主要在于有无呼吸困难，此外重型可有窒息、高热及交感神经功能亢进的表现，如多汗、肢端发冷、血压升高、心动过速、阵发性期前收缩。肌痉挛发作频繁，数分钟发作一次或呈持续状态，痉挛于发病24～48 h内即可作。

七、临床表现

破伤风最早见于西汉时期的《五十二病方》，称为“伤痉”“痉者，伤，风入伤，身信（伸）而不能诎（屈）”。是目前为止我国最早描述破伤风发病初期症状的文献。

非新生儿破伤风的严重程度取决于可到达中枢神经的破伤风毒素量，同时按照肌肉痉挛发作程度等临床表现不同可以分为：轻型、中型、重型、特重型。若痉挛持续且严重则出现：“角弓反张”（图6-2）或“侧弓反正”的典型破伤风痉挛姿态。

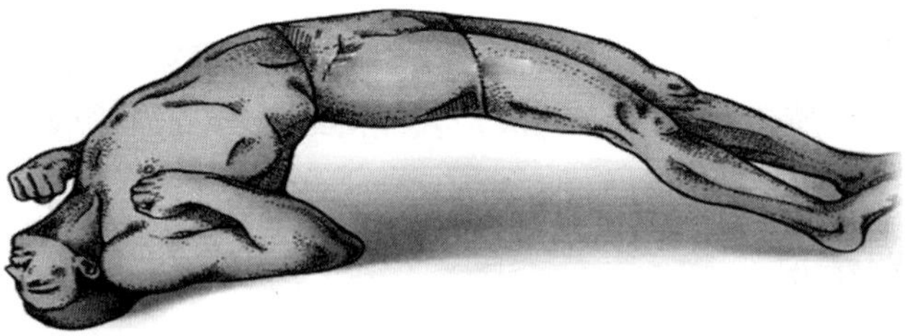

图6-2 角弓反张

治疗破伤风患者的重要原则包括控制和解除肌肉痉挛、尽快中和游离毒素等。破伤风痉挛症状于病程7～10天达到高峰，痉挛发作通常在3天内达到高峰，在5～7天保持稳定，10天以后痉挛发作次数逐渐减少，程度减轻，间歇期延长，持续约为 3 周。同时全身肌肉的持续收缩也逐渐减轻和缓解，在 1 ~ 2 周后消失。病程一般为 3 ~ 4 周，严重的可在 6 周以上。破伤风的临床表现只有在破伤风毒素到达突触前抑制神经后才会出现。一旦出现明显症状，就几乎无法再阻止疾病进展。在破伤风痊愈后的一个较长时间内，某些肌群仍可有紧张和反射亢进现象。

其预后与痉挛发生程度有关，而早年有破伤风疫苗基础免疫史者，肌内注射 0.5 ml 类毒素，便可迅速强化机体的抗破伤风免疫力，于 3 ~ 7 日内产生强有力的免疫抗体，及时中和游离毒素，减少到达中枢神经的破伤风毒素量，从而减少重型及重型以上破伤风的发病率。

前驱症状是全身乏力、头晕、头痛、咀嚼无力、局部肌肉发紧、牵拉痛、反射亢进等。典型症状是在肌紧张性收缩（肌强直、发硬）的基础上，阵发性强烈痉挛，通常最先受影响的肌群是咀嚼肌，随后顺序为面部表情肌、颈、背、腹、四肢肌，最后为膈肌。相应出现的征象为：张口困难（牙关紧闭）、蹙眉、口角下缩、咧嘴“苦笑”（图 6-3）、颈部强直、头后仰，当背、腹肌同时收缩，因背部肌群较为有力，躯干因而扭曲成弓、结合颈、四肢的屈膝、弯肘、半握拳等痉挛姿态，形成“角弓反张”或“侧弓反张”；膈肌受影响后，发作时面唇青紫，通气困难，可出现呼吸暂停。上述发作可因轻微的刺激，如光、声、接触、饮水等而诱发。间歇期长短不一，发作频繁者，常示病情严重。发作时神志清楚，表情痛苦，每次发作时间由数秒至数分钟不等。强烈的肌痉挛，可使肌断裂，甚至发生骨折。膀胱括约肌痉挛可引起尿潴留。持续的呼吸肌和膈肌痉挛，可造成呼吸骤停。患者死亡原因多为窒息、心力衰竭或肺部并发症。

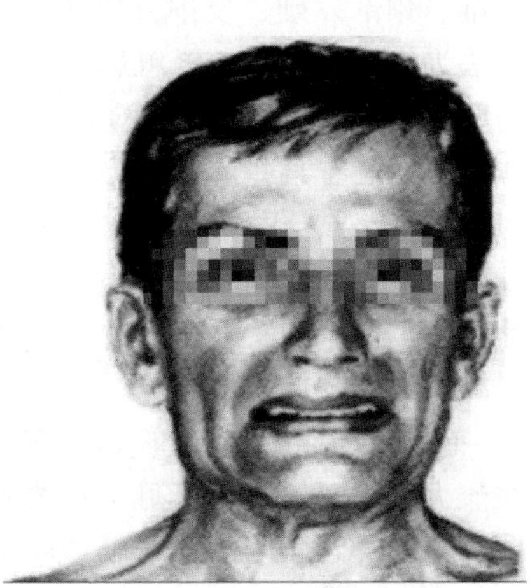

图 6-3 “苦笑”面容

如积极治疗、不发生特殊并发症，发作的程度可逐步减轻，缓解期平均约 1 周。但肌紧张与反射亢进可继续一段时间；恢复期间还可出现一些精神症状，如幻觉，言语、行动错乱等，但多能自行恢复。

少数患者仅表现为受伤部位肌持续性强直，可持续数周或数月，预后较好。新生儿患此病时，因肌肉纤弱而症状不典型，表现为不能啼哭和吸乳，少活动，呼吸弱或困难。

八、诊断和鉴别诊断

破伤风杆菌不侵犯血液循环和其他器官，菌体本身及其外毒素在局部并不引起明显的改变，局部可无明显的炎症或感染征象，因此，其病理改变无特异性。实验室检查很难诊断破伤风，因脑脊液检查常为阴性，伤口厌氧菌培养也难发现该菌。但破伤风的症状比较典型，诊断主要根据病史和临床症状，通过询问病史，尤其是近期的外伤且有伤口非正规处理的病史，出现典型的临床表现如牙关紧锁、颈项强直、角弓反张、阵发性全身肌肉痉挛的发作等。

凡有外伤史，不论伤口大小、深浅，如果伤后出现肌紧张、牵拉痛，张口困难、颈部发硬、反射亢进等，均应考虑此病的可能性。可采用压舌板试验，方法为：使用压舌板轻触患者咽后部时，患者发生咬肌反射性痉挛，而非正常的反射性恶心为阳性，此检查方法的敏感性（94%）和特异性（100%）均较高。

早期仅有某些前驱期症状时诊断比较困难，此时应提高警惕，对患者进行密切观察，以免耽误诊断，并需与下列疾病鉴别：

（1）化脓性脑膜炎：虽有“角弓反张”症状和颈项强直等症状，但无阵发性痉挛；有剧烈头痛、高热、喷射性呕吐，神志有时不清，脑脊液检查有压力增高、白细胞计数增多等。

（2）狂犬病：有被疯狗、猫咬伤史，以吞咽肌抽搐为主。喝水不能下咽，并流大量口涎，患者听见水声或看见水，咽肌立即发生痉挛。潜伏期较长，早期有流涎、吞咽困难和吞咽肌痉挛症状，但很少出现牙关紧闭。脑脊液中淋巴细胞增高。

（3）低钙性搐搦：手足强直性痉挛，主要影响上肢，但间歇期无全身肌张力增高，血清钙较低，钙剂注射能缓解手足搐搦。

（4）士的宁中毒和吩噻嗪、甲氧氯普胺（灭吐灵）引起的张力障碍：表现症状与破伤风很相像，称为假性破伤风，在痉挛间歇期肌肉松弛，在停药后 24 ~ 48 h 症状消失，而破伤风的痉挛和肌紧张较持续。

（5）急性癔症和精神病：有时很难与早期或轻度破伤风鉴别，必须仔细观察。

（6）其他，如颞下颌关节炎、子痫等。

实验室检查取伤口处分泌物标本直接涂片后镜检。阳性为：可见革兰染色阳性细菌，菌体细长，两端钝圆，无荚膜，鞭毛染色镜检可见周身鞭毛。取伤口处分泌物行厌氧菌培养或破伤风梭状芽孢杆菌 PCR 检测。近期无破伤风人免疫球蛋白（HTIG）、马破伤风免疫球蛋白 $F(ab')_2$/破伤风抗毒素（TAT）注射史的患者，如果破伤风抗体检测阳性，患者为破伤风的可能性小，有助于除外诊断。

九、伤口管理

根据国家疾病预防控制局综合司 / 国家卫生健康委员会办公厅下发的《狂犬病暴露预防处置工作规范（2023 年版）》第二章第九条规定：破伤风的预防处置应遵照 2019 版《非新生儿破伤风诊疗规范》的有关规定。

破伤风是可以预防的疾病，由于破伤风杆菌绝对厌氧（为专性厌氧菌），其生长繁殖必须有缺氧的环境，因此，创伤后早期彻底清创，敞开引流，改善局部循环，是预防破伤风发生的关键。

（一）伤口分类

在接诊外伤患者时，应当获取患者完整病史，包括受伤的环境和受伤的过程，对伤口进行分类。具体分类如下：

（1）清洁伤口：位于身体细菌定植较少的区域伤口；在伤后立即得到处理的简单伤口（如刀片割伤）。

（2）不洁伤口：位于身体细菌定植较多的区域（如腋窝、腹股沟及会阴等）的伤口；超过 6 小时未处理的简单伤口。

（3）污染伤口：被污物、有机泥土（如沼泽或丛林的土壤）、粪便或唾液（如动物或人咬伤）污染的伤口；已经感染的伤口；含有坏死组织的伤口（如发生坏疽、火器伤、冻伤、烧伤等）。

（4）狂犬病Ⅱ级与狂犬病Ⅲ级属于不洁或污染伤口。

（二）伤口处理

对战伤、污染严重及有泥土和其他异物的伤口，清创必须彻底，包括清除所有坏死和无活力的组织，去除异物，敞开死腔。如组织毁损较多，污染严重，彻底清创有困难者，应将伤口完全敞开，不予缝合，彻底清创，预防感染。

污染伤口和损伤组织应立即充分清创，消毒，清除坏死组织，不建议常规使用抗生素预防破伤风杆菌感染。伤口务必充分清创，清除坏死组织，可尽早冲洗，减少伤口中可能存在的破伤风杆菌。对符合指征的患者，需要使用抗生素预防由其他细菌的感染外伤后引起的破伤风及明确伤者的免疫接种史。注意区分破伤风易感和非易感伤口，鉴别高风险伤口，询问伤者的主动免疫史。外伤后破伤风的预防免疫方式主要取决于损伤的性质及伤者的免疫接种史。未充分主动免疫及破伤风易感伤口是破伤风感染的高危因素。区分破伤风易感伤口及破伤风非易感伤口是急诊预防中的关键问题，但在临床上区别两者并不容易，一般认为除了清洁的小伤口外都是破伤风易感伤口，如穿刺伤、撕脱伤、枪弹伤、挤压伤、烧伤、冻伤、处理延迟超过 6 h 的伤口、伤口内有异物、药物滥用者静脉穿刺点等，尤其被土壤、粪便或唾沫污染的创面，需注意伤口大小不能作为区分特征，研究发现破伤风患者中30%由轻微外伤引起。高风险的伤口类型指被可能有破伤风杆菌的物质严重污染或含有广泛的失活组织，如：伤口或烧伤有广泛坏死组织或者刺伤，特别是被土壤或粪便污染过；伤口内有污染异物；污染严重的开放性骨折；脓毒症患者的伤口或烧伤；碾压伤；动物咬抓伤；脓肿；污染伤口未彻底清创；广泛的组织损伤；表浅伤口被土壤、灰尘、粪便污染等。此外，压疮、肛周脓肿、胃肠道术后或穿孔亦可能导致破伤风，因此有学者建议给予破伤风预防措施。

十、治疗

严重程度为中型及以上的非新生儿破伤风，建议在有气管切开或气管插管能力的重症监护病房（ICU）进行治疗。治疗要点包括：灭活循环毒素；消除伤口中破伤风梭状芽孢杆菌；控制肌肉痉挛；治疗自主神经功能障碍；气道管理；一般支持性措施和并发症的防治；免疫预防。

（一）灭活循环毒素

破伤风毒素与神经系统会发生不可逆地结合。尚未与神经系统结合的毒素为循环毒素，使用破伤风被动免疫制剂只能中和循环毒素并消除其致病性。HTIG是首选制剂。诊断为非新生儿破伤风后，应当尽快一次性使用HTIG臀部及其他大块肌肉处多点肌内注射，推荐剂量为3000～6000 IU。不能获得HTIG时，可于$F(ab')_2$或TAT皮试阴性后，以10 000～60 000 IU一次性多点肌内注射或者以100 ml 0.9%氯化钠稀释缓慢输注，时间不低于15 min。$F(ab')_2$与TAT相比，发生过敏反应的概率低、安全性高。不推荐HTIG、$F(ab')_2$及TAT进行鞘内注射。

（二）消除伤口中破伤风杆菌

完成灭活循环毒素后，在条件允许下，所有非新生儿破伤风患者均应行伤口清创以清除伤口内的破伤风杆菌和坏死组织。对于已结痂的伤口可清除结痂，必要时扩大创面及深度。伤口使用3%过氧化氢溶液和生理盐水反复交替冲洗后，视情况予以旷置或充分引流。

（三）抗感染药物

首选甲硝唑500 mg q6h或q8h，口服或静脉给药。青霉素是备选药物，皮试阴性后，200～400万IU，q4h或q6h静脉给药，也可与甲硝唑联合使用，疗程建议为7～10天。如果怀疑存在混合感染，可采用第二代、第三代头孢菌素类抗生素或其他相应抗生素。

（四）控制肌肉痉挛

注意控制病房内的光线和噪声，以避免诱发肌肉痉挛。镇静剂可用于控制肌肉痉挛，常用苯二氮䓬类（如地西泮）等。地西泮的成人常规起始剂量为 10 ~ 30 mg，按需口服或静脉给药。对于严重病例，可能需要高达 500 mg 的日总剂量。大剂量使用地西泮，要警惕呼吸抑制，必要时使用机械通气支持。静脉用地西泮，可导致乳酸性酸中毒。病情稳定后，地西泮应当逐渐减量至停用，以避免发生停药反应。当单独使用镇静剂的效果不满意时，如果已使用机械通气，可考虑神经肌肉阻滞剂（如维库溴铵）。维库溴铵初始用量为 0.08 ~ 0.1 mg/kg，维持剂量为每 0.5 ~ 1.0 小时予 0.01 ~ 0.15 mg/kg。使用神经肌肉阻滞剂的患者应密切监护，且一日应当至少停药 1 次，以便评估患者的状态。硫酸镁可作为控制肌肉痉挛的辅助用药，不推荐常规使用。

（五）治疗自主神经功能障碍

充分镇静是纠正自律性不稳定的首要前提。首选阿片类药物（如吗啡）。吗啡可使用 0.5 ~ 1.0 mg/（kg·h）持续静脉泵点。硫酸镁也可作为纠正自律性不稳定的辅助用药，不推荐常规使用。α 和 β 受体阻断药可作为纠正自律性不稳定的辅助用药，不推荐常规使用。当存在低血压时应补充血容量，必要时静脉泵入多巴胺或去甲肾上腺素。

（六）气道管理

气道管理是治疗破伤风的关键措施。对严重程度为中度及以上的患者，尤其是用药后肌肉痉挛控制不理想的患者，应当考虑尽早行气管切开或气管插管术。气管切开术可更好地进行气管吸引和预防肺部并发症。对早期表现为轻型的患者应密切观察，防止发生咽喉肌痉挛窒息。

（七）一般支持性措施和并发症的防治

支持治疗是非新生儿破伤风的基本治疗。营养支持优先考虑肠内营养，必要时使用鼻饲营养，但应警惕呕吐、误吸，推荐抬高床头 30° ~ 45°。定期监测水、电解质及酸碱平衡状态并及时纠正。对于频繁肌肉痉挛患者定期监测肾功能，警惕横纹肌溶解及急性肾衰竭的发生，必要时充分补液并碱化尿液。推荐留置尿管缓解尿潴留并记录 24 h 液体出入量。使用机械通气患者应注意预防呼吸机相关肺炎。还应当注意预防应激性溃疡、下肢深静脉血栓、长期卧床造成的压力性损伤、坠床、舌咬伤等。

（八）免疫预防

当日在使用 HTIG 或 $F(ab')_2$/TAT 治疗的同时，如果患者既往未完成含破伤风类毒素疫苗（TTCV）全程免疫（3 剂及以上）或免疫接种史不详，应完成 TTCV 全程免疫接种。如果患者既往完成了 TTCV 全程免疫，则此次加强 1 剂 TTCV。如在使用 HTIG 或 $F(ab')_2$/TAT 治疗的当日无法接种 TTCV，应当 4 周以后开始接种。

十一、破伤风预防

（一）暴露后对应的破伤风风险分类

（1）无破伤风风险：狂犬病Ⅰ级暴露。

（2）破伤风低风险：狂犬病Ⅱ级暴露伤口。

（3）破伤风高风险：狂犬病Ⅲ级暴露伤口。

伤后所需的破伤风预防方法取决于外伤的性质和患者的免疫史。为了防止污染的伤口或损伤的组织感染破伤风杆菌，所有伤口均应及时妥善地清创、彻底地冲洗、消毒，从而起到预防破伤风的一定作用。

动物致伤造成的伤口属于污染伤口，有罹患破伤风的风险，处理过程中必须对破伤风的风险进行评估并采取合理的预防措施。具体暴露等级对应风险如下：Ⅰ级暴露无破伤风风险；Ⅱ级暴露伤口是破伤风的低风险伤口，有全程免疫史的受种者自最后一剂超过 5 ~ 10 年的，加强 1 剂吸附破伤风疫苗；无全程免疫史或免疫史不详者接种 3 剂吸附破伤风疫苗，Ⅲ级暴露伤口是破伤风的高风险伤口。有全程免疫史的受种者自最后一剂超过 5 年的，加强 1 剂吸附破伤风疫苗；无免疫史或免疫史不详者，需接种 3 剂吸附破伤风疫苗，同时加被动免疫制剂。

（二）狂犬病疫苗与破伤风疫苗同时接种

根据国家疾病预防控制局综合司 / 国家卫生健康委员会办公厅下发的《狂犬病暴露预防处置工作规范（2023 年版）》第二章第九条规定：破伤风的预防处置应遵照非新生儿破伤风诊疗规范有关规定。如需同时注射狂犬病疫苗和破伤风疫苗，应分别注射在左、右上臂三角肌；如在同侧三角肌注射，需间隔至少 2.5 厘米。

研究显示使用氢氧化铝吸附的破伤风类毒素（TT）与纯化的 Vero 细胞狂犬病疫苗（PVRV）混合接种，不但能增强狂犬病疫苗的免疫原性，而且不干扰对破伤风类毒素的免疫应答，也不增加不良反应的发生率，狂犬病疫苗与氢氧化铝吸附破伤风疫苗的混合接种法，除了用于接触后预防接种外，也可用于接触前预防接种。

福建省疾病预防控制中心分析其门诊部 2018 年 2 月至 2019 年 5 月期间的数据得出，狂犬病疫苗与吸附破伤风疫苗同时联合接种相较于单独接种狂犬病疫苗时，仅局部反应发生率稍增加，而全身反应发生率无差异，即两种疫苗同时联合接种具有安全性。

含有 TT 成分的疫苗均为灭活疫苗，在免疫力低下的人群中使用同样安全。破伤风疫苗无论是单独使用或者作为联合疫苗使用都是安全的，含灭活破伤风类毒素（TT）疫苗［如 DT、DTaP、吸附无细胞百白破 -b 型流感嗜血杆菌联合疫苗（DTaP-Hib）和吸附无细胞百白破 - 灭活脊髓灰质炎 -b 型流感嗜血杆菌联合疫苗（DTaP-IPV-Hib）] 在儿童、孕妇中接种是安全的，具有良好的耐受性，而且也适用于 HIV 感染者和 AIDS 患者，接种疫苗后，轻微的局部疼痛和红斑等反应是常见的，不需要就医，更严重的反应罕见。证据也支持 TTCV 加强接种可与青少年期接种的其他疫苗如 HPV 疫苗和脑膜炎球菌结合疫苗同时进行。

动物致伤暴露后，与外伤后破伤风免疫预防程序一致，如图 6-4 所示：

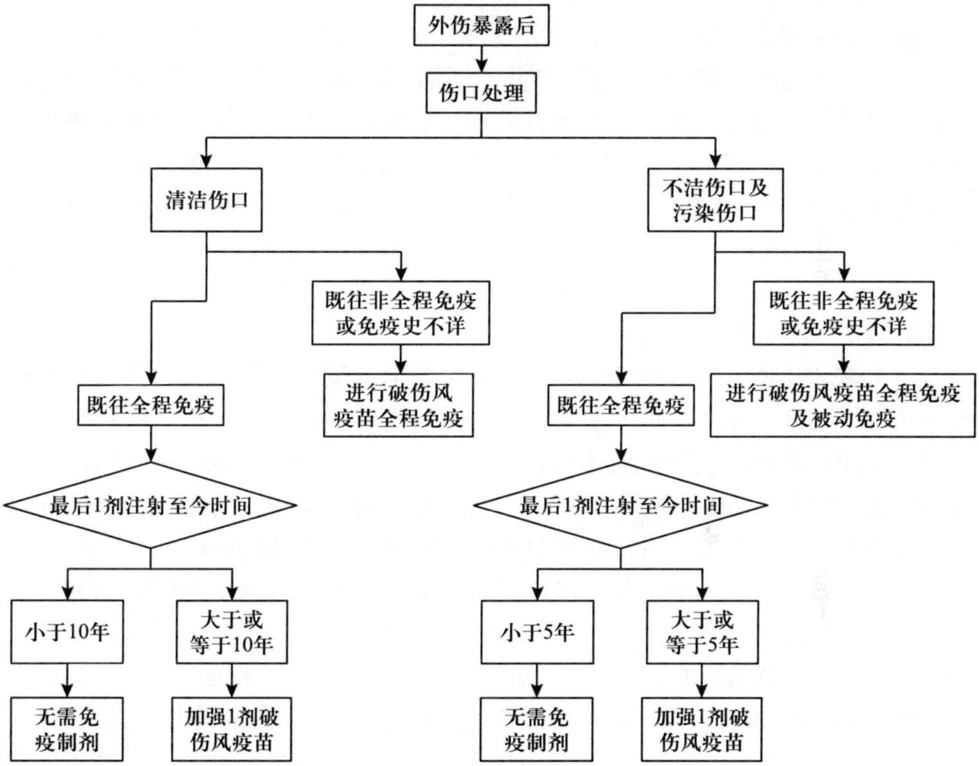

图 6-4　外伤后破伤风处置流程

需要用免疫制剂情况总结如表 6-1 所示：

表 6-1　需要用破伤风免疫制剂情况

伤口分级	有免疫史	无免疫史
不洁 / 污染伤口	最后一剂至今≥5 年 1 剂破伤风疫苗	3 剂破伤风疫苗 + 被动免疫制剂
清洁伤口	最后一剂至今≥10 年 1 剂破伤风疫苗	3 剂破伤风疫苗

十二、免疫预防分类

破伤风是完全可以预防的，机体对破伤风的免疫主要依靠体液免疫，即抗毒素对毒素的中和作用，近年来许多临床研究表明细胞免疫在破伤风防治中，同样扮演着重要角色。破伤风痉挛毒素毒性很强，极少量毒素即可致病，但如此少量的毒素尚不足以刺激机体产生抗毒素，故病后不会获得自然免疫力。获得有效抗毒素的途径只有进行人工免疫。

破伤风的预防主要有：

（1）正确的伤口处理:凡污染严重、创伤深在的伤口均予彻底清创，务必做到清除异物、切除坏死组织、敞开死腔，创面用3%过氧化氢反复冲洗或湿敷。消除破伤风杆菌生长需要的厌氧环境，破伤风杆菌是厌氧菌，其生长繁殖必须有缺氧的环境。因此，创伤后早期彻底清创，改善局部循环，是预防破伤风发生的重要措施。

（2）通过主动免疫，产生较稳定的免疫力是另一重要的预防措施。主动免疫注射破伤风类毒素（破伤风疫苗）。

（3）被动免疫：被动免疫法对伤前未接受主动免疫的人进行破伤风免疫球蛋白（TIG）250～500 U肌内注射，可维持保护期3～4周，该生物制剂无血清过敏反应；注射破伤风抗毒素血清（TAT），肌注1500～3000 IU，免疫力一般维持5～7日，故伤口污染严重者可于注射一周后追加注射一次；对抗毒素血清过敏者，可予脱敏注射或使用HTIG（破伤风人免疫球蛋白）。

由于对破伤风的认识不足，多数医务人员告诉患者应该在外伤后24 h内接受免疫预防，否则无效；某些医疗单位甚至拒绝对外伤超过24 h的患者给予免疫预防。而实际上破伤风感染后发病的潜伏期约为0～178 d，根据其发病机制，伤后24 h之内甚至稍晚应用破伤风免疫制剂均能起到预防作用；即使发病，症状也应该较轻。因此，不应把24 h作为可否接受免疫预防的时间界限。临床上应强调尽早应用，但只要未发病，伤后2周内应用免疫制剂均应视为有预防作用。

由于破伤风的发病与受伤时间和毒素量关联，创伤较重时，破伤风杆菌释放进入体内的毒素大量增加，仅注射2剂TAT或HTIG是不足以中和掉大量毒素的，由于破伤风杆菌没有被彻底杀灭（芽孢抵抗性强），其仍会持续释放毒素，所以临床上也发现不少使用过TAT或TIG仍然发病的病例。因此对于创伤较重的患者，需要TAT的预防剂量的20～40倍，才有可能预防破伤风。

基于其发病机制，破伤风的免疫主要由抗体介导，鉴于导致发病的毒素量并不足以诱导机体产生免疫反应，发病后并不能产生自然免疫，而感染破伤风二次发病的情况亦有多项研究报道。因此，机体仅能通过主动免疫或应急被动免疫获得特异性免疫力。

破伤风感染至发病，罕见病例达半年以上，可长达数月或数年，故在潜伏期内一剂 TAT 和 TIG 均不能完全覆盖破伤风潜伏期，且只能中和破伤风杆菌生长繁殖过程中释放的外毒素，对破伤风杆菌的生长繁殖及释放毒素均无任何影响，且不能透过血 - 脑屏障，破伤风外毒素一旦与神经受体结合，会不可逆地发生毒性作用。

重复注射 TAT 理论上能延长预防时间，但会导致生物利用度下降，以及可能出现免疫系统对破伤风抗毒素的免疫清除作用，随着注射次数的增加有效维持时间逐渐缩短，最终导致无效。

因此对于破伤风防治应进行主动免疫，注射破伤风疫苗，使体内保持有一定水平的保护性抗体，一旦感染后，抗体可迅速中和细菌分泌的、尚未与受体结合的毒素，避免疾病发生。

1. 破伤风的主动免疫

人类对破伤风没有自然特异性免疫力，故人群普遍易感，但无人与人之间传播。破伤风患者恢复后不能产生病后免疫，因此有可能再次发生破伤风。

主动免疫法是预防破伤风的有效方法，主动免疫采用破伤风类毒素抗原注射，使人体产生抗体以达到免疫保护目的。以破伤风杆菌经多代的特殊培养所产生的外毒素经特殊工艺脱毒后成为类毒素作为抗原，注射人体后，可产生相当多的抗体。这种类毒素无毒性，也不致发生血清性过敏反应。近代战争中已证明其作用可靠。具体方法是:前后共注射 3 次。每次 0.5 ml。第 1 次皮下注射（现用吸附破伤风疫苗三角肌肌内注射）后，间隔 4 ~ 8 周，再进行第 2 次皮下注射，即可获得“基础免疫力”；如在 1/2 ~ 1 年后进行第 3 次强化注射，就可获得较稳定的免疫力。这种免疫力可保持 10 年，随后 5 年追加注射 1 次（0.5 ml），便能保持足够的免疫力。有基础免疫力的伤员，伤后只要皮下注射类毒素 0.5 ml，便可迅速强化机体的抗破伤风免疫力，不需要注射破伤风被动免疫制剂。

在我国现行的计划免疫疫苗接种中已经包括了破伤风免疫注射。儿童期注射破伤风类毒素共接种 5 剂次，其中 3 月龄、4 月龄、5 月龄、18 月龄各接种 1 剂 DTaP，6 周岁接种 1 剂 DT。以后每隔 10 年强化注射一次；如果有开放性外伤，肌注类毒素 0.5 ml 即可。

小于 6 岁的儿童外伤时，若国家免疫规划疫苗无法获得时，可用吸附破伤风疫苗（单苗）预防破伤风。

我国使用的 DPT 疫苗主要是 DPwT（吸附全细胞百白破联合疫苗）、DPaT（吸附无细胞百白破联合疫苗）、吸附百日咳白喉联合疫苗。从 2007 年我国开始实施扩大国家免疫规划以来，DPaT 逐步替代了 DPwT。此外还有吸附白喉疫苗（TD）、吸附破伤风疫苗（TT）（成人和青少年使用）、吸附白喉破伤风联合疫苗（DT）。

备孕妇女主动免疫后，因为抗体可通过胎盘屏障，所以还能有效预防新生儿破伤风。

（1）疫苗研发历史

吸附破伤风类毒素疫苗（tetanus vaccine，absorbed，简称破伤风疫苗）于19世纪20年代开始研究，直到今天世界各国基本都采用铝佐剂吸附精制破伤风类毒素，用于免疫预防接种。

（2）免疫机制

破伤风梭状芽孢杆菌是革兰阳性细菌，细菌在生长过程中不断分泌到菌体外毒性蛋白质（外毒素），而类毒素是外毒素经0.3% ~ 0.4%甲醛脱毒后仍保留着抗原性的生物制品（蛋白质）。

破伤风疫苗是属于灭活疫苗中的组分疫苗，疫苗抗原不具有毒力，但保持免疫原性，安全性与免疫原性均很好，将其注射入机体后，可刺激机体发生体液免疫应答，产生血清抗毒素，有中和破伤风杆菌产生的外毒素的作用，对细胞外感染的病原微生物有较好的保护效果。也可在74% ~ 90%的受种者中诱导细胞免疫应答，有助于提高免疫记忆应答的能力。

类毒素无毒性，也不致发生血清性过敏反应，且不受体内循环抗体（血液制品被动免疫制剂）的影响。

（3）免疫策略

1）国外策略

2017年世界卫生组织（WHO）破伤风疫苗立场文件指出，破伤风疫苗接种的目的是要在全球消灭破伤风，并通过预防接种提高破伤风疫苗覆盖率以确保所有人群终生具有预防破伤风的能力。破伤风防治涉及全人群和全生命周期，需要进一步规范目标人群破伤风防治措施。

在防治策略上，ACIP建议青少年和成人每10年接受破伤风和白喉类毒素（Td）加强剂疫苗。根据美国CDC防治指南，美国外伤后主要使用吸附破伤风疫苗（TT）进行主动免疫或吸附破伤风疫苗+破伤风人免疫球蛋白（TT+TIG），而中国在2017年之前市面上并未有流通的吸附破伤风疫苗，所以外伤后一直习惯使用TAT或TIG进行被动免疫。

2）我国策略

我国1978年开始将百日咳菌苗、白喉类毒素和破伤风类毒素混合为3联疫苗，进行人工主动免疫，对3 ~ 5个月的儿童进行免疫，可同时获得对这三种感染病的免疫力。计划免疫程序为婴儿出生后第3、4、5个月连续免疫3次，18个月、6岁时各加强一次，以建立基础免疫。曾用破伤风类毒素主动免疫或受伤后进行预防性破伤风抗毒素注射者，破伤风潜伏期一般较长。主动免疫法很少产生副作用，偶尔在强化注射时引起局部肿胀和低热。对伤口污染严重而又未经过基础免疫者，可立即肌内注射 TAT 或 TIG 作紧急预防。但由于我国人口基数大，幅员辽阔，仍然有部分人群漏诊或无全程免疫史，这类人群仍然属于破伤风发病的高危人群。

破伤风疫苗全程免疫后的保护作用为 5 ~ 10 年；根据近年来我国多省市临床调查显示青少年抗体充分保护率水平随年龄增长而逐渐下降至 50% 左右；成人下降至 10% 左右，青少年期再加强 1 剂次后诱导的免疫可持续至大部分成人期。妊娠期妇女接种破伤风疫苗可预防产妇和新生儿破伤风，妊娠期妇女可在妊娠第 4、6 ~ 7 个月时各接种 1 剂次。

我国 TAT 每年用量为 4000 万~ 5000 万支，2016 年 TIG 批签发数也达到了 377 万人份，临床上也发现不少使用过 TAT 或 TIG 仍然发病的病例。《健康中国 2030 规划纲要》提出 2030 年中国健康状况达到高经济收入国家水平，给破伤风防治工作提出了目标。因此国家免疫规划专家咨询委员会于 2019 年 5 月 9 日审议通过我国首部《外伤后破伤风疫苗和被动免疫制剂使用指南》，2019 年 10 月国家卫健委下发了《非新生儿破伤风诊疗规定（2019 年版）》以规范我国相关机构对非新生儿破伤风的诊疗行为，保证医疗质量和医疗安全，明确了外伤后破伤风预防处置的基本流程，以及外伤后破伤风疫苗和被动免疫制剂的使用指南。为了规范破伤风接种门诊建设，解决破伤风疫苗接种服务的可及性和及时性，中华预防医学会组织全国疾病预防控制中心专家、临床专家撰写了《外伤后破伤风预防处置和门诊建设专家共识》，进一步完善破伤风预防处置体系，细化犬伤门诊，增加破伤风疫苗接种、破伤风接种门诊建设、接种服务备案申请流程等工作。因此，为各级医疗机构的急诊科、骨科、普外科、神经内科及重症医学科等破伤风防治相关科室，成立破伤风防治质控标准，以制订切实可行的有效措施是亟需解决的问题。

目前，我国儿童破伤风计划免疫覆盖率较高，但青少年、成人对破伤风免疫力下降明显，专家组呼吁重视对国内军人、警察、11 岁以上在校学生、建筑工人、园艺工人、环卫工人、厨师、农民、运动健身爱好者等人群进行破伤风加强免疫，完善青少年及成人破伤风免疫屏障的建设；同时呼吁广大临床医师提高对破伤风主动免疫的重视程度，提高规范处置率。

（4）接种对象

吸附破伤风疫苗不仅用于暴露前的主动免疫预防，也用于创伤暴露后的主动免疫，适用于全年龄人群，但 6 岁以下婴幼儿应按国家免疫规划程序优先接种免疫规划含破伤风类毒素疫苗。

（5）免疫程序

1）育龄妇女的免疫程序

WHO 建议育龄期妇女接种 TT（破伤风类毒素），防止不洁分娩或其他原因导致的新生儿破伤风，并提供对新生儿 0 d 至 3 个月龄期间的保护。育龄期妇女可按正常破伤风免疫程序进行 TT 提前免疫，有免疫史者加强接种 1 剂；无免疫史者按 0 d、1 个月、6 个月程序全程接种 3 剂。妊娠期妇女可在妊娠第 4 个月、6 ~ 7 个月各接种 1 剂 TT，第 2 剂次至少在分娩前 2 周完成。为了保障全生命周期的保护，1 年后或下次怀孕时接种 1 剂次 TT。

对育龄期（18 ~ 35 岁）妇女接种 TT，提高育龄期妇女尤其是孕妇的免疫水平，可以大幅度降低新生儿破伤风（NT）的发病率和死亡率，是预防 NT 的有效方法。对育龄期妇女的免疫策略应根据其免疫史，采取不同的免疫方案。

a. 从未接种 TT 的孕妇至少接种 2 次 TT，第 1 针在妊娠 4 个月后接种，第 2 针应在分娩前 4 周接种，2 针之间间隔不少于 4 周。

b. 从未接种过 TT 的育龄期妇女，国际破伤风会议上推荐 5 针免疫方案（表 6-2）对育龄期妇女接种，以保护全孕龄周期。在免疫实施中，对 NT 高危县区育龄妇女进行突击接种。

表 6-2　5 针免疫方案

针次	接种时间	保护期
第 1 针	与育龄期妇女第 1 次接触	无
第 2 针	第 1 针后至少 4 周	1 ~ 3 年
第 3 针	第 2 针后 6 周以上（第 1 针后 6 个月以上）	5 年
第 4 针	第 3 针后 1 年以上	10 年
第 5 针	第 4 针后 1 年以上	整个育龄期

有 TT 接种史的育龄期妇女和孕妇 WHO 推荐给有免疫史育龄期妇女接种 TT 的免疫方案（表 6-3）。

表 6-3　WHO 推荐给有免疫史育龄期妇女接种 TTCV 的免疫方案

最后 1 针免疫时的年龄期	免疫史	目前（或孕期）
婴幼儿期	3 剂 DPT	2 剂 TT
儿童期	4 剂 DPT	1 剂 TT
学龄期	3 剂 DPT+1 剂 DT 或 Td	1 剂 TT
学龄期	4 剂 DPT+1 剂 DT 或 Td	
青春期	4 ~ 6 岁接种 4 剂 DPT+1 剂 DT 并在 14 ~ 16 岁加强 1 剂 TT 或 Td	

2）儿童免疫程序

儿童在3月龄、4月龄、5月龄、18月龄各接种1剂DTaP，6周岁接种1剂DT。肌内注射，接种剂量为0.5 ml。如果儿童已按疫苗说明书接种含百白破疫苗成分的其他联合疫苗，可视为完成相应剂次的DTaP接种。

补种要求：

a. 对于3月龄至5周岁儿童，未完成DTaP规定剂次接种的，需补种未完成的剂次，第2剂与第1剂、第3剂与第2剂间隔不小于28 d，第4剂与第3剂间隔不小于6个月。

b. 对于6～11周岁儿童，接种DTaP和DT累计小于3剂的，用DT补齐3剂，第2剂与第1剂间隔1～2个月，第3剂与第2剂间隔6～12个月。DTaP和DT累计接种大于或等于3剂的，若已接种至少1剂DT，则无需补种；若仅接种了3剂DTaP，则接种1剂DT，DT与第3剂DTaP间隔不小于6个月；若接种了4剂DTaP，但满7周岁时未接种DT，则补种1剂DT，DT与第4剂DTaP间隔不小于12个月。

c. 对于儿童外伤破伤风预防处置，既往完成TTCV接种的，按常规进行伤口处置，完成或补全TTCV接种，不需要使用破伤风被动免疫制剂。

3）职业人群免疫

适用人群包括军人，警察，军校和警校等院校在校学生，厨师，建筑工人，牧民，野外工程作业人员（石油、电力、铁路、地质采矿等），特殊爱好人群（潜水、旅游、攀登等户外运动爱好者），其他容易受外伤人员等。

免疫程序：

a. 无破伤风主动免疫接种史或者主动免疫接种史不清的人群应尽早完成暴露前免疫，在第0天、1个月后、7个月后分别接种1剂次破伤风类毒素疫苗（tetanus toxoid containting vaccine，TTCV），采用上臂三角肌肌内注射。

b. 有明确破伤风主动免疫接种史的人群，完成全程（3剂次以上）TTCV免疫后，保护作用至少可以持续5年。如果有破伤风暴露风险，最后1剂次TTCV接种时间超过5年，则需加强1剂次TTCV接种，上臂三角肌肌内注射。

c. 破伤风抗体水平会随着时间推移而有所下降。为了提供全生命周期的保护，借鉴北美国家接种经验，建议对成年人每10年进行1次TTCV加强免疫。

4）青少年人群免疫

青少年（12～17岁）WHO破伤风疫苗立场文件提出，每个人都应在儿童期接种总共5剂次TTCV，并在成年期早期接种第6剂次。体育课、运动会、军训和课外活动会增加青少年外伤风险，应在11岁完成第6剂次TTCV免疫，即加强免疫1剂次；以后每10年完成1剂次TTCV加强接种。

5）外伤人群免疫

刀扎伤、刺伤、动物致伤、开放性骨折等外伤人群在外伤后破伤风疫苗（TTCV）和被动免疫制剂的使用应结合伤口性质和既往免疫史综合判断:

a. 全程免疫且最后 1 剂次注射后 5 年内，所有类型伤口均不推荐使用 TTCV、破伤风免疫球蛋白（HTIG）或 $F(ab')_2$/TAT。

b. 全程免疫最后 1 剂次注射后≥5 年但不足 10 年，清洁伤口不推荐使用 TTCV、HTIG 或 $F(ab')_2$/TAT。不洁伤口和污染伤口应加强接种 1 剂 TTCV，不推荐使用 HTIG 和 $F(ab')_2$/TAT。

c. 全程免疫最后 1 剂次注射已≥10 年，部分患者体内抗体水平降至保护水平以下，所有类型伤口均应接种 1 剂 TTCV，以快速提高体内抗体水平，不推荐使用 HTIG 和 $F(ab')_2$/TAT。

d. 对于免疫接种史不详或不足 3 剂次接种，清洁伤口仅需全程接种 TTCV，不洁伤口和污染伤口在全程接种 TTCV 的同时应注射 HTIG 或 $F(ab')_2$/TAT。

6）非外伤的破伤风易感人群免疫

坏疽、牙周感染、肛周感染、慢性中耳炎、慢性鼻窦炎患者，注射吸毒者等人群 TTCV 和被动免疫制剂的使用应结合既往免疫史进行判断。全程免疫最后 1 剂次注射后≥5 年，应加强接种 1 剂 TTCV，不推荐使用 HTIG 和 $F(ab')_2$/TAT；免疫接种史不详或不足 3 剂次接种，全程接种 TTCV 的同时应注射 HTIG 或 $F(ab')_2$/TAT。

7）免疫功能受损人群免疫

轻度受损外伤患者、实体器官移植手术后使用常规抗排异药物的患者、服用糖皮质激素和常规免疫抑制剂的患者、慢性肾功能不全进行透析治疗的患者、CD4 细胞计数≥300/μl 的人类免疫缺陷病毒（human immunodeficiency virus，HIV）感染者，接受破伤风主动免疫后抗体滴度较正常人群衰减快，外伤后 TTCV 和被动免疫制剂的使用在遵循一般人群的使用原则基础上，考虑所有伤口均将加强免疫的时间间隔缩短至 5 年。

严重受损外伤患者实体器官移植后使用抗 CD20 单克隆抗体的患者、非实体肿瘤化疗患者、CD4 细胞计数<300/μl 的 HIV 感染者，接受破伤风主动免疫后的效果不可靠。有条件的机构，可考虑检测破伤风抗体水平，无检测条件时应给予 HTIG 或 $F(ab')_2$/TAT 进行保护。部分既往接受过破伤风全程免疫的造血干细胞移植患者移植后失去免疫保护，应在移植后 12 个月重启破伤风基础免疫，免疫效果与正常人群相近。在移植后 12 个月内如果受外伤，可考虑注射 HTIG 或 $F(ab')_2$/TAT 给予临时性保护。

（6）禁忌证

1）患严重疾病、发热者。

2）有过敏史者。

3）注射破伤风类毒素后发生神经系统反应者。

（7）疑似预防接种异常反应及处理

破伤风疫苗注射后，一般无不良反应，偶尔在强化注射时引起局部肿胀、发痒、淋巴结大和低热、疲倦、头痛等。一般轻症者无需处理，较重者应及时到医院就诊。注射后局部可能有硬结，1～2个月即可吸收，注射第2剂时应换另一侧部位。严重的全身性不良事件（如过敏反应和臂丛神经炎）极罕见（每100万剂次中过敏反应为1～6例，臂丛神经炎为5～10例，无菌性脓肿为1～10例）。接种医师发现疑似预防接种异常反应后，要及时处理与报告。

1）一般反应

TT是极为安全的预防制剂之一。接种后少数人可有局部红肿、疼痛、发痒等反应，或出现低热、疲倦、头痛等全身反应，一般无需处理，可自愈。加强免疫后0.5%～1%的受种者出现轻微的全身反应，包括发热、头痛和不适。总体上，随着接种次数增加，局部和全身反应增多。

2）异常反应

破伤风类毒素（TT）接种后的异常反应是极罕见的，偶见的异常反应有过敏性皮疹、血管性水肿等，其原因可能与疫苗制造过程中使用的蛋白胨因水解不全有关。此外，多次重复接种TT，可使血中高滴度的破伤风抗毒素（tetanus antitoxin，TAT）与新进入的抗原形成免疫复合物，并激活补体和白细胞，产生局限性血管损伤，引起局部疼痛、肿胀和不适，导致Arthus反应。可表现为局部红肿，轻者直径4～5 cm，持续3～6天，不留瘢痕，严重者可扩展到整个上臂外侧，甚至可出现坏死和溃烂，同时可伴有高热等全身症状。

接种TT后的神经系统变态反应偶可发生，估计发生率为0.4/100万，可表现为单一性或多发性神经炎。极个别患者会出现上行性麻痹，但预后良好，其发生原因亦与多次注射有关。

（8）使用注意事项

1）TT为乳白色均匀混悬液，长时间放置佐剂下沉，溶液上层应无色澄明，使用时应充分摇匀，如出现摇不散之凝块、异物、疫苗曾经冻结、疫苗包装瓶有裂纹或标签不清楚者，均不得使用。

2）使用时应注意避光，安瓿启开后，未用完的疫苗盖上无菌干棉球冷藏。超过半小时未用完部分应废弃。

3）注射后局部可能有硬结，1～2个月即可吸收，注射第2针时应换另一侧部位。

4）应备肾上腺素等药物，以备偶有发生严重过敏反应时急救用。接受注射者在注射后应在现场休息30 min。

（9）特殊人群免疫

既往有中枢神经系统疾病或有脑病史的儿童，在接种百白破疫苗（DPT）后2～3天内，有增加出现潜在神经系统疾病的风险，尽管目前尚没有确切证据表明会延长病程、加重病情或恶化病情。但对有进行性神经系统疾病（如不受控制的癫痫、婴儿痉挛、进行性脑病），有疾病发作史但没有确诊，或接种DPT期间发生神经系统疾病者，应推迟接种DPT，直到该儿童被确诊和治疗，并且病情稳定。

有神经系统疾病家族史、稳定或可控制的神经系统病症（如受控制的癫痫、大脑麻痹、进行性痴呆）均不是接种百白破疫苗的禁忌证。可以在接种DTP疫苗的同时或24 h内让这些儿童服用对氨基酚或布洛芬等药物，以预防接种后可能出现的发热。

含有TT成分的疫苗均为灭活疫苗，在免疫力低下的人群中使用同样安全，包括先天性免疫缺陷者、人类免疫缺陷病毒感染者、静脉注射毒品者、血液或其他系统恶性肿瘤患者、接受干细胞移植或器官移植患者及慢性肾衰竭患者。这些情况多数会降低TT疫苗的免疫应答水平，并且随着时间的推移，体内抗体滴度下降速度高于健康人群水平，从而缩短了TT疫苗对机体的保护期。目前的全程免疫及加强免疫的一般程序均适用于已知或疑似免疫缺陷者（慢性肾衰竭患者为特例）。对于免疫功能低下的人群可进行TAT抗体测定，以评价疫苗接种后的免疫应答和保护力持续时间，并指导TT加强免疫剂次的使用。

免疫功能受损人群、免疫功能受损的外伤患者可以安全使用破伤风类毒素疫苗（tetanus toxoid containing vaccine，TTCV）。有条件的情况下可进行破伤风抗体测定，以评价疫苗接种后的免疫效果，并指导TTCV加强免疫剂次的使用。

免疫功能轻度受损外伤患者。实体器官移植手术后使用常规抗排异药物的患者、服用糖皮质激素和常规免疫抑制剂的患者、慢性肾功能不全进行透析治疗的患者、CD_4细胞计数≥300/μl的艾滋病患者，此类人群接受破伤风主动免疫后抗体滴度较正常人群衰减快，外伤后破伤风疫苗和被动免疫制剂的使用在遵循一般人群的使用原则基础上，考虑所有伤口均将加强免疫的时间间隔缩短至5年。有条件的机构，可考虑检测破伤风抗体水平。

免疫功能严重受损外伤患者。实体器官移植后使用抗CD20单克隆抗体的患者、非实体肿瘤化疗患者、CD4细胞计数<300/μl的艾滋病患者，此类人群接受破伤风主动免疫后的效果不可靠。有条件的机构，可考虑检测破伤风抗体水平，无检测条件时应给予HTIG或$F(ab')_2$/TAT进行保护。部分既往接受过破伤风全程免疫的造血干细胞移植患者移植后失去保护，应在移植后12个月重启破伤风基础免疫。有条件的机构，可考虑检测破伤风抗体水平。移植后重启破伤风基础免疫的效果与正常人群相近。在移植后12个月内

如果受外伤，可考虑注射 HTIG 或 $F(ab')_2$/TAT 给予临时性保护，不推荐注射疫苗。

（10）免疫效果

破伤风疫苗的临床保护效果已得到充分证实。在多数临床试验中，该疫苗的保护效力为 80%～100%。20 世纪 40 年代，美国首度引进破伤风疫苗接种，此后破伤风的发病率大幅下降（自 1947 年的 0.4/10 万降至 20 世纪 90 年代末期的 0.02/10 万），在 2001—2005 年间，美国报道的破伤风总平均年发病率为 0.01/10 万。

在第二次世界大战中也得到了肯定。第一次世界大战中美军破伤风发病率为 13.4/10 万。第二次世界大战中由于普遍进行了破伤风类毒素免疫，发病率下降至 0.44/10 万。一般公认破伤风血清抗体的保护水平是 0.01 IU/ml。我国的试验材料证明，经破伤风类毒素全程免疫的人群，100% 达到抗体保护水平。而且 10～15 年仍有 80% 的人群其抗体仍在保护水平之上。这种抗体（抗毒素）可以通过胎盘传递给胎儿，从而保护新生儿免患新生儿破伤风。

孕产妇接种新生儿破伤风疫苗的有效性研究的结果可以被认为是接种 TT 疫苗是一种高效的干预措施的有力证据；大量数据表明，接种 2 剂疫苗后，抗新生儿破伤风的保护作用可持续 3 年或 3 年以下时间，而接种 3 剂的保护作用至少可持续 5 年，4 剂的保护作用则至少可持续 10 年。建议在每次妊娠时都应进行加强免疫，除非先前已经接种过 5～6 剂（取决于第 1 次接种疫苗时的年龄）疫苗。2010 年，一项对随机对照临床试验和观察性研究的系统综述得出结论，孕妇或育龄妇女至少两次 TT 剂量的免疫接种可使新生儿破伤风死亡率降低 94%［95% 置信区间（CI）80%～98%］。接受破伤风类毒素免疫母亲产生的破伤风 IgG 抗体，可以通过胎盘传递给胎儿。胎儿的 IgG 抗体水平从母亲妊娠的第 4 个月到分娩时逐渐升高。出生时，新生儿通常具有与母亲相同或稍高一点的破伤风抗体滴度，从而提供对新生儿短暂的破伤风被动保护。

机体对破伤风的免疫主要依靠体液免疫，即抗毒素对毒素的中和作用。一般认为，具有抗破伤风保护作用的最低破伤风抗毒素水平，用体内中和试验法检测为 0.01 IU/ml（此临界值主要是在研究动物主动与被动免疫保护效果的基础上建立的。）一些文章中报道的新生儿和成年人破伤风病例，其血清破伤风抗毒素水平≥0.01 IU/ml，这对 0.01 IU/ml 的抗毒素水平总是具有保护作用的观点提出了挑战。他们中的一部分人具有深度坏死性创伤。很可能当大量毒素产生时，血清抗破伤风抗体浓度达到 0.01 IU/ml 或更高也不足以提供保护。这些表明 0.01 IU/ml 抗毒素的保护作用不是绝对的，因此近年来临床上发现了不少注射破伤风抗毒素甚至是破伤风免疫球蛋白后，在被动免疫制剂有效保护时间内，仍然免疫失败，还是罹患破伤风疾病的报道。

接种第 3 针后几乎 100% 的受种者可获得免疫力。TT 的免疫持久性取决于抗体浓度、亲和力和保护作用持续时间等多种因素，包括免疫年龄、疫苗针次和接种间隔时间。婴儿接种 3 剂百白破疫苗（DPaT）可获得 3 ~ 5 年的保护，再接种 1 剂或加强免疫（如在幼儿期）可使保护作用持续至青少年期，1 或 2 次以上加强免疫将使整个成年期都获得很好的免疫力，提示免疫力可持续 20 ~ 30 年。间隔 25 ~ 30 年后仍能产生加强免疫应答，表明免疫记忆持续存在。

如果未完成全程免疫，其作用持续时间小于 5 年，但全程免疫后的作用持续时间可达到 5 ~ 10 年，连续注射 3 剂后免疫保护率接近 100%，10 年保护率超过 96%，随后每 5 年追加注射 1 次（0.5 ml）便能保持足够免疫力，在全程免疫后进行加强免疫，其作用持续时间可达 10 年以上。

一般于首次注射后 10 日即可产生免疫力。凡接受过此种全程注射者，以后一旦受伤，只需再肌内注射 1 剂吸附破伤风疫苗，即可迅速刺激血液循环中的免疫记忆细胞，产生特异性抗体，于 3 ~ 7 日内浓度到达产生强有力抗体水平，不需再注射破伤风被动免疫制剂。

2. 破伤风的被动免疫法

抗毒素血清有两种，动物源性与人源性。

动物源性：破伤风抗毒素（TAT）血清，由破伤风类毒素免疫马所得的血浆，经胃蛋白酶消化后纯化制成的液体抗毒素球蛋白制剂，属破伤风被动免疫制剂，用于创伤暴露后的短期应急预防和治疗破伤风疾病。

马破伤风免疫球蛋白 $F(ab')_2$，由破伤风类毒素免疫马后得到的高效价血浆，经深度纯化等工艺处理后制成的马破伤风免疫球蛋白注射剂，属破伤风被动免疫制剂，用于创伤暴露后的应急预防和治疗破伤风疾病。

$F(ab')_2$/TAT 用量为 1500 ~ 3000 国际单位 / 次，凡伤口大、污染重或受伤已超过 24 h 或有糖尿病的患者，剂量建议加倍。注射抗毒素血清后，局部抗体可立即起到中和作用，但却不能立即到达全身血液循环，且仅能维持约 5 ~ 10 日。

破伤风的潜伏期较长，对污染严重的创伤应根据情况，在 1 周后重复注射 1 次，或每周 1 次直至伤口基本愈合为止。儿童剂量和成人相同。$F(ab')_2$/TAT 注射前必须常规作过敏试验。试验阳性者，必须用脱敏法进行注射。

过敏试验：抽 0.1 ml 抗毒素血清加 0.9 ml 等渗 NaCl 溶液稀释，然后用稀释液 0.05 ~ 0.1 ml 于前臂屈侧皮内注射，另侧前臂注入同量等渗盐水做对照，观察 30 min。若注射抗毒素血清处出现超过 1 cm 的红肿硬块或伪足，则为阳性。

脱敏注射法：将 $F(ab')_2$/TAT 稀释 10 倍，分小量数次作皮下注射，每次注射后观察 30 min。第 1 次注射 10 倍稀释的 $F(ab')_2$/TAT 0.2 ml，观察无紫绀、气喘或显著呼吸短促、脉搏加速时，30 min 后即注射第 2 次 0.4 ml，如仍无反应则 30 min 后注射第 3 次 0.8 ml，如仍无反应即将安瓿中未稀释的 $F(ab')_2$/TAT 全量作肌内注射。有过敏史或过敏试验强阳性者，应将第 1 次注射量和以后的递增量适当减少，分多次注射，以免发生剧烈反应。患者最后一次注射 $F(ab')_2$/TAT 后，应观察至少 30 min。但此法仍可能引起过敏反应，每次注射后须观察患者有无面色苍白、皮疹、皮肤瘙痒、打喷嚏、关节疼痛和血压下降等症状。一旦发生，应立即停止注射，同时抗过敏治疗。最好改用 HTIG。

人源性：人破伤风免疫球蛋白（human tetanus immunoglobulin，HTIG）由人血浆中免疫球蛋白提纯而成，剂量为通常 250 U，臀部肌内注射，病情需要如伤口较深时剂量加倍，儿童与成人剂量相同。此药优点是无血清反应，故可不做过敏试验。半衰期约 28 天，免疫功效比 TAT 大 10 倍以上。

（1）人破伤风免疫球蛋白（HTIG）

人破伤风免疫球蛋白是直接从破伤风免疫注射后的志愿者中采血制备，自人体血浆免疫球蛋白中提纯或用基因重组技术制备，免疫效能 10 倍于破伤风抗毒素。

预防用法：肌内注射 250 ~ 500 IU 人破伤风免疫球蛋白（HTIG）。

免疫维持时间：约 2 ~ 3 周（TIG）（HTIG 约 4 周）。

安全性：血液制品，有潜在血源性疾病传播的风险，因此其说明书要求慎用。TIG 过敏反应率为 0.2%。

预防用法：肌内注射 250 ~ 500 IU 人破伤风免疫球蛋白（HTIG），严重污染需要首次两剂，价格昂贵，因此难以普及。

（2）马破伤风免疫球蛋白 [equine anti-tetanus $F(ab')_2$，$F(ab')_2$]

$F(ab')_2$ 是在原有使用马血清生产破伤风抗毒素（tetanus antitoxin，TAT）工艺的基础上，经加用柱色谱法纯化工序降低 IgG 等大分子蛋白的含量、提高有效成分抗体片段 $F(ab')_2$ 的相对含量，使之安全性较 TAT 得到较大提高。在 HTIG 难以获得时，应当优先选择 $F(ab')_2$，其次选择 TAT。

（3）破伤风抗毒素（TAT）

通常情况下 TAT 是指用以免疫马后获得马破伤风抗毒素血清，如果以前曾接受过破伤风类毒素免疫者，应在受伤后注射 1 针破伤风类毒素，不必注射破伤风抗毒素；未接受过破伤风类毒素免疫者，在严重受伤后或患病后应注射破伤风抗毒素。注射部位为上臂三角肌皮下注射，也可在上臂三角肌中部或臀大肌外上 1/4 处肌内注射。只有经过皮下或肌内注射未发生异常反应者，方可进行静脉注射，使用的剂量如下。

1）用于预防：一次皮下或肌内注射 1500 ~ 3000 国际单位，儿童与成人剂量相同。伤势严重者或超过 12 h 可增加用量 1 ~ 2 倍。经 1 周后、如破伤风的危险仍未消除，可重复注射。

2）用于治疗：第 1 次肌内或静脉注射 5000 ~ 20 000 IU，儿童与成人剂量相同。以后视病情决定注射剂量和间隔时间。还可将适量破伤风抗毒素注射于伤口周围的组织中。

尽早注射有预防作用，但其作用短暂，有效期为 2 ~ 4 日左右。凡伤口大、污染重或受伤已超过 24 h 或有糖尿病患者，剂量需加倍。注射抗毒素血清后，血液内破伤风的潜伏期较长，对污染严重的创伤应根据情况，在 1 周后重复注射 1 次，或每周 1 次直至伤口基本愈合为止。抗毒素易发生过敏反应，注射前必须进行皮试。如过敏，应按脱敏法注射。

TAT 为马免疫血清，易发生超敏反应，有文献报道，其变态反应率为 5% ~ 30%，其中有大约 1/10 万人的病死率。因发生过敏性休克致死的人数与患破伤风致死的人数几乎相等，故部分发达国家早已禁止使用 TAT。

有效性：一剂 TAT 最高抗体水平通常小于 0.1 IU/ml，对严重污染伤口无效。免疫维持时间短：TAT 半衰期为 5 ~ 7 d，最短 10 ~ 14 h，反复注射消失得更快，最多 2 ~ 3 d 即失去作用。破伤风感染至发病，通常有 2 ~ 56 天的潜伏期，可短至 1 天内，罕见病例可长至半年以上，故在潜伏期内 TAT 已失去保护效果。

凡伤口大、污染重或受伤已超过 24 小时或有糖尿病的患者，剂量须加倍。注射抗毒素血清后，血液内破伤风的潜伏期较长，对污染严重的创伤应根据情况，在 1 周后重复注射 1 次，或每周 1 次直至伤口基本愈合为止。TAT 为马免疫血清，抗毒素易发生过敏反应，注射前必须进行皮内敏感试验。如过敏，应按脱敏法注射。

安全性：因发生过敏性休克致死的人数与患破伤风致死的人数几乎相等，因此部分发达国家早已禁止使用。

据国内外资料统计，TAT 引起的过敏反应发生率为 5% ~ 30%，约有 1/10 000 的致死率。国内报道 TAT 皮试呈阳性者行脱敏注射过程中有 14.1% 发生过敏反应，1.2% 发生过敏性休克，文献分析发现 2636 例 TAT 不良反应患者中，死亡 10 例。

不良反应：

（1）过敏性休克。可在注射中或注射后数分钟至数十分钟内突然发生。患者突然表现沉郁或烦躁、脸色苍白或潮红、胸闷或气喘、出冷汗、恶心或腹痛、脉搏细速、血压下降、重者如不及时抢救可以导致死亡。

（2）血清病。主要症状为荨麻疹、发热、淋巴结大、局部水肿，偶有蛋白尿、呕吐、关节痛，注射部位可出现红斑、瘙痒及水肿。一般系在注射后7～14天发病，称为延缓型。亦有在注射后2～4天发病，称为加速型。对血清病应采用对症疗法，可使用钙剂或抗组胺药物，一般数日即可痊愈。

一般适用于未接受过主动免疫注射而有下列情况之一的患者：

1）污染明显的伤口。

2）严重的开放性损伤，如开放性颅脑损伤、开放性骨折、烧伤。

3）受伤后伤口未经及时清创，或处理不恰当者，皮下或肌内注射破伤风抗毒素血清。

十三、预后情况

破伤风疾病在无医疗干预下病死率接近100%，经过积极综合治理，全球范围病死率仍然高达30%～50%，在美国约为11%，其中年龄<60岁的患者病死率约为7.5%，>60岁的患者病死率可达18%。在我国病死率近年来有下降，但发病率却仍然较高。

破伤风痊愈后肌紧张与反射亢进仍可持续一段时间；恢复期可有精神症状，如幻觉、言语、行动错乱等；破伤风感染后由于机体不能形成自然免疫，因此在使用治疗剂量下的HTIG或$F(ab')_2$/TAT治疗破伤风患者的同时，如果患者既往未完成含破伤风类毒素疫苗（TTCV）全程免疫（3剂及以上）或免疫接种史不详，应同时完成TTCV全程免疫接种；如在使用治疗剂量下（预防剂量的10倍以上）的HTIG或$F(ab')_2$/TAT的当日无法接种TTCV，应当4周以后开始接种，避免注射破伤风疫苗时体内抗体过高出现不良反应。

由于吸附破伤风疫苗属于灭活疫苗，不具毒力，吸收途径不同，几乎不会中和被动免疫制剂带来的抗体，因此主被动免疫制剂可同时注射（但不能在同一肌肉处同时注射），不会影响免疫效果。全程免疫后的作用持续时间可达到5～10年。

破伤风的潜伏期越短，进展越快，病情越严重，预后越差，潜伏期是最好的判断预后的指标之一，所以识别发病时间和潜伏期的长短很重要。破伤风预后不良的相关因素见表6-4。普遍认为破伤风是可以完全治愈的，目前为止鲜有研究可明确破伤风的长期结局；除非通气不足的时间过长或出现了其他并发症。相关研究表明儿童和新生儿的神经后遗症发病率较成人高，新生儿出现学习障碍、行为问题、脑瘫和耳聋的风险更高。

病程通常在3～4周左右，重症在6周以上。自第2周起痉挛发作频度下降，症状逐渐减轻。但在痊愈后的一段时间内，某些肌群仍有肌紧张与反射亢进现象。恢复期通常是长期的，治愈之后可有长期的神经后遗症和智力或行为异常。

表 6-4 破伤风预后不良的相关因素

成年人破伤风	新生儿破伤风
年龄＞70 岁	早产
潜伏期＜7 日	潜伏期＜6 日
从首发症状到入院时间短	入院时机被延误
产褥期、静脉注射、术后、烧伤部位被感染	污染割断脐带
发病时间[a]＜48 h	出现低体重
心率＞140 次 / 分[b]，收缩压＞140 mmHg[b]	入院时发热
病情严重或痉挛[b]	
体温＞38.5℃[b]	

注：[a]从首发症状到第一次全身性痉挛的时间，[b]住院期间。

十四、破伤风门诊建设

为提高服务可及性和及时性，鼓励设有急诊外科的医疗机构开展破伤风预防接种服务，预防接种服务可在门诊进行，狂犬病暴露后免疫的人员常需同时进行伤口处置和破伤风预防。根据国家疾病预防控制局综合司 / 国家卫生健康委员会办公厅下发的《狂犬病暴露预防处置工作规范（2023 年版）》第五章第二十九条规定：需开展破伤风预防处置的狂犬病预防处置门诊应配备破伤风疫苗及其被动免疫制剂，并知情告知。所有狂犬病预防处置门诊都应同时提供破伤风预防接种服务。

当患者需要破伤风疫苗与狂犬病疫苗同时接种时，应分别在左右上臂三角肌内注射。如同侧接种，则接种部位间隔 2.5 cm 以上。接种地点可根据伤口严重程度，进行病床边接种、门诊注射室接种等，有条件的医疗机构可设立专用接种台 / 室。疫苗接种工作流程需符合预防接种工作规范的有关规定。

1. 门诊分类

（1）常规预防接种单位（可根据需求配合辖区具备外伤处置能力的医疗机构提供破伤风暴露后疫苗接种服务）。

（2）狂犬病暴露预防处置门诊（所有的狂犬病预防处置门诊都应同时提供破伤风预防接种服务）。

（3）其他承担预防接种的医疗机构（包括已开展预防接种的产科接种室、预防保健科等，也可由其医院的急诊、外科、烧伤科等备案后接种破伤风疫苗）。

（4）既往未承担预防接种但已申请备案的医疗机构（既往未承担预防接种服务的医疗机构需要按下文备案机制进行备案）。

2. 备案条件

既往未承担预防接种服务的医疗机构实施非免疫规划破伤风预防接种，需要进行预防接种备案。提供破伤风预防接种的单位应当同时具备以下条件：

（1）具有医疗机构执业许可证。

（2）接种人员应当具有医师、护士或者乡村医生的资格，这些人员需要经过县级人民政府卫生健康主管部门组织的预防接种专业培训并考核合格。开诊时至少配备 2 名以上工作人员，其中至少含 1 名具有执业资质的医师或助理医师和 1 名具有预防接种资质的专业人员，负责咨询登记、伤口处理、免疫接种、疑似预防接种异常反应（adverse event following immunization，AEFI）处置、生物制品管理、信息填报等工作。其中，从事健康询问、知情告知和接种操作的工作人员应具有医师、护士或者乡村医生资格；从事伤口处置、留观和 AEFI 救治的工作人员须具备医师资格；从事疫苗出入库管理、冷链温度监测、预约和信息登记的人员可以为一般管理人员，无需具备医疗卫生专业资格。

（3）具有符合疫苗储存、运输管理规范的冷藏设施和设备以及冷藏保管制度。疫苗接种区应按需求配备临时存放疫苗的专用小冰箱或冷藏包、电脑、网络、扫码设备等，确保疫苗追溯信息的实时采集和报告。疫苗和被动免疫制剂应储存在配备自动温度监测设备的医用冰箱内，注射前全程不得脱离冷链。

（4）具有疫苗接种信息采集和报告的设施和设备。预防接种单位具备免疫规划信息系统运行条件，配备计算机或移动终端、扫码枪（器）、打印机等硬件设备，按照预防接种工作规范，记录疫苗和接种相关信息。在受种者接种完成后应打印或填写预防接种凭证，交予受种者。

3. 备案流程

外伤后破伤风疫苗作为非免疫规划疫苗，按照《中华人民共和国疫苗管理法》规定，要承担非免疫规划疫苗接种工作的医疗机构应当报颁发其医疗机构执业许可证的卫生健康主管部门备案。

推荐的备案流程：

（1）门诊建设：拟从事破伤风预防接种的医疗机构，按照《中华人民共和国疫苗管理法》规定以及预防接种工作规范等文件的要求，配备相应疫苗储存运输和免疫规划信息系统的设施设备，确定实施疫苗接种的医生、护士或者乡村医生（培训合格上岗），建立和完善冷链管理、疫苗管理、信息系统管理和疫苗接种管理制度。

（2）审核确认：审核并非必要的步骤，依照各地备案机制规定执行。如果有审核的环节，拟开展破伤风预防接种的医疗机构，先提出突发接种申请，由颁发医疗机构执业许可证的卫生健康主管部门组织现场审核，确认是否符合预防接种条件。

（3）上报备案：拟开展破伤风预防接种的医疗机构将预防接种单位简介、医疗机构执业许可证、疫苗接种人员执业资质、培训合格证、预防接种单位建设与审核结果（如有）等材料，书面盖章后上报给颁发其医疗机构执业许可证的卫生健康主管部门。

呼吁承担预防接种的医疗机构涉及创伤接种的科室可借鉴产科接种门诊的经验，无需设置专门的独立接种门诊，只要满足配备相应疫苗储存运输和免疫规划信息系统的设施设备、确定实施疫苗接种的医师或护士培训合格上岗、建立和完善冷链管理、疫苗管理、信息系统管理和疫苗接种管理制度等门诊建设条件，则可在科室内提供外伤后破伤风疫苗接种，全面提升医疗机构的破伤风防治能力。

（左永波　李宏涛）

第七章

动物致伤后精神心理问题的应对

第一节　动物致伤后精神心理问题

一、概述

随着生物 - 心理 - 社会医学模式的发展，外科医生在处置动物致伤患者躯体问题的同时，也需要关注患者及家属的心理状况，这不仅是医学模式的要求，也为建立良好的医患关系、顺利开展躯体诊疗工作助力。同时，某些非动物致伤相关疾病的精神障碍患者，因受到精神症状的影响，可能也会到动物致伤门诊就医，甚至反复就诊，不仅造成医疗资源浪费，甚至给出诊医生带来困扰，扰乱正常的医疗秩序。因此，了解相关精神心理疾病的诊断及处置要点，也为妥善处置、及时转诊提供帮助。本章主要介绍犬类动物咬伤后一般心理反应和临床上常见的精神心理问题及其诊疗原则。

二、一般心理应激反应

被动物咬伤，特别是在毫无征兆的情况下发生的伤害，对于多数患者和家属来说，其身心都会受到不同程度的冲击，会出现心理应激反应，主要表现为：①认知方面：震惊、判断力下降、“麻木”、否认等；②情绪方面：焦虑不安、恐惧、愤怒、抱怨、易激惹、内疚、无助等，家属可表现为自责、担心患者等；③躯体方面：心慌、多汗、恶心、乏力、感觉过敏等；④行为方面：失眠或睡眠增加、食欲亢进或减少、吸烟增多、坐立不安、过度活跃或活动减少、退缩、攻击冲动、向专业人员反复确认等，儿童可表现为哭闹不止、尿床、需要更多照顾等。上述症状往往在被动物咬伤后迅速发生，一般数日内迅速减轻，一般不超过 4 周。

三、影响因素

被动物咬伤后患者及家属的一般应激反应的严重程度因人而异，是否会发展为更严重的精神心理问题与下列因素相关。

（一）心理应激情况

（1）被犬类咬伤的情况：毫无征兆地被咬伤、伤情严重甚至导致残疾，可能会引发更为严重的心理应激反应。

（2）认知评价与主观体验：遭遇动物咬伤后，是否出现心理应激反应也与个体对咬伤的认知评价、主观体验和应对方式有关。

（3）社会支持系统：良好的社会支持本身对个体的躯体和精神具有保护、缓冲作用；反之亲密关系少、社交缺乏者，经历应激事件后更容易发展出精神心理问题。

（二）生物学因素

（1）遗传因素：一些常见的精神障碍具有较为明显的遗传倾向，具有精神分裂症、心境障碍、物质滥用等家族史者，在遇到动物咬伤的情况时，较一般人群容易出现精神心理问题。

（2）神经发育：神经发育异常者较正常群体更容易受外界不良刺激影响。被动物咬伤作为外界环境的不良刺激因素，容易诱发精神心理问题。

（3）脑器质性病变：颅脑疾病，特别是脑弥漫性损害和位于额叶、颞叶、胼胝体、基底节和边缘系统的病变更易在外界环境因素刺激下引发精神心理问题。

（4）年龄与性别：儿童青少年因脑功能尚未发育完全，45 ~ 55 岁更年期阶段，以及 65 岁以后进入老年期，是某些精神心理问题发病的高峰，遭遇外界应激的情况下容易致病。应激相关障碍、抑郁症、神经症等疾病女性更多，儿童期精神障碍则男性较多。

（三）心理学因素

（1）个性特点：高敏感、高自尊、高完美等人格特征者更容易出现精神心理问题。某些自幼就偏离正常、社会适应不良者，也较容易在刺激因素作用下发展出精神心理问题。

（2）其他生活事件：有研究发现，经历过其他创伤，如虐待、早年分离、父母过度保护等，或正在经历其他生活事件等更易引发精神心理问题。此外，受教育程度、智力水平、生活态度等也是影响因素。

四、一般沟通技巧

（1）尝试建立合作的医患关系：如以共情的方式倾听患者讲述病史，引导患者描述其感受和行为，如患者难以描述，可以帮助其命名。传达恰当的安慰，并灌注希望。

（2）对患者进行疾病健康教育，必要时提供相关资源。

（3）就治疗目标与患者达成一致；告知治疗方案及具体实施计划，并取得患者配合。

如果在诊疗过程中，患者的某些心理或行为因素可能已经干扰诊疗，或存在自伤自杀伤人的行为或风险，需注意精神心理状况的评估，并考虑精神科联络会诊。

五、精神心理状况的临床评估

（1）病史采集：通过患者家属及知情人了解患者总体状况，特别需要关注个人的成长经历，性格特点，应对方式，是否存在物质依赖或滥用情况，以往精神状况，家族史等内容。

（2）精神检查：是一项技术性较强的工作，有赖于检查者的医学、心理、社会知识和丰富的临床实践经验，是通过面对面的访谈及观察患者的言行和情绪变化，对患者的认知活动、情感活动、意志行为活动等情况做出判断，以及建立良好的医患关系。

（3）躯体检查与辅助检查：全面的身体检查，特别是神经系统的检查有助于精神心理问题的鉴别诊断。

（4）评定量表：对临床诊疗具有参考意义。如 90 项症状清单（SCL-90），9 项患者健康问卷（PHQ-9），7 项广泛性焦虑障碍量表（GAD-7）等可用于临床筛查精神心理问题及抑郁、焦虑问题。

六、与动物致伤相关的常见精神障碍

（一）急性应激障碍

急性应激障碍（acute stress disorder，ASD）又称急性心因性反应，是指个体在遭遇突发性强烈应激事件后立即（数分钟~数小时）出现的、持续时间 3 天以上但不超过 1 个月的急性应激反应。个体易感性强、适应能力差、躯体疲劳状态、年老体弱者更易发生。其症状表现丰富多变：初期可表现“茫然”，注意范围缩小、意识清晰度下降、定向困难、对外界刺激理解困难等，偶尔有凌乱破碎语言，也可在意识清晰时反复出现闯入性回忆或重现创伤事件，或睡梦中创伤再体验；精神运动性抑制甚至木僵状态；精神运动性兴奋甚至冲动伤人毁物；高水平觉醒状态，伴有心神不定、易激惹、焦虑、躯体不适；避开创伤情境或选择性遗忘；人格解体 / 现实解体等。急性应激障碍诊断要点如下：

1. 有严重的精神创伤事件。

2. 在若干分钟至若干小时后发病。

3. 有闯入性创伤再体验、回避、警觉性增高、分离症状。

4. 社会功能严重受损。

5. 满足症状标准至少持续 3 天，不超过 1 个月。

（二）创伤后应激障碍

创伤后应激障碍（post traumatic stress disorder，PTSD）是指个体遭遇异常强烈及创伤性精神应激事件后较迟出现的一类应激相关障碍。遭受犬咬伤且需伤口修复者，尤其伤口深或多处伤口，特别是儿童，可能发展为此类障碍。核心症状为创伤性再体验症状、回避和麻木症状、警觉性增高。

诊断要点：

1. 严重的创伤性事件。

2. 以生动的闯入性记忆、闪回或噩梦的形式重新体验创伤性事件。通常伴随着强烈情绪反应，特别是紧张恐惧以及强烈的躯体不适。

3. 回避想起或回忆的创伤性事件，或避免相关的活动、情境或人物。

4. 持续警觉当前所谓的威胁，如对意想不到的声音或刺激惊跳反应、烦躁、失眠噩梦、注意力不集中等。

5. 症状持续超过 1 个月，并导致家庭、社会、学习、职业功能或其他重要功能领域严重损害。

（三）特定恐惧症

特定恐惧症（specific phobia）是指对特定物体、场景或活动的局限性恐怖，患者极力回避所恐怖的情境或事物。虽然患者能够认识到这种害怕是过分的、不合理的，但仍无法控制恐怖或减少恐怖。某些患者在伤后可能会出现对与致伤动物相关事物的恐惧，如被犬类咬伤者恐惧犬类，甚至害怕不明来源的液体（因被其怀疑为可能是犬类的尿液、唾液）、不明来源的组织块（因被其怀疑为犬类的脑组织、脊髓等）。

诊断要点：

1. 面临特定恐惧性刺激的物体、场景或活动感到强烈恐惧、害怕。儿童的害怕或焦虑也可能表现为哭闹、发脾气、惊呆或依恋他人。

2. 面临恐惧对象或情境时会出现明显的主动回避行为。

3. 如果不能回避，则要忍受强烈的恐惧或焦虑。

4. 症状持续数月（DSM-5 要求 6 个月以上），引起痛苦或导致社交、职业、教育等其他方面的损害。

（四）强迫症

强迫症（obsessive compulsive disorder，OCD）是一种以反复、持久出现的强迫思维和（或）强迫行为为基本特征的精神障碍。强迫思维是以刻板的形式反复进入患者意识领域的表象或意向，强迫行为则是反复出现的刻板行为或仪式动作。患者明知这些思维和（或）动作没有现实意义、没有必要、多余，患者有强烈的摆脱欲望，但却无法控制，因而感到十分苦恼。患者有或没有被动物伤害的经历，但表现为反复怀疑自己接触了动物、甚至被动物伤害，进而反复怀疑、反复检查。

诊断要点：

1. 患者有强迫思维或强迫动作，或两者同时存在。

2. 每天花费 1 小时以上或明显地干扰了正常的日常活动。

3. 症状并非由于某种药物或躯体情况所致。无法用其他精神障碍的症状解释。

（五）疾病焦虑障碍

疾病焦虑障碍（illness anxiety disorder，IAD）是一种对患有或发展为一种严重的未确诊的医疗状况过度担心和恐惧的精神障碍。有些患者对医生的解释不满而咨询多位医生，部分患者因非常害怕确诊其所担心的疾病而回避就医。如患者持续地、不切实际地担心或确信自己已经感染上了狂犬病毒，即使查体正常、检测结果阴性且医生再三保证也无济于事，则应考虑该类障碍。

诊断要点：

1. 患有或获得某种严重疾病的先占观念。

2. 几乎没有躯体症状，或仅有轻微躯体症状。

3. 过度在意躯体感觉，并将其与更严重的后果进行联系。

4. 疾病的先占观念存在至少 6 个月。

5. 症状导致患者痛苦或严重损害其社会功能。

（六）精神分裂症

是一组病因未明的严重精神疾病。多起病于青壮年，常有知觉、思维、情感和行为等方面的障碍，一般无意识障碍及智能障碍。

诊断要点：

1. 患者应具有 2 项以上特征性精神病性症状，包括：思维鸣响、思维插入、思维被撤走及思维广播、特殊的妄想（如被影响妄想、被控制或被动妄想、评论性幻听、与文化不相称且根本不可能的其他类型的持续性妄想）。

2. 症状必须持续至少 1 个月，且不能归因于其他疾病（如脑肿瘤），也不是由于物质滥用或药物（如皮质类固醇）作用于中枢神经系统的结果，包括戒断反应（如酒精戒断），才考虑诊断为精神分裂症。

（七）分离障碍

分离障碍指的是患者非自主地、间断地丧失了部分或全部心理功能的整合能力，在感知觉、思维、记忆、情感、运动及行为、自我（身份）意识及环境意识等方面出现失整合状态（分离状态）。其起病与明显的心理社会因素相关，可由直接的压力、刺激、他人 / 自我暗示诱发。常急性起病，症状复杂多样，反复发作者症状相对重复。部分患者有创伤经历、表演型人格特征。与其他精神障碍共病现象常见。患者可能对症状“泰然漠视”，而可能较关注他人对其疾病的态度，但并非有意识装病。这种状态可能是部分的或完全的，持续时间从几分钟至数年不等。患者可表现步态不稳、精神恐惧、语无伦次、烦躁不安、肢体抖动等类狂犬病症状，但检测狂犬病毒抗体阴性。

诊断要点：

1. 具备分离障碍的临床特征。
2. 临床特征不能用神经系统或生理学异常来解释。
3. 症状开始可能与特定环境、特定事件相关。
4. 患者的家庭、社会、教育、职业或其他重要功能明显受到损害。

（八）神经认知障碍

是脑部明显的组织形态或病理生理改变所导致的精神障碍，如阿尔茨海默病、血管性认知障碍等疾病。对于老年、复杂躯体疾病等患者需要警惕该类障碍的可能。

诊断要点：

1. 有引起精神综合征的脑部疾病、损害或脑功能不全的证据。
2. 作为基础的脑病变的进展和精神综合征发作有时间上的先后关系。
3. 精神症状随着原发性脑疾病的缓解或改善而改善。

（九）做作性障碍

做作性障碍是指个体有意制造或伪装疾病，包括伪装躯体疾病、受伤或精神障碍。这类障碍与诈病的区别在于现实中缺乏明显的个人获益或外部奖赏。做作性障碍既可能是个体伪造自己患病，也可能是伪造他人患病（如子女、配偶或老年人）。

诊断要点：

1. 伪造心理或躯体症状或体征，或故意诱导损伤或疾病，以此寻求治疗或在他人面前表现出有病或受伤。
2. 即使没有明显外部犒赏，欺骗行为也显而易见。
3. 患者行为不能用其他精神障碍来解释，如妄想障碍或其他精神病性障碍。

七、动物致伤相关精神障碍的治疗方法

（一）药物治疗

主要包括抗焦虑药物、抗抑郁药物、抗精神病药物、情绪稳定剂等。

（1）抗焦虑药物（anxiolytics，antianxiety drugs）：用于消除或减轻焦虑、紧张、惊恐，并具有抗惊厥、肌肉松弛、情绪稳定作用。主要包括苯二氮䓬类（benzodiazepine，BZDs）、5-羟色胺（5-HT）能部分激动药等。BZDs对于缓解焦虑、失眠、激越等症状疗效肯定，起效迅速，安全性高，不良反应小。常见不良反应为倦怠、共济失调，长效BZDs可影响认知功能。长期使用可引起药物依赖。老年、儿童慎用，孕期、哺乳期妇女禁用。常用的药物有奥沙西泮、阿普唑仑、劳拉西泮、地西泮等。5-HT激动剂主要有坦度螺酮、丁螺环酮等，不具有抗惊厥、肌肉松弛及镇静作用，无滥用风险，可用于各类焦虑症状。常见不良反应有头晕、恶心等。此外，多数抗抑郁药物也具有缓慢持久的抗焦虑作用。

（2）抗抑郁药物（antidepressants）：通过提高中枢神经系统神经递质传递功能而治疗各种抑郁症状的药物，对于恐惧、焦虑、强迫等症状也具有肯定的疗效。主要包括选择性5-羟色胺再摄取抑制剂（selective serotonin reuptake inhibitors，SSRIs）、5-羟色胺-去甲肾上腺素再摄取抑制剂（serotonin and noradrenaline reuptake inhibitors，SNRIs）、去甲肾上腺素能和特异性5-HT能抗抑郁药（noradrenic and specific serotoninergic antidepressant，NaSSA）、三环四环类抗抑郁药等。常用药物有帕罗西汀、舍曲林、氟西汀、氟伏沙明、艾司西酞普兰、文拉法辛、米氮平片、阿戈美拉汀等。

（3）抗精神病药物（antipsychotic drugs）：是主要用于治疗精神分裂症和其他具有精神病性症状的精神药物，对于精神病性症状、冲动激越、情绪不稳等效果肯定。主要分为第一代（典型）抗精神病药物和第二代（非典型）抗精神病药物。常用药物有喹硫平、利培酮、阿立哌唑、鲁拉西酮、奥氮平、氨磺必利等。

（4）心境稳定剂（mood stabilizers）：具有稳定心境的作用。主要包括锂盐和一些抗癫痫药。常用药物包括碳酸锂、丙戊酸钠、拉莫三嗪、卡马西平、加巴喷丁等。除此之外，一些非典型抗精神病药物也具有稳定心境的作用。

（5）其他：β-受体阻断药具有缓解自主神经兴奋有关的躯体症状的作用，如普萘洛尔、美托洛尔等。对于急性失眠的患者也可以选用佐匹克隆、唑吡坦、扎来普隆等安眠药。

（二）物理治疗

（1）改良电休克治疗（modified electroconvulsive therapy，MECT）：是使用小量电流诱发全面性惊厥发作的一种治疗方法。适用于难治性病例、不耐受药物不良反应、需快速起效者，以及药物治疗效果不满意，或存在自杀、攻击风险/行为者。临床及研究表明，MECT对于抑郁症、躁狂发作、精神分裂症疗效肯定。

（2）重复性经颅磁刺激（repetitive transcranial magnetic stimulation，rTMS）：是一种非侵入性的神经刺激技术，基于电磁感应和转换原理，使磁场透过颅骨作用于大脑皮质，改变皮质兴奋性、神经元可塑性及调节神经递质释放。适用于抑郁症、焦虑障碍、强迫障碍、睡眠障碍、精神分裂症、双相情感障碍等疾病。

（3）经颅直流电刺激（transcranial direct current stimulation，tDCS）：是一种非侵入性、利用微电流调节大脑皮质神经细胞活性的技术。适用于抑郁症、精神分裂症、认知功能障碍等。

（4）其他：如生物反馈治疗、深部脑刺激术等对于某些精神障碍也具有肯定疗效。

（三）心理治疗

（1）心理危机干预（crisis intervention）：是对心理失衡状态的个体进行有效帮助，使其度过心理危机、恢复生理心理和社会功能水平。基本目标是通过适当释放蓄积的情绪，改变患者对危机事件的认知态度，结合适当的应付方式、社会支持和环境资源，帮助患者恢复心理平衡。

（2）认知行为治疗（cognitive behavioral therapy，CBT）：在行为理论和认知理论的基础上发展而来，具有高效、短程、结构化、操作性强、问题导向等特点。包括一系列认知疗法和行为疗法，如认知治疗、行为治疗、合理情绪治疗、正念治疗、辨证行为治疗、接纳与承诺治疗等。主要技术有系统脱敏疗法、暴露疗法、厌恶疗法、放松疗法、认知重组等技术。CBT 具有广泛的适应证，对抑郁症、焦虑症、恐惧症、强迫症等疾病和不合理认知导致的心理问题有较好的效果。

（3）精神动力学心理治疗（psychodynamic psychotherapy）：是以经典的弗洛伊德精神分析理论为基础发展起来的一类领悟性心理治疗方法，通过把心理冲突意识化，以促进患者用更现实的方法处理冲突。精神动力学心理治疗包括一系列疗法，除经典的精神分析，还有客体关系心理治疗、心智化治疗、移情焦点治疗、动力性人际治疗等。主要技术有自由联想、释梦、移情分析、阻抗分析、诠释等技术。对于神经症类障碍，有治疗动机和明确目的者效果好。

（4）其他　如人本主义心理治疗、森田疗法、眼动脱敏与再加工、叙事疗法、催眠治疗、人际关系疗法、音乐治疗、舞动治疗、绘画治疗等疗法对于不同类型的精神心理问题也有效果。除此之外，心理治疗还可以以多种形式进行，如个体治疗、家庭治疗、团体治疗、小组治疗等。

（李　颖）

第二节　动物致伤门诊医师应对精神心理问题策略

动物致伤免疫预防门诊的医生面对恐狂症患者的第一线，这里的医生大多数是急诊外科医师，需要负责伤情评估、伤口分级、外科处理，制定免疫预防方案等，在这个过程中会遇到患者的各种疑问，需要医生答疑解惑，以使患者接受治疗。恐狂症的患者会有很多疑惑、犹豫、纠结、担忧，常规的解释和安慰不能平复其情绪，以至于治疗难以实施、延误治疗。患者长时间反复咨询甚至有可能影响医生的日常工作。

在接诊恐狂症患者时，有一些应对原则和建议，有助于医生与患者沟通，开展宣教，实施治疗。

一、一般原则

狂犬病防治知识宣教，破除错误传言对患者的误导。

提前告知疫苗接种后可能出现的不良反应，避免患者把不良反应当成发病症状。

部分患者可通过检测抗体的方式打消疑虑。

各位医生和护士均应接受规范化培训，保证操作和医患交流时的一致性。

语言表达：语速适中，吐字清楚，避免使用影响交流的方言。必要时，可将提问或解释性词句进行重复，直到确定患者听清楚并完全理解。谈话中若使用专业术语，应向患者说明专业术语的内涵和外延。

回答多疑患者提问时，语气坚定，语言简洁，不留疑虑。

注意不要用指责、批判性语言，不可嘲笑、讽刺患者的错误观念和行为。

二、沟通原则

（一）尊重

医生在价值、尊严、人格等方面与患者平等，尊重是建立良好医患关系的基础。

1. 无条件的接纳

医生应接纳患者，尤其需要接纳患者那些错误的观点，接纳患者焦虑、消极，甚至不友好的态度。中性的接纳不是认同，而是允许其存在，医生不代入自己的好恶。

2. 平等

虽然医生在医学知识方面较患者存在优势，但医生在价值、人格、尊严等方面与患者是平等的，不能因为地位、知识、文化等差异歧视患者。

3. 礼貌

医生应该礼貌待人，不歧视嘲笑、不批评指责、不冷漠无情。例如，面对喋喋不休诉说的患者，不要粗暴打断。此时可以带着患者走到冲洗池边去冲洗消毒伤口，讲解回家后每天如何消毒，嘱咐运动、饮食、洗澡等注意事项……以使医生有机会插话，传达科学的观点。

4. 信任

信任是尊重的前提与基础，即使患者的想法或感受很荒谬，医生也应该信任来访者是确实正在体验这些情绪的困扰，并且在真心求助。

5. 尊重

医生应保护患者隐私，对患者的秘密、所持的特殊想法，不要随意传播，或在公共场合谈论。

6. 诚恳

尊重不是医生没有自己的主见、没有原则、没有是非观念，或者一味地迁就患者的要求。医生应该用真诚的态度对待患者，坚持科学原则、医疗规范，对患者负责。

（二）热情

热情的态度带有浓厚的感情色彩，更容易获得患者的信任。

1. 医生的友好、耐心可以有效地减轻患者的紧张、疑惑、焦虑等，关切的询问有利于医生了解患者的想法并给出解释和指导。

2. 倾听、非语言表达

认真地倾听，本身就是对患者的尊重。只有患者认为医生认真听取了自己的想法并理解了自己的心情，医生的专业指导才有可能被患者听进去。在倾听时，医生可以用目光关注、身体前倾等姿态表达热情，要避免漫不经心或随意打断患者的话语，这可能导致患者感觉医生不重视自己的痛苦，因此产生失望和不满。

3. 认真、耐心、不厌其烦

当患者与医生有价值冲突、认知差异，或患者思路不清、逻辑混乱、杂乱赘述时，可能会引起医生的厌烦、急躁情绪，医生需要觉察并放下自己的情绪，耐心、循循善诱、不厌其烦，整理归纳患者的叙述，给予清晰、细致的解答。

4. 肯定

医生对患者的心情表示理解，肯定其感受的合理性，切忌嘲笑批评其观点及情绪反应，应使用平和、轻松的语气交流，以安抚患者的焦躁情绪。医生虽然语气放松，但是态度上仍然要重视患者的忧虑，否则患者可能认为医生不重视其问题。避免导致对立气氛，影响患者对医生宣教内容的理解和依从。

（三）真诚

真诚态度能够营造出安全的氛围，从而增加患者对医生的信任，有利于工作的开展。

1. 真诚不等于实话实说

在患者情绪激动或尚未完全理解相关知识时，医生需要委婉表达，否则可能会伤害患者或破坏沟通氛围，导致患者的抵触情绪。在严格实施规范诊疗（充分冲洗、消毒，注射被动免疫制剂、狂犬病疫苗等）的前提下，给予患者肯定性的回答，使患者安心。对于某些处于极度焦虑和怀疑状态的患者，某些“特例”不必在此时提及，以免引起新的不必要的恐慌。

2. 真诚应该实事求是

真诚是建立在实事求是的基础上的，尤其对于医学知识应该严谨科学地表达。如果为了安抚情绪而说谎，首先是对患者的欺骗和不负责任，也侵犯了患者的知情权，一旦患者知道了真相，会失去对医生的信任，导致医生的一切沟通都被怀疑或拒绝。

3. 真诚表达需要适度

医生过多地表达会适得其反，过度地真诚表达和热情可能会使患者怀疑医生的动机，反而损害沟通效果。

4. 非语言交流中的真诚表达

医生关切的目光、谦逊的姿势、平和的声音、温暖的表情、肯定性的语调等都会增强表达效果。

（四）共情

共情是医生对患者内心世界的体验，当医生理解了患者的内心感受和所面临的问题，就能够准确把握患者的困境，并且做出有针对性的帮助。患者感到自己的痛苦被理解、接纳，愿意放下防备接受医生的专业指导建议。

1. 医生应该从患者的角度看待患者的问题

患者的医学知识、文化水平各异，性格不同，所处的环境和经历多种多样，思想认识和内心困扰会有较大差异。当患者的观念与医生自己的观点差别很大时，医生应该试着从患者的角度来看待问题的形成，设身处地为患者提供解决方案。医生在交流中尽量从患者的立场来表述，会更有说服力，容易被接受；即使患者拒绝了医生的建议，也会认为医生尽力了，从而达到情绪和缓，减少医患矛盾。

2. 对共情的需求因人而异

一般而言，情绪反应强烈、表达混乱、被理解愿望强烈的患者，更需要医生表达出自己的共情。

3. 共情应适度，并把握时机

共情过度或不足都会影响医患沟通。过度表达可能引起患者的误解，表达不足又会使患者感觉没有被深入、准确理解。另外，共情的表达以在患者对问题及其相应的情绪完整表达之后再进行为宜。

4. 医生在共情时要善于把握角色

医生设身处地共情患者的疾苦，同时也要注意恰到好处，保持职业角色的立场和客观性，才能实施有效帮助。

5. 善于使用躯体语言表达共情

医生关注的目光、理解时点头的动作、前倾的身体姿态、细微的面部表情变化等，都是简便有效表达共情的方式。但是表达共情也要注意双方的年龄、性别、文化差异等特征，以免引起不必要的误解。

（五）积极关注

恐狂症的患者常表现得消极、焦虑、烦躁、混乱，沟通的困难有可能引起临床医生的挫败感，甚至厌烦情绪，这会阻碍进一步诊疗的开展。医生需要辩证、客观地看待患者，看到他们身上积极、正性、光明的一面。例如患者主动来医院向医生求助，本身就是觉察到了自己的问题，有改变自己现状的愿望，并且使用了正确的途径。医生应该对此表示肯定，使患者也意识到自己身上的正性力量，调动内在潜能与资源。在表达积极关注时，医生应该以尊重现实、实事求是为前提，避免诱导患者盲目乐观。

三、转诊

1. 对于焦虑情绪严重者，可以考虑进行心理学专业干预。
2. 思维、情感、行为明显异常者，应至精神科就诊。
3. 转诊之前应尽量完成伤口的处理和免疫预防接种。

（殷　岳）

第三节　浅谈“恐狂症”

一、概述

狂犬病是一种只可预防不可治疗的致死性疾病，人们对它有恐惧心理是正常的。面对狂犬病风险，适当的焦虑、恐惧在正常情况下具有积极意义，它可以让人们提高防范意识，主动进行预防工作。但如果对狂犬病有过度的恐惧焦虑，则会给人带来负面的影响，严重的会使个体完全丧失社会功能，这就是临床上见到的病理性焦虑，人们给了它一个约定俗成的名字——“恐狂症”。在精神病学的疾病分类标准里，它可被归类于“特定恐惧症”，属于恐惧性焦虑障碍的一种。患者的临床表现以焦虑、抑郁、恐惧、疑病、强迫等为主，有着典型的外在表现和行为特征。常见于强迫症、创伤后应激障碍、精神分裂症、人格障碍以及精神活性物质所致精神障碍疾病。

二、流行病学

在美国，特定恐怖症在12个月内社区患病率估计为7%~9%，欧洲国家患病率与美国大致相同，大约为6%，但亚洲、非洲和拉丁美洲国家通常较低，为2%~4%。儿童患病率约为5%，13~17岁约为16%。老年人的患病率较低，为3%~5%，可能反应的严重程度降低到了亚临床水平。女性比男性更易受影响，比率约为2∶1，尽管该比率根据不同恐怖症刺激源的变化而不同，也就是说动物、自然环境和情境型的特定恐怖症多发生于女性，而血液—注射—损伤型的恐怖症患病率几乎无性别差异。

三、医学视角的病因及发病机制

精神心理疾病病因不明，发病机制复杂，但往往与素质因素、诱发因素和维持因素相关。

（一）素质因素

1. 遗传　有证据证明特定恐惧症具有家族聚集性，遗传因素可能起一定作用。Kendler等对2163对女性孪生子研究认为，动物恐惧症比社交恐惧症和场所恐惧症的遗传性强。多数恐狂症患者的父母或其他抚养者，如祖父母、外祖父母，一方甚至双方都有焦虑、抑郁、强迫、人格障碍、酒精或药物依赖、精神分裂症等问题。阳性家族史或许以生物学遗传和共同生活影响两种方式作用于患者恐狂症的发病。

2. 个性特点　有的学者认为部分患者具有过度敏感、谨慎、内向、胆小、害羞、被动、依赖、焦虑等人格特点。

3. 早年经历　如果自幼受到母亲的过度保护和溺爱，成年以后也易发生恐惧症。童年时期受到忽视、霸凌、羞辱等精神和（或）躯体的虐待，父母不和，童年丧失父母或与父母分离等均常见于患者的个人史。

（二）诱发因素

1. 精神压力　正常人偶尔也会在精神压力过大时无意识地放大外在的危险，但持续时间较短，严重程度较轻，且一般能够被事实纠正。恐狂症患者对外在危险的放大已经到了扭曲的程度，而且持续时间长，影响范围广，不能被客观现实所纠正。经过治疗后已达到临床痊愈的患者，仍有可能在精神压力过大时病情复发。

2. 创伤性经历　许多恐狂症患者能够回忆起童年时的创伤性死亡事件，如近距离经历重要亲人的离世 / 葬礼，目睹死亡现场，听闻恐怖死亡事件，看到狂犬病相关介绍或视频等。

（三）维持因素

患者为了防范自认为的危险，往往发展出一整套所谓的“安全行为”，如对环境过度检查，以确保自己不会碰到猫狗；过度回避，几乎所有的恐狂者都会有程度不一的回避行为，最常见的是回避可能发生在出现流浪猫、狗的场所；过度预防，如进行没有必要的清洗、消毒，滥用狂犬病疫苗，反复检测抗狂犬病毒抗体。这些所谓的“安全行为”可以暂时起到缓解焦虑、减轻痛苦的作用。但却剥夺了患者对危险进行现实检验的机会，使得症状固化、迁延不愈，最终发展成为严重的精神障碍。

四、临床表现

在精神病学的疾病分类标准里，恐狂被归类于“特定恐惧症”，属于恐惧性焦虑障碍的一种。有如下 5 个特征：①恐惧的对象——狂犬病毒存在于客观环境中；②焦虑恐惧情绪是指向特定的对象（有可能携带病毒的动物，如猫、狗、蝙蝠等）；③焦虑、恐惧的程度与现实威胁不相符合；④回避是缓解焦虑、恐惧的主要方式；⑤患者能够认识到自己恐惧的不合理性，但又不能控制。作为特定恐惧症的恐狂大多发生于儿童早期，在胆小、敏感、易焦虑的性格基础上，往往是在听闻狂犬病的可怕信息之后（而这大多发生在其被猫狗等动物伤害时，从大人口中得知）急性起病，表现为极度焦虑、恐惧，不能被安抚。青春期少年在压力状态下急性或亚急性起病也不少见。中、老年期首次发作恐狂者多共病强迫症、抑郁症、精神分裂症和脑器质性病变引起的精神障碍，在治疗上更为困难。

1. 恐狂的认知症状

恐狂患者常见的思维症状有：思虑过度，脑海里反复出现对狂犬病的预期风险或威胁的念头，担忧可能出现的风险或不测。共病强迫症的患者出现强迫观念，表现为刻板形式地，反复进入头脑中的侵入性观念，如“强迫性怀疑”，怀疑身上不明原因的细小划痕是自己在无意识的情况下被流浪猫抓的；“强迫性穷思竭虑”，反复思考“小概率事件”的意义、纠结于某位专家的言论、“证无困境”，即一件事如果要证明它存在，只要拿出一个它存在的证据即可，如果要证明它不存在，则须排除它所有存在的可能性，而恐狂患者无穷无尽的想象力使得这种可能性趋于无穷大；“强迫性回忆”，反复回忆自己疑似被感染的经历，如数年前被狗咬的情境；“病理性闪回”，头脑中对（往往与狂犬病有关的）精神创伤事件重复出现的生动体验，可以是想法（如自己可能已经罹患狂犬病），也可能是图像等；注意力障碍，表现出对出现在其身边的猫、狗、蝙蝠等有可能携带狂犬病毒动物的过分关注，对其他活动的注意集中困难。大多数恐狂的感知觉症状：患者常见感觉过敏，如无明显诱因的皮肤刺痛、针扎感、蚁行感。患者往往对自身感受进行病理性解释。

2. 恐狂的情感特点

患者对自己过度的焦虑和不合常理的恐惧有完全的自知力，为此感到痛苦，却无能为力。其情感的底色是抑郁的，但往往抑郁症状被更为醒目的焦虑、恐惧所掩盖。患者内心的危险远远大于现实存在的危险。当他们试图用症状去控制他人的目的无法实现时，往往会有暴怒情绪和行为。

3. 恐狂的行为特点

患者面容焦虑，紧张不安，在不熟悉的环境里会不自主地四处张望、检查，观察周围有没有出现猫狗。有的患者走在路上不仅不停四处张望、回头搜索，还会追着与自己擦肩而过的人去检查对方的手提包里、自行车篓里、开着车窗的汽车里有没有猫狗。有患者为了确保自己在户外时没有被猫狗碰到，会迫使家人使用摄像机对其活动全程 360° 无死角跟拍，回到家后只要想到狂犬病就要把录像拿出来细细检查，确定画面中没有猫狗才放心。很多患者为了回避可能遭遇的猫、狗、蝙蝠而拒绝走出自己的房门，严重时从卧室走到自家客厅都极其困难。严重影响患者的正常社会功能。

患者行为上的症状是其思维症状影响下的反应，最常见的有强迫性地反复注射狂犬病疫苗（一边注射疫苗，一边怀疑疫苗的安全性和保护力）、检测狂犬中和抗体（一边测抗体，一边质疑抗体检测过程中实验员会不会出错，数据是否真实可信）、刨根问底地询问专家、强迫医生 / 专家口头保证他们百分百安全、上网搜索狂犬病有关的资料、与其他恐狂症患者交流（很多患者就是在其他患者的影响下症状更加严重和泛化）。症状泛化到控制家人者并不少见，如有恐狂症患者会在仅是他认为的“暴露”情况下惊恐万分地给孩子打疫苗、测抗体。

共病疑病障碍的患者还会出现怀疑自己得各种病，反复去医院做体格检查。

共病精神分裂症的患者恐狂症状表现出比较典型的精神分裂症特征，即认知、情感、意志行为的不协调，其恐惧的内容具有妄想色彩，更加荒谬和扭曲，患者的现实检验能力更差，同时伴有精神分裂症的其他典型症状。

4. 生理症状

（1）自主神经系统功能亢进症状：患者的自主神经症状以交感神经功能亢

进为主要特点，主要表现在心血管方面如心悸、心律不齐、胸闷、呼吸急促等，也可同时出现副交感神经功能亢进的一些症状如尿频、多汗等。急性惊恐发作患者可出现过度换气引起的呼吸性碱中毒，有濒死感。

（2）紧张性疼痛：紧张性疼痛是以焦虑症状为主的恐狂症患者较为常见的症状，由于身体局部肌肉的持续紧张性收缩所致的局部不适、酸痛、麻木、沉重感等。疼痛以头颈部为最多见，其次是腰背、四肢、呈持续性或波动性。

（3）其他躯体症状：恐狂症患者常用“躯体化”防御方式应对内心冲突，因此可在精神压力下发展出任何躯体症状。具体症状表现与其医学知识储备有关，严重程度与其感受到的压力大小有关。

五、病程与预后

1. 风险与预后因素

（1）气质风险因素：例如负性情感（神经质）或行为抑制，那些其他焦虑障碍的风险因素也是恐狂的风险因素。

（2）环境风险因素：例如父母养育中的过度保护，失去父母或亲子分离以及躯体虐待和性虐待，也倾向于预示着其他焦虑障碍。如前所述，特定恐怖症发生之前，有时（但并非总是）存在与所害怕的物体或情境遭遇的负性或创伤性的经历。

（3）遗传与生理的风险：可能存在对一定类别的特定恐怖症的遗传易感性（例如，有个体的一级亲属有动物型特定恐怖症，相比其他类别的特定恐怖症，该个体显然更可能罹患相同的特定恐怖症）。父母一方或双方是酒精依赖、焦虑症、强迫症、疑病症患者也是风险因素之一。当出现恐怖症刺激源时，有血液 - 注射 - 损伤型恐怖症的个体表现出独特的血管迷走神经性晕厥（昏厥）的倾向。

2. 病程与预后

请注意，在本章节中，“恐狂”是以其正式的医学名称“特定恐怖症”被讨论的。

恐狂有时产生于创伤事件之后（例如，被动物攻击），观察到他人经历创伤事件之后（例如，在网络上看到狂犬病患者发作时的痛苦影像、描述狂犬病发作的文字作品），或受到信息传播影响之后（例如，防治狂犬病的科普宣传、媒体对国内外狂犬病案例的报道）。然而，也有的个体无法回忆起他们起病的特定诱因。

特定恐怖症通常初现于儿童早期，绝大部分个体在 10 岁以前开始。起病的中位年龄为 7 ~ 11 岁，平均年为 10 岁。但只有个体对狂犬病有一定认知之后，恐惧的对象才会固定在狂犬病之上。那些持续到成人期的恐狂绝大多数都不会自行缓解。

当儿童被诊断为特定恐怖症时，应考虑到两个问题：第一，少儿通过哭泣、发怒、惊呆或依赖来表达他们的害怕和焦虑；第二，少儿通常不能理解回避的概念。因此，临床工作者应从父母、老师或较了解该儿童的其他人那里获取额外的信息。少儿身上常能见到过度的害怕，但往往是一过性的，而且只会导致轻微受损，因而被认为是与发育阶段相适应的，在这样的情况下不能诊断为特定恐怖症。当在儿童中考虑特定恐怖症的诊断时，重要的是评估受损程度和害怕、焦虑或回避的病程，以及相对于该儿童的发育阶段是否具有典型性。

虽然特定恐怖症的患病率在老年人中较低，但它仍然是人们晚年较为普遍经历的障碍之一。当诊断老年人是否患有特定恐怖症时，应考虑到以下几个问题：第一，老年人更可能罹患自然环境型特定恐怖症，也会害怕跌倒。第二，特定恐怖症（像所有焦虑障碍一样），在老年人身上倾向于与躯体疾病同时发生，包括冠心病和慢性阻塞性肺病。第三，老年人更可能将其焦虑症状归因于躯体疾病。第四，老年人更可能以非典型的方式表达焦虑（例如，同时包含焦虑和抑郁的症状），因而更可能被诊断为未特定的焦虑障碍。另外，老年人的特定恐怖症与生活质量的降低有关，也可能作为重度神经认知障碍的风险因素。

尽管大多数特定恐怖症始发于儿童期和青少年期，但特定恐怖症可能发生在任何年龄，通常作为一个创伤性经历的后果出现。

单纯的恐狂可在药物治疗和心理治疗下病情得到缓解，缓解期无明显症状，患者的社会功能完好。但这部分患者在恐狂群体中只是少数。更加常见的是与强迫症共病，呈现慢性迁延性病程，社会功能受到不同程度的损伤，严重者完全丧失社会功能，成为精神残疾。

首次发病即进行正规治疗的患者有望得到彻底缓解，在正确的健康教育指导下，积极预防复发，可防止病情转为慢性。然而在笔者的经验中此类患者极少。绝大多数患者的求助途径是首先到狂犬病门诊要求打疫苗或测抗体，在反复多次恐狂发作后才找到正确的治疗途径——精神、心理治疗。共病其他精神障碍的患者，其原有的精神障碍往往没有得到充分的治疗。患者对药物治疗的误解、忽视和随意减药、停药造成了症状的残留和泛化，越来越难以达到临床痊愈的治疗目标，每次复发都增加了后续治疗的难度。所以狂犬病门诊医生作为患者首次接触的医疗资源，有责任告知患者，他们对狂犬病的过度恐惧和怀疑有可能是一种精神心理障碍，转介其到精神心理科进行专业的评估和治疗。

急性起病，有明确的发病原因，病前人格健康、家族史阴性、良好的社会支持、病程短、较高的治疗动机提示预后良好。

3. 自杀风险

有报道称，有恐狂（特定恐怖症）的个体相比于没有该诊断的个体，有自杀企图者可高达60%。然而，该比率高的主要原因是该患者共病的人格障碍和其他焦虑障碍、物质滥用引发的精神疾病等。这与笔者的临床经验相符。

六、诊断标准

特殊恐惧症的诊断标准（DSM-5）

A. 对于特定的事物或情况（例如，飞行、高处、动物、接受注射、看见血液）产生显著的害怕或焦虑。

注：儿童的害怕或焦虑也可能表现为哭闹、发脾气、惊呆或依恋他人。

B. 恐惧的事物或情况几乎总是能够促发立即的害怕或焦虑。

C. 对恐惧的事物或情况主动地回避，或是带着强烈的害怕或焦虑去忍受。

D. 这种害怕或焦虑与特定事物或情况所引起的实际危险以及所处的社会文化环境不相称。

E. 这种害怕、焦虑或回避通常持续至少6个月。

F. 这种害怕、焦虑或回避引起有临床意义的痛苦，或导致社交、职业或其他重要功能方面的损害。

G. 这种障碍不能用其他精神障碍的症状来更好地解释，例如：在广场恐怖症中的惊恐样症状或其他功能丧失症状，在强迫症中的与强迫思维相关的事物或情况，在创伤后应激障碍中的与创伤事件相关的提示物，在分离焦虑障碍中的离家或离开依恋者，在社交恐惧症中的社交情况等所致的害怕、焦虑和回避。

根据恐惧刺激源编码：

F40.218 动物型（例如，蜘蛛、昆虫、狗）。

F40.228 自然环境型（例如，高处、暴风雨、水）。

F40.23X 血液-注射-损伤型（例如，针头、侵入性医疗操作）。编码备注，选择特别的ICD-10-CM编码如下：F40.230 害怕血液；F40.231 害怕注射和输液；F40.232 害怕其他医疗服务；F40.233 害伯受伤。

F40.248 情境型（例如，飞机、电梯、封闭空间）。

F40.298 其他（例如，可能导致哽噎或呕吐的情况，儿童可能表现为对巨响或化妆人物的恐惧）

编码备注：当存在超过一种的恐惧刺激源时，需要列出所有适合的ICD-10-CM编码（例如，害怕蛇和飞行，其编码为F40.218 特定恐怖症、动物型和F40.248 特定恐怖症、情境型）。

对于个体来说，有多个特定恐怖症是常见的。有特定恐怖症的个体，平均害怕3种物体或情景，约75%有特定恐怖症的个体，害怕超过1种物体或情景，在这样的案例中，多个特定恐怖症的诊断，每一个都需要自己的诊断编码以反映特定的恐怖症刺激源。例如，如果一个个体害怕雷阵雨和飞行，则这两个诊断都需要给予：特定恐怖症，自然环境型；特定恐怖症，情境型。

恐狂症患者除外对有可能携带狂犬病毒的猫、狗、蝙蝠等动物恐惧之外，常见泛化到害怕不明来源的液体，因被其怀疑为可能是这些动物的尿液、唾液；不明来源的组织块，因被其怀疑为动物的脑组织、脊髓等。恐狂与恐艾滋病同时或交替发生者不在少数。精神分裂症患者的恐狂有时达到了妄想程度。

七、治疗

几乎所有的恐狂症患者，首选药物治疗。在药物治疗的前提下，心理治疗可以起到巩固疗效、促进康复、提高患者对药物治疗的依从性、预防复发的作用。忽视药物治疗的心理治疗是危险的！医生、专家的解释和保证只能起到暂时地缓解情绪的目的，并不能治愈患者。

1. 药物治疗

恐狂的主要治疗药物包括抗焦虑药物、抗抑郁药物和β-受体阻断药。严格意义上讲，这些药物并不能直接消除恐惧情绪，但可以减轻或消除患者恐惧时自主神经支配的躯体反应，降低警觉水平，从而发挥其治疗作用。

（1）抗焦虑药物：缓解恐狂的焦虑症状疗效肯定，起效迅速，剂量调整方便。但作用持续时间短，且有依赖性的缺点。在临床上经常是短期使用，不能长期服用。常用的药物有氯硝西泮（2 ~ 8 mg/d）、阿普唑仑（0.8 ~ 2.4 mg/d）、劳拉西泮（1 ~ 6 mg/d）等。已有临床证据显示，氯硝西泮、阿普唑仑对于社交恐惧症和场所恐惧症有效，但对特定恐惧症（恐狂）治疗效果的证据不多。

（2）抗抑郁药物：三环类抗抑郁药物（TCAs）、单胺氧化酶抑制剂（MAOIs）、选择性5-HT再摄取抑制剂（SSRIs）都可用于恐惧症的治疗，且具有肯定的疗效。5-HT和NE再摄取抑制剂（SNRIs）类药物也有治疗恐惧症有效的报道。由于TCAs、MAOIs在使用中安全性较低、使用不方便等缺点，目前临床上常用的一线药物是SSRIs药物。当一线用药效果无效，可以选用TCAs（如米帕明）或MAOIs（如苯乙肼）治疗。目前临床上应用的SSRIs有五种：帕罗西汀、舍曲林、氟西汀、氟伏沙明、西酞普兰。其中帕罗西汀是目前唯一被批准用于治疗社交恐惧症的药物。场所恐惧症伴发惊恐发作也可以应用SSRIs治疗。对于特定恐惧症（恐狂）的药物治疗使用不多，有证据显示SSRIs治疗有效，可以试用。

（3）β-受体阻断药：如普萘洛尔或阿替洛尔，具有缓解自主神经兴奋有关的躯体症状的作用。

恐惧症的药物治疗主张单一用药，起始剂量要小，治疗剂量与抑郁症的治疗剂量类似，对于回避行为的治疗剂量需要相对较大。对于急性治疗有效后是否需要维持治疗，维持治疗的时间需要多长，目前这方面的证据不多。有限的证据提示维持治疗可以减少复发。目前临床上当恐惧症状消失后仍建议维持治疗 1 年。然后缓慢逐渐减药，直至停用。停用以后，症状复发时再及时用药。与强迫症共病的个体，抗强迫药物加小剂量心境稳定剂，如喹硫平，有着较满意的治疗效果。与精神分裂症共病的患者，应充分进行抗精神病治疗。共病其他精神障碍的个体，应考虑抗焦虑药物与治疗其原发疾病的药物相互作用。

2. 物理治疗

对于难治性恐狂（往往是共病强迫症、精神分裂症、人格障碍者），药物治疗效果不满意的，可以考虑 MECT（改良无抽搐电休克）治疗。经颅磁刺激对于稳定患者情绪、缓解焦虑恐惧症状有效。

3. 心理治疗

（1）认知行为治疗（cognitive behavior therapy，CBT）：是在目前临床上常用的心理治疗中，具有循证证据支持的心理治疗方法。与药物治疗相比，CBT 疗效保持的时间要比药物治疗的疗效更持久。在 CBT 治疗中，主要包括疾病知识教育，认知重组、暴露或冲击疗法、系统脱敏、放松训练、社交技能训练等认知和行为技术方法。在治疗中一般每周进行 1 次，连续治疗 12 ~ 18 次，往往至少需要持续 3 个月。

暴露疗法经常被用于恐狂的治疗中。此方法需要先将恐惧刺激分级，然后组织逐级暴露策略来逐步克服焦虑。制定分级暴露的等级表是成功的重要一步。首先给困难或预期焦虑水平分级，用 0 ~ 100 分表，100 代表最大困难或最高焦虑，随后可在分级暴露中运用想象暴露，治疗师让患者尝试沉浸于场景中并想象自己如何反应，也可以通过现场暴露直接让患者面对会激发恐惧的刺激。暴露疗法治疗恐狂的有效率达 85% 以上。问题在于，只有极少数患者愿意接受这种治疗。

（2）精神分析疗法：基于精神分析的个体心理治疗和家庭治疗在笔者的经验中可操作性强，并且效果确定。动力学理论认为，患者对焦虑的过度防御造成了焦虑的持续。回避行为剥夺了患者对危险进行现实检验的机会。因此，分析患者的潜意识冲突、固有的防御方式、人格结构等对于患者理解自身症状很有帮助。治疗关系中的接纳、包容可帮助患者学会包容自己的焦虑情绪，一定程度上阻断刺激 - 反应（主要是以“安全行为”为主的回避行为）链条，让患者有机会对自己的判断进行现实的检验，获得“我认为的危险并不是真实的危险”的领悟，进而摆脱恐狂的控制。该疗法的优点是疗效确切、巩固，防复发效果好，促进人格成长。患者在治疗过程中情绪管理能力增强、人际关系改善、社会功能恢复，使生活发生正向改变，消除了环境中的不利因素；缺点是疗程长、花费高，对治疗师自身素质的要求较高，治疗初期症状缓解不明显。结合药物治疗能够弥补这些缺点。

（3）正念疗法：是对以正念为核心的各种心理疗法的统称，较为成熟的正念疗法包括正念减压疗法（mindfulness-based stress reduction）、正念认知疗法（mindfulness-based cognitive therapy）、辩证行为疗法（dialectical behavioral therapy）和接纳与承诺疗法（acceptance and commitment therapy）。正念疗法被广泛应用于治疗和缓解焦虑、抑郁、强迫、冲动等情绪心理问题，在人格障碍、成瘾、进食障碍、人际沟通、冲动控制等方面的治疗中也有大量应用，同样也适用于恐狂的治疗。

正念最初来自佛教的四念处，是佛教的一种修行方式，它强调有意识、不带评判地觉察当下，是佛教禅修主要的方法之一。西方的心理学家和医学家将正念的概念和方法从佛教中提炼出来，剥离其宗教成分，发展出了多种以正念为基础的心理疗法。

以正念为核心的心理疗法是美国最为流行的疗法，其疗效获得了从神经科学到临床心理方面的大量科学实证支持，相关研究获得了美国国立卫生研究院（NIH）的大力支持。医学研究还显示，坚持正念练习在缓解焦虑、改善心血管系统问题、提升免疫力、缓解疼痛（如神经性头痛、腰痛）等方面也有助益。

（刘金鹏）

第八章

犬伤治疗过程中法律风险与防范

第一节　犬伤治疗过程中的法律风险

犬伤治疗过程中的法律风险是指在犬伤治疗过程中，由于包括治疗主体（犬伤门诊或医院）自身在内的各种主体未按照法律规定或治疗处置规范的规定行使权利、履行义务，而对包括治疗主体（犬伤门诊或医院）自身在内的各种主体造成负面法律后果的可能性。法律风险产生的基础是法定或约定的权利义务不能够有效实现，从法律风险可能造成的后果来看，法律风险主要分为三大类，即民事法律风险——民事责任、行政法律风险——行政责任、刑事法律风险——刑事责任。

一、民事法律风险——民事责任

民事责任，是指民事主体（犬伤处置主体）不履行或者不完全履行民事义务应当依法承担的不利后果。不履行或者不完全履行民事义务，就是违反民事义务。民事责任既是违反民事义务所承担的法律后果，也是救济民事权利损害的必要措施，还是保护民事权利的直接手段。

从民事法律的角度来看，犬伤处置主体与患者之间自患者到达门诊邀约治疗开始，犬伤处置主体与患者之间就形成了医疗服务合同关系，医患双方必须依据法律、法规、规章、医疗规范的规定和公序良俗适时全面行使权利、履行义务，无论犬伤处置主体，还是患者不履行义务或怠于行使相关权利，造成对方损害或损失的，均应承担不利的法律后果。根据《中华人民共和国民法典》第七篇第六章医疗损害责任的规定，患者在诊疗活动中受到损害，医疗机构或者其医务人员有过错的，由医疗机构承担赔偿责任。犬伤处置过程中的民事责任的承担主体是医疗机构，承担责任的方式是赔偿损失。

二、行政法律风险——行政责任

行政责任是指包括治疗主体（犬伤门诊或医院）自身在内的各种主体（包括医生和护士）实施违反行政法律、法规、规章规定的义务的行为所必须承担的法律后果。追究行政责任的形式有两种：一种叫行政处分，另一种叫行政处罚。行政处分和行政处罚虽然同属行政责任的一种，但二者是不同的：第一，适用对象不同，行政处分只适用于国家工作人员，不适用于社会上一般的公民；而行政处罚则适用于所有的公民、法人或其他组织。第二，适用的违法行为不同，行政处分与行政处罚都适用于行政违法行为，但行政处分适用的是一般的违法失职行为，而行政处罚则适用于违反某种特定的，设定有行政处罚的法律、法规、规章的违法行为。第三，实施处罚的机关不同。实施行政处分的机关必须是被处分人员所在单位或者行政监察机关，实施行政处罚的机关是国家法律规定的具有行政处罚权的行政机关，法律、法规授权的具有管理公共事务职能的组织和行政机关依照法律、法规、规章的规定，在其法定权限内委托的组织。第四，执行不同。行政处分只能由国家机关和事业单位执行；而行政处罚则由行政机关执行，也可由行政机关申请人民法院强制执行。第五，救济的渠道不同。行政处罚的救济渠道为行政复议和行政诉讼，当事人对行政处罚不服的，可以向该行政机关的上级行政机关申请行政复议，也可以向人民法院就行政机关的行政处罚行为提起行政诉讼。行政处分的救济渠道为复核和申诉，当事人对行政处分不服的，可以在接到处分决定之日起 30 日内向原处分机关申请复核，或者向行政监察机关申诉。受理复核和申诉的行政机关或者监察机关经审查认为原行政处分决定是错误的，应当及时予以纠正；造成名誉损害的，应当负责恢复名誉、消除影响、赔礼道歉；造成经济损失的，应当负赔偿责任。

《医疗纠纷预防和处理条例》第四章法律责任对造成医患纠纷的医疗机构和相关人员应承担的行政责任做出了较为详细的规定：

第四十五条　医疗机构篡改、伪造、隐匿、毁灭病历资料的，对直接负责的主管人员和其他直接责任人员，由县级以上人民政府卫生主管部门给予或者责令给予降低岗位等级或者撤职的处分，对有关医务人员责令暂停 6 个月以上 1 年以下执业活动；造成严重后果的，对直接负责的主管人员和其他直接责任人员给予或者责令给予开除的处分，对有关医务人员由原发证部门吊销执业证书；构成犯罪的，依法追究刑事责任。

第四十六条　医疗机构将未通过技术评估和伦理审查的医疗新技术应用于临床的，由县级以上人民政府卫生主管部门没收违法所得，并处 5 万元以上 10

万元以下罚款，对直接负责的主管人员和其他直接责任人员给予或者责令给予降低岗位等级或者撤职的处分，对有关医务人员责令暂停 6 个月以上 1 年以下执业活动；情节严重的，对直接负责的主管人员和其他直接责任人员给予或者责令给予开除的处分，对有关医务人员由原发证部门吊销执业证书；构成犯罪的，依法追究刑事责任。

第四十七条　医疗机构及其医务人员有下列情形之一的，由县级以上人民政府卫生主管部门责令改正，给予警告，并处 1 万元以上 5 万元以下罚款；情节严重的，对直接负责的主管人员和其他直接责任人员给予或者责令给予降低岗位等级或者撤职的处分，对有关医务人员可以责令暂停 1 个月以上 6 个月以下执业活动；构成犯罪的，依法追究刑事责任：

（一）未按规定制定和实施医疗质量安全管理制度；

（二）未按规定告知患者病情、医疗措施、医疗风险、替代医疗方案等；

（三）开展具有较高医疗风险的诊疗活动，未提前预备应对方案防范突发风险；

（四）未按规定填写、保管病历资料，或者未按规定补记抢救病历；

（五）拒绝为患者提供查阅、复制病历资料服务；

（六）未建立投诉接待制度、设置统一投诉管理部门或者配备专（兼）职人员；

（七）未按规定封存、保管、启封病历资料和现场实物；

（八）未按规定向卫生主管部门报告重大医疗纠纷；

（九）其他未履行本条例规定义务的情形。

第四十八条　医学会、司法鉴定机构出具虚假医疗损害鉴定意见的，由县级以上人民政府卫生、司法行政部门依据职责没收违法所得，并处 5 万元以上 10 万元以下罚款，对该医学会、司法鉴定机构和有关鉴定人员责令暂停 3 个月以上 1 年以下医疗损害鉴定业务，对直接负责的主管人员和其他直接责任人员给予或者责令给予降低岗位等级或者撤职的处分；情节严重的，该医学会、司法鉴定机构和有关鉴定人员 5 年内不得从事医疗损害鉴定业务或者撤销登记，对直接负责的主管人员和其他直接责任人员给予或者责令给予开除的处分；构成犯罪的，依法追究刑事责任。

第四十九条　尸检机构出具虚假尸检报告的，由县级以上人民政府卫生、司法行政部门依据职责没收违法所得，并处 5 万元以上 10 万元以下罚款，对该尸检机构和有关尸检专业技术人员责令暂停 3 个月以上 1 年以下尸检业务，对直接负责的主管人员和其他直接责任人员给予或者责令给予降低岗位等级或者撤职的处分；情节严重的，撤销该尸检机构和有关尸检专业技术人员的尸检资格，对直接负责的主管人员和其他直接责任人员给予或者责令给予开除的处分；构成犯罪的，依法追究刑事责任。

第五十条　医疗纠纷人民调解员有下列行为之一的，由医疗纠纷人民调解委员会给予批评教育、责令改正；情节严重的，依法予以解聘：

（一）偏袒一方当事人；

（二）侮辱当事人；

（三）索取、收受财物或者牟取其他不正当利益；

（四）泄露医患双方个人隐私等事项。

第五十一条　新闻媒体编造、散布虚假医疗纠纷信息的，由有关主管部门依法给予处罚；给公民、法人或者其他组织的合法权益造成损害的，依法承担消除影响、恢复名誉、赔偿损失、赔礼道歉等民事责任。

第五十二条　县级以上人民政府卫生主管部门和其他有关部门及其工作人员在医疗纠纷预防和处理工作中，不履行职责或者滥用职权、玩忽职守、徇私舞弊的，由上级人民政府卫生等有关部门或者监察机关责令改正；依法对直接负责的主管人员和其他直接责任人员给予处分；构成犯罪的，依法追究刑事责任。

第五十三条　医患双方在医疗纠纷处理中，造成人身、财产或者其他损害的，依法承担民事责任；构成违反治安管理行为的，由公安机关依法给予治安管理处罚；构成犯罪的，依法追究刑事责任。

同时，其他与医疗活动有关的法律法规规章亦有相关的法律规定。

从上述法律规定来看，承担行政责任的主体既包括过失造成患者损害的医疗机构，也包括过失造成患者损害的医护人员个人。

三、刑事法律风险——刑事责任

（一）犬伤处置过程中的刑事责任

主要是指医务人员由于严重不负责任，造成就诊人死亡或者严重损害就诊人身体健康时，依照《中华人民共和国刑法》的相关规定，医护人员应承担的法律责任。即医疗事故罪，根据《中华人民共和国刑法》第三百三十五条“医务人员由于严重不负责任，造成就诊人死亡或者严重损害就诊人身体健康的，处三年以下有期徒刑或者拘役。”和其他相关的规定：

1. 医疗事故罪所侵犯的客体是患者的生命、健康权和医务工作管理秩序。

2. 医疗事故罪的客观表现为医务人员严重不负责任，造成了就诊人死亡或者严重损害就诊人身体健康的行为。这里要注意的是法条中的两个“严重”，首先是医务人员必须是严重不负责任，而一般意义上的不负责任或者是由于技术水平所限而发生的问题不能作为定罪依据；另外，必须给患者造成了严重的后果，比如伤残或死亡，且造成严重后果必须是因为医生严重不负责任的行为所引起的，如果医生确实有严重不负责任的行为，但是患者的死亡原因却主要是由于其病情凶险性、严重性所造成的，则不满足构成本罪的要件。

3. 医疗事故罪的主体为医务人员，非医务人员“行医”侵害患者生命健康利益的，根据具体情节可能构成非法行医罪或过失致人死亡罪等。

4. 医疗事故罪的主观要件是过失，这里的过失主要是业务过失。

（二）根据与医疗活动有关的法律规定，医疗犯罪主体包括：

1. 卫生技术人员按其业务性质分为：

（1）医疗防疫人员，包括从事临床医学、口腔医学、公共卫生医学、中医学的工作人员。

（2）药剂人员。

（3）护理人员。

（4）其他技术人员，包括从事放射、检验、病理营养、口腔等其他医疗技术工作的专业人员。

2. 医疗机构中的其他工作人员主要指以下三部分人员：

（1）工程技术人员。

（2）行政党务管理人员。

（3）工勤人员。

综上所述，包括犬伤处置在内的医疗活动，医疗机构和医疗参与人所面临的法律风险主要有以上三种，即民事责任、行政责任和刑事责任。依据我国现行法律规定，以上三种责任是从不同的角度规定的相关机构和人员应承担的不利后果，只要过失行为符合相关法律规定的条件，就应该承担相应的法律责任，并且这三种法律风险是同时存在的。比如，构成了医疗事故罪，既要承担刑事责任，又要承担民事责任和行政责任。

第二节　犬伤治疗过程中法律风险的防范

既然包括犬伤处置在内的医疗活动的法律风险产生的基础是法定或约定的权利义务不能够有效实现，那么犬伤处置过程中法律风险防范的根本方法和措施就是根据与犬伤处置有关的法律、法规、规章、规范的规定和公序良俗适时全面履行自己的义务，行使自己的权利。

首先，包括犬伤处置在内的医疗机构的工作人员应该加强业务学习，全面掌握与犬伤处置有关的法律、法规、规章、规范的规定，熟悉犬伤的处理流程和每一节点的技术要点，并在犬伤处置过程中严格遵循。只有这样全面有效地履行自己的诊疗义务，行使自己的诊疗权利，避免诊疗活动过程中出现过失，才能从根本上有效避免相关法律风险。

其次，医疗机构要加强制度管理，在支持、保障医护人员合法权益的同时，落实各项工作制度和岗位责任制，敦促医务人员全面适时履行诊疗义务，行使相关权利，有效防止医疗纠纷的产生。

再次，要明确在犬伤诊疗过程中各个技术规范和规程的法律地位和指导作用。目前，我国现行的有关犬伤处置的技术指导文件有五个：一是卫生部印发的《狂犬病暴露预防处置工作规范（2009年版）》；二是国家疾病预防控制中心办公室指定的《狂犬病预防控制技术指南（2016年版）》，三是《中国犬咬伤治疗急诊专家共识（2019年版）》；四是国家卫生健康委员会颁布的《常见动物致伤诊疗规范（2021年版）》；五是国家疾病预防控制局综合司、国家卫生健康委员会办公厅颁发的《狂犬病暴露预防处置工作规范（2023年版）》。在这五个犬伤处置技术指导文件中，《狂犬病暴露预防处置工作规范（2009年版）》《狂犬病预防控制技术指南（2016年版）》《常见动物致伤诊疗规范（2021年版）》《狂犬病暴露预防处置工作规范（2023年版）》是国家机关制定并发布的具有法律效力的文件，依据《中华人民共和国民法典》第七编第六章医疗损害责任的规定和其他相关法律规定，这四个文件是在医疗纠纷处理过程中，认定医疗机构和医护人员是否存在过失的最主要依据。需要特别注意的是，《常见动物致伤诊疗规范（2021年版）》中“六、预防　狂犬病犬咬伤是狂犬病发生的主要途径，可能感染发病，应根据现行的狂犬病暴露预防处置的规范、指南进行狂犬病预防”。《中国犬咬伤治疗急诊专家共识（2019年版）》不是国家主管部门发布的，属于学术性文件，其在医疗纠纷的处理过程中的指导作用要次于上述四个文件。

最后，要正确认识和处理医患纠纷。发生医疗纠纷并不可怕，关键在于如何正确认识和处理。随着普遍社会竞争加剧和法律意识的提升，再加上患者深受病痛的折磨，从事犬伤处置的医务人员应更新观念，树立法律意识和纠纷意识，在诊疗活动中保持清醒的头脑，认识到自己的一言一行、一举一动若稍有不慎就会引起患者的不满，就有可能引发医疗纠纷。一旦出现医疗纠纷，要在第一时间自查自纠，要及时上报领导，寻求领导的理解与支持，要搞清楚自己是否存在过错，是否因为自己的过错造成了患者损害，如造成损害，损害是什么，有多大等情况。以事实为依据，以法律为准绳，制订自己的处理方案，确有过错时，要勇于承担责任，满足当事人合法合理的诉求。在没有过失的情况下，要据理力争，正告患者医疗机构是不怕患者的胡搅蛮缠和媒体曝光的，可告知患者索赔的依据和方法，让患者通过法律等正常途径获得赔偿。切忌花钱息事宁人，纵容了某些人的不法行为。对于目无法纪、围攻辱骂、毁坏公物、行凶殴打、无理取闹的少数患者和家属，要有自我保护意识，要协同保卫科、地方公安部门一起处理，对医务人员、财物造成损伤的，坚决要求赔偿道歉。

第三节　相关案例法律分析

一、案件事实

（一）当事人

宇某、杨某系佘某的父母，宇某、杨某及佘某一家居住在某市某区某小区B14栋楼。

李某、牟某居住在某小区A4栋楼。某小区的物业服务企业为某物业分公司。

（二）事件经过

2017年4月16日16时左右，佘某在小区B14栋楼旁的小广场玩耍，一只黑狗将佘某右眼及面部咬伤。随即，佘某被送往某医院救治，17时48分办理住院手续，行相关检查后，21时50分至23时行手术"右眼睑皮肤裂伤缝合+眼睑成形术+左眼上睑眉弓裂伤及鼻部裂伤缝合术"，术后单眼包扎，给予抗炎等治疗。同年4月17日晨、20日，佘某至某市某区医院，注射狂犬病免疫球蛋白及狂犬病疫苗，支出医疗费1559元，期间仍于某医院住院治疗，4月24日于该院出院，病情诊断为：右眼睑广泛裂伤、眉弓皮肤裂伤、鼻部裂伤、狗咬伤，住院期间产生医疗费6794.64元。同年5月6日，佘某于某市儿童医院门诊诊疗，会诊单记载：患儿具有明确病犬咬伤面颊部史，虽行全面预防，但目前出现发热、躁动，恐风怕水，检测血象高，临床诊断（狂犬病）成立，预后极差，对症处理。由此支出医疗费340.5元。同年5月6日，佘某于某市第三人民医院、第二人民医院诊疗，产生医疗费3450.35元，并于次日于某市第二人民医院住院治疗，入院诊断病情为：狂犬病，呼吸衰竭，5月22日03：43出现心跳停止，予以抢救无效，于04：40宣布临床死亡。住院期间产生医疗费56 400.53元，其中个人支付24 429.63元；另药房购置药品产生医药费2180元。死亡医学证明记载佘某死亡原因为狂犬病。同年5月24日，佘某被火化。

（三）法院审理过程

一审法院审理分析说明：

根据宇某、杨某及某医院的申请，一审法院委托司法鉴定科学研究院对某医院在佘某的诊疗过程中是否存在过错，过错与佘某死亡之间的因果关系及参与度进行鉴定，该院出具鉴定意见书，分析说明：

1. 关于死亡原因

患儿佘某狗咬伤部位位于右眼及面部，颜面部受伤部位广泛，伤口面积较大而深，上述损伤部位距中枢神经系统较近，且儿童易感性强，容易遭受狂犬病毒感染引起狂犬病发作。结合其病情发展过程分析，佘某符合狗咬伤后致狂犬病发作，引起呼吸、循环功能衰竭而死亡……

2. 关于某医院的医疗行为

某医院对患儿佘某的医疗行为不符合《狂犬病暴露预防处置工作规范》，增加了患儿狂犬病毒感染及发病的风险，与患儿死亡之间存在一定因果关系，属于死因构成中的共同作用因素……

鉴定意见：某医院对患者佘某的医疗行为存在一定过错，与其死亡之间存在一定因果关系，建议医方的医疗过错行为在患者死因构成中的参与度（原因力）为 45% ~ 55%。因该鉴定产生鉴定费 13 350 元，宇某、杨某支出 6450 元、某医院支出 6900 元。

一审法院认为：

1. 公民的生命权受法律保护，佘某因被狗咬伤后经治疗无效死亡，宇某、杨某作为赔偿权利人应获得赔偿。对具体损失，一审法院作如下认定：

（1）住院伙食补助费 690 元，宇某、杨某主张按照 30 元 / 天标准计算住院天数 23 日，一审法院予以支持。

（2）营养费 690 元，宇某、杨某主张按照 30 元 / 天标准计算住院天数 23 日，一审法院予以支持。

（3）护理费 2806 元，宇某、杨某主张按照安徽省“居民服务、修理和其他服务业”在岗职工 44 353 元 / 年工资标准计算住院天数 23 日，一审法院予以支持。

（4）死亡赔偿金 632 800 元，计算方式：31 640 元 / 年 ×20 年。

（5）精神损害抚慰金 70 000 元，佘某的死亡给家人造成巨大精神伤痛，一审法院酌定该数额。

（6）亲属办理丧葬事宜的误工费、交通费 5000 元，佘某死亡后，宇某、杨某及其他亲属办理丧葬事宜由此产生误工费、交通费应属合理支出，酌定上述金额。

（7）丧葬费 29 551 元，宇某、杨某主张按照 59 102 元 / 年 ÷12 个月 ×6 个月计算，一审法院予以支持。

（8）医疗费 38 754.12 元，有宇某、杨某提交的医疗费票据、病历等予以佐证，一审法院予以支持。以上损失合计为 780 291.12 元。

2. 本起纠纷的责任承担主体及责任比例

（1）根据视频资料显示，某小区地下车库内在 2017 年 4 月间存在三只狗（分别为黑色、黄色、黄白色），结伴活动。2017 年 4 月 4 日至 4 月 15 日（4 月 12 日除外）期间，李某于固定的时间段，携带装有食物的塑料盒至地下车库，倾倒食盆内残余，召唤并在固定位置喂食三只狗，在狗群进食期间，李某在旁等待、观察，待狗群进食完毕，引导狗群进入楼梯间内，方携带塑料盒离开车库，每次时长达数十分钟。故李某并非偶然喂食三只狗，而是长期、固定地喂养，对三只狗实际管理。结合尹某、黄某询问笔录的陈述，以及某物业分公司出具的情况说明等证据，已形成证据锁链，足以认定地下车库中的三只狗系李某所饲养，且其中的黑狗在同日咬伤包含佘某在内四人的事实。综上，对李某相关辩解意见，一审法院不予采信。某市市区为限制养犬区（简称限养区），限养区养犬实行注册登记制度，限养区内的单位和个人不得饲养未经注册登记的犬只。李某未举证证实其所饲养的三只狗经相关部门注册登记，且李某未对三只狗采取安全措施，导致黑狗咬伤佘某，应当承担饲养动物损害赔偿责任。另无证据表明牟某亦存在饲养行为，故对杨某、宇某要求牟某承担赔偿责任，一审法院不予采信。

（2）佘某被咬伤后，至某医院就诊，佘某与某医院之间的医患关系成立，出院后，佘某在外院被确诊患狂犬病，某医院的诊疗行为经鉴定机构鉴定存在过错，应当承担医疗损害赔偿责任。

（3）事发地点由某物业分公司进行管理，地下车库存在多只狗并非一朝一夕，某物业分公司未及时确认狗的饲养人并对狗有效管控，放任业主在地下车库饲养狗，致狗咬伤多人，某物业分公司未能尽到相应的管理义务，应承担过错赔偿责任。

（4）佘某在小区公共区域玩耍时被狗咬伤，无证据证明佘某对损害的发生具有故意或重大过失，故宇某、杨某作为监护人不应承担监护不力责任。综上，佘某的死亡后果系多原因导致，根据各原审被告的过错程度，一审法院确定李某承担 35% 赔偿责任，数额为 273 102 元；某医院承担 45% 赔偿责任，数额为 351 131 元；某物业分公司承担 20% 赔偿责任，数额为 156 058.12 元，某物业公司作为某物业分公司的设立机构，承担共同给付责任。据此，依照《中华人民共和国民法总则》第七十四条，《中华人民共和国公司法》第十四条第一款，《中华人民共和国侵权责任法》第六条、第十六条、第二十二条、第五十四条、第七十八条，《最高人民法院关于审理人身损害赔偿案件适用法律若干问题的解释》第十七条第一款、第三款、第十八条第一款、第十九条、第二十一条第一款、第二十三条第一款、第二十四条、第二十七条、第二十九条，《中华人民共和国民事诉讼法》第六十四条第一款、第一百四十四条之规定，判决：①李某于本判决生效之日起十日内赔偿宇某、杨某各项损失合计 273 102 元；②某医院于本判决生效之日起十日内赔偿宇某、杨某各项损失合计 351 131 元；③某物业分公司、某物业公司于本判决生效之日起十日内共同赔偿宇某、杨某各项损失合计 156 058.12 元；④驳回宇某、杨某的其他诉讼请求。

上诉人李某、某分公司、某公司、某医院因不服上述民事判决，依法提起上诉。

二审法院审理分析说明：

二审法院经庭审及阅卷，对一审查明的事实予以确认。对当事人二审争议的事实，二审法院与原审判决认定的事实一致。

二审法院认为，本案二审争议的焦点为以下五点：

（1）李某是否为咬伤佘某小黑狗的饲养人。

（2）某市某区医院是否为本案必要的诉讼参与人。

（3）某物业分公司、某公司是否应承担赔偿责任。

（4）某医院是否应承担赔偿责任，及其承担的赔偿责任中是否应包含佘某治疗被狗咬伤所产生的费用。

（5）各当事人的责任承担。针对上述争议焦点，二审法院认定如下：

1. 关于李某是否为咬伤佘某的小黑狗饲养人问题。二审法院综合本案证据，认为足以认定李某即是涉案黑狗的饲养者已经达到高度盖然性的证明标准。对于李某上诉提出，即使咬人的小黑狗是其喂养的狗，其也只是临时爱心喂养流浪狗，并不构成饲养，不应承担饲养者的责任。对此，二审法院认为，所谓流浪狗是指因被遗弃、逃逸、丢失等原因而致无人饲养无人管理的无主动物，基于对共同生存于同一个地球之上生命的尊重，从道德的角度应当鼓励和提倡对流浪动物的救助行为，但该救助行为应当以不能危及所在社区的公共利益为前提，如此方能达至人与动物和谐共处、社会环境安全有序状态之形成。但反观本案，如上已经列举的证据显示，李某在保安捕杀黑狗时称“一条小黑狗是我家的，你们不要打”，证人黄某亦证明李某家养了一条黑狗，结合其长期定点、定时喂养的情况，不能得出李某对黑狗的饲养属于爱心喂养流浪狗；其次，即使本案中咬人黑狗属于无主流浪狗，但其长期定时喂养行为亦足以导致流浪狗的定居化，由于流浪狗天然的不可控性及潜在的攻击性，尤其是在感染狂犬病毒并发作的情况下，其表现的攻击性更为强烈，故此种因长期喂养而定居化的流浪狗如果不得以有效防控，对所在社区的公共安全必然带来危险，所以当这种潜在危险实际发生时，造成潜在危险的长期喂养行为和实际发生的危险之间形成侵权法上的因果关系，喂养人应当承担相应责任。李某相关上诉理由不能成立。

2. 关于某市某区医院是否为本案必要的诉讼参与人问题。通过二审调查，二审法院已明确佘某注射的疫苗并非长春某生物科技股份有限公司生产的问题疫苗，且质量合格。故对于李某及某医院认为某市某区医院应为本案被告的诉请，二审法院予以驳回。

3. 关于某物业分公司与某物业公司是否应承担赔偿责任的问题。首先，根据《物业管理条例》第四十七条规定，“物业服务企业应当协助做好物业管理区域内的安全防范工作……”。某物业分公司作为涉案小区的物业管理人，具有保障小区安全的义务。其次，物业公司对于小区的安全管理不能仅停留在告知、提示上，更应该落实到具体管理措施中去。具体到本案中，尽管某物业分公司在一审中提供了《关于小区文明养狗的通知》《关于园区文明养犬的温馨提示》等文件，但从其提供的监控视频可以看出，李某长期将涉案黑狗放在小区地下车库内放养，给小区造成了极大的安全隐患，而某物业分公司对此未采取任何有效措施加以制止，其作为车库管理人，放任李某在其管理场所内养狗，客观上为李某养狗提供了场所，故其对于涉案黑狗应负有管理失职之过错。综上，某物业分公司应承担侵权赔偿责任，而某公司作为某物业分公司的设立机构，应承担连带赔偿责任。

4. 关于某医院是否应承担赔偿责任，及其承担的赔偿责任中是否应包含佘某治疗被狗咬伤所产生的费用问题。二审法院认为：

（1）关于某医院的医疗行为是否存在过错的问题。鉴定机构认定某医院在处理佘某伤口时存在以下过错：①未见相应冲洗记录，不符合临床规范；②患儿属于Ⅲ级暴露，在完成清创消毒后，应当先用抗狂犬病血清或者狂犬病患者免疫球蛋白作伤口周围的浸润注射，不少于 2 h 以后再行缝合包扎，而医方在不具备注射抗狂犬病毒血清或者狂犬病患者免疫球蛋白的条件下，未予及时行转院进一步治疗，给予清创后即缝合伤口，不符合规范要求；③医方告知欠充分；④医方在病历记载中存在不规范。针对上述鉴定意见，二审法院认为，首先，某医院现有病例资料中仅记载了“彻底清创”，无冲洗及冲洗时间的记录，犬伤冲洗不同于普通清创，需要有一定的水压，且狂犬病暴露处置要求伤口冲洗时间不少于 15 分钟，故鉴定机构认为“某医院的冲洗不符合规范”正确。其次，本例患儿属于Ⅲ级暴露，依据《狂犬病暴露预防处置工作规范》第六条，应当立即处理伤口，并注射狂犬病被动免疫制剂，随后接种狂犬病疫苗。具体到本案中，某医院在患者尚未注射抗狂犬病血清或者狂犬病患者免疫球蛋白的情况下就进行了缝合不符合规定，鉴定机构认定“其缝合不规范”正确，二审法院予以确认。再次，狂犬病患者免疫球蛋白、抗狂犬病血清与狂犬病疫苗是两类不同的免疫制剂，免疫球蛋白和血清按规定应当立即注射，狂犬病疫苗接种则是越早越好（一般咬伤者应于当天注射第一针），而从现有病例资料记载来看，院方仅在手术知情同意书中手书了“告知行疫苗注射”字样，并未明确告知患者应立即接种狂犬病患者免疫球蛋或抗狂犬病血清。佘某自入院到手术，其间间隔约 3 小时，某医院在不具备免疫接种条件的情况下，有足够的时间告知患者去专门的狂犬病暴露处置门诊进行全面的免疫接种，但其既未告知，亦未联系相关专业机构会诊处置，同时某医院也无证据证明佘某的病情已严重到需要立即手术，来不及去他院接种免疫制剂的程度，故鉴定机构认定其告知不充分并无不妥。最后，经查某医院同时出具了两份出院记录，其中1份未记载“同时给予抗狂犬病毒血清注射及伤口处理”及“外院进一步狂犬病疫苗注射及治疗”，且无医生手动签名，另一份记载完整，故鉴定人认为“某医院病历记载不规范”正确。综上，司法鉴定科学研究院出具的鉴定意见并无不妥，一审认定“某医院的诊疗行为存在过错”正确，二审法院予以确认。

（2）关于某医院是否具有告知义务的问题。虽然某医院并非狂犬病暴露处置定点医院，但狂犬病处置方法属于医学常识，一审中某医院亦提及《外科学》第八版载有狂犬病处置方法，故某医院应当按照正确的方法对佘某进行犬咬伤口处理，并有义务在其不具备免疫接种资质的情况下，及时告知患者去相关单位进行免疫接种，故对某医院的该点上诉意见，二审法院不予采纳。

（3）关于佘某的死亡与某医院的诊疗行为之间是否有因果关系的问题。人被疯狗咬伤后有一定概率感染狂犬病，狂犬病患者发病后病死率近100%，做好暴露前免疫接种，暴露后预防接种联合免疫球蛋白/血清被动免疫及伤口的彻底清理，是防止狂犬病病发的唯一有效手段。正确的伤口处理及免疫接种对于预防狂犬病发作具有重要作用。具体到本案中，鉴定意见已明确认定某医院的诊疗行为不符合《狂犬病暴露预防处置工作规范》，增加了佘某狂犬病毒感染和发病的风险，与佘某的死亡之间存在因果关系，故对于某医院的该点上诉意见，二审法院亦不予采纳。

（4）某医院的不当诊疗行为，导致佘某的犬伤治疗并未达到应有的效果，且与佘某之后的狂犬病治疗及死亡均存在因果关系，某医院的诊疗行为有过错，应承担相应的赔偿责任。

（5）关于各当事人的责任承担问题。根据《中华人民共和国侵权责任法》第十二条规定，二人以上分别实施侵权行为，造成同一损害，能够确定责任大小的，各自承担相应的责任，难以确定责任大小的，平均承担赔偿责任。具体到本案中，佘某的死亡系李某违法饲养动物行为、某物业分公司安全保障失职和某医院医疗过错行为共同导致，应根据各自过错比例承担责任。某医院在佘某的治疗中存在过错，经鉴定参与度为45%～55%，考虑到孩子伤情等因素，一审酌定其承担45%的责任并无不妥，二审法院予以确认。李某系咬人小狗的饲养人，对佘某的死亡具有直接责任，某物业分公司存在管理过失，亦应承担相应责任，综合考虑两当事人的过错大小，一审认定李某承担35%责任，某物业分公司承担20%责任亦无不当，二审法院予以认定。关于李某上诉称佘某及其监护人亦应承担责任的诉请，因其无证据证明佘某具有过错，且疯狗发病时具有较强的攻击性，即使佘某的监护人在事发现场，也不能必然阻止损害结果发生，故对于李某的该点上诉请求二审法院予以驳回。

综上所述，二审法院认定各上诉人的上诉理由均不能成立，一审法院认定事实清楚、适用法律正确。依据《中华人民共和国民事诉讼法》第一百七十条第一款第一项之规定，判决：驳回上诉，维持原判。

二、法律分析

为了避免侵害案件当事人合法权益，给当事人造成不必要的损害。笔者虽然故意删除了当事人的真实姓名或名称，精简了一些与法律分析无关紧要的内容。但该判决确实是一份真实的中级人民法院判决，且语言简明、专业，对法律问题分析透彻周到，判决有理有据，既展示出严谨的规则逻辑，也呈现出让老百姓看得懂的生活化法理。不仅具有很强的感召力，而且对于医护人员处理预防接种过程的医患纠纷具有典型的指导作用。

（一）“多因一果”侵权行为的责任承担主体及责任比例

“多因一果”是指由数个无意思联络的行为共同作用，造成同一损害结果的发生。“多因一果”不同于共同侵权的行为，其典型表现为各个侵权人之间不存在意思联络的行为和事实。行为人对损害的结果不承担连带责任。共同侵权行为要求“行为”共同实施，表现为侵权人之间存在意思联络或数个行为直接结合造成损害结果，共同侵权的行为人相互之间承担连带责任。

根据《中华人民共和国民法典》第一千一百七十二条（原《中华人民共和国侵权责任法》第十二条）规定：“二人以上分别实施侵权行为造成同一损害，能够确定责任大小的，各自承担相应的责任；难以确定责任大小的，平均承担责任。”具体到本案中，佘某的死亡系李某违法饲养动物行为、某物业分公司安全保障失职和某医院医疗过错行为共同导致，应根据各自过错比例承担责任。一二审法院根据他们各自的过错比例确定各自的责任比例，理由确实充分，适用法律正确。

需要注意的是，在本案中二审法院并没有追加某市某区医院应为本案被告，也没有追加疫苗生产厂家为被告，这是因为二审调查查明，佘某注射的疫苗并非长春某生物科技股份有限公司生产的问题疫苗，且质量合格，某市某区医院和疫苗生产厂家相对于佘某的死亡而言，没有任何证据证明他们存在过错，无需承担任何责任。

上述法律依据和审判实践充分说明，在发生医疗纠纷、造成患者损害的情况下，首先要查明损害结果形成的过错原因，以及各种过错程度的比例，以此来确定各自承担责任的比例。如无法查明，则各位责任者平均承担。

（二）预防接种过程中医疗机构的过错认定

根据《中华人民共和国民法典》第一千二百一十八条（原《中华人民共和

国侵权责任法》第五十四条）规定：患者在诊疗活动中受到损害，医疗机构或者其医务人员有过错的，由医疗机构承担赔偿责任。这一规定确定了医疗机构承担责任的一般归责原则是过错原则，即只要医疗机构或其医务人员有过错，且造成患者损害的，医疗机构就应当承担赔偿责任。同时，《中华人民共和国民法典》第一千二百二十二条（原《中华人民共和国侵权责任法》第五十八条）规定：患者在诊疗活动中受到损害，有下列情形之一的，推定医疗机构有过错：（一）违反法律、行政法规、规章以及其他有关诊疗规范的规定；（二）隐匿或者拒绝提供与纠纷有关的病历资料；（三）遗失、伪造、篡改或者违法销毁病历资料。这是符合法定条件情况下的过错推定原则。也就是说，只要有证据能够证明医疗机构存在民法典规定的上述行为或现象，法院就可以推定医疗机构存在过错，造成患者损害的，医疗机构就应该承担赔偿责任。需要明确指出的是《中华人民共和国民法典》第一千二百二十二条第一款明确规定了"违反有关诊疗规范的规定"就可以推定医疗机构存在过错。这就在医疗损害赔偿案件中，把医疗规范提高到了与法律、行政法规、规章同等的效力。需要医护人员应该特别重视医疗规范的价值和作用。

在上述法院判决中，无论是鉴定机构在鉴定过程中认定某医院存在医疗过错的依据，还是法院采信鉴定结论，认定某医院存在过错的依据均是《狂犬病暴露预防处置工作规范》，这就要求在狂犬病暴露预防处置过程中，医疗机构和其医护人员应该特别重视《狂犬病暴露预防处置工作规范》的价值和作用。

（三）医疗损害的赔偿范围

医疗损害赔偿是侵权损害赔偿中一种，其损害赔偿范围完全等同侵权损害赔偿。根据我国现行法律规定和司法实践，具体赔偿范围和标准主要包括如下项目：

医疗费。根据医疗机构出具的医药费、住院费等收款凭证，结合病历和诊断证明等相关证据确定。器官功能恢复训练所必要的康复费、适当的整容费以及其他后续治疗费，赔偿权利人可以待实际发生后另行起诉。但根据医疗证明或者鉴定结论确定必然发生的费用，可以与已经发生的医疗费一并予以赔偿。

误工费。根据受害人的误工时间和收入状况确定。误工时间根据受害人接受治疗的医疗机构出具的证明确定。受害人因伤致残持续误工的，误工时间可以计算至定残日前一天。受害人有固定收入的，误工费按照实际减少的收入计算。受害人无固定收入的，按照其最近三年的平均收入计算；受害人不能举证证明其最近三年的平均收入状况的，可以参照受诉法院所在地相同或者相近行业上一年度职工的平均工资计算。

护理费。根据护理人员的收入状况和护理人数、护理期限确定。护理人员有收入的，参照误工费的规定计算；护理人员没有收入或者雇佣护工的，参照当地护工从事同等级别护理的劳务报酬标准计算。护理人员原则上为一人，但医疗机构或者鉴定机构有明确意见的，可以参照确定护理人员人数。住院期间一般为 100 元 / 天。

交通费。根据受害人及其必要的陪护人员因就医或者转院治疗实际发生的费用计算。交通费应当以正式票据为凭；有关凭据应当与就医地点、时间、人数、次数相符合。

住院伙食补助费。可以参照当地国家机关一般工作人员的出差伙食补助标准予以确定，一般为 100 元 / 天。

营养费。根据受害人伤残情况参照医疗机构的意见确定，医疗机构未注明需加强营养的，一般不支持营养费。

残疾赔偿金。根据受害人丧失劳动能力程度或者伤残等级，按照受诉法院所在地上一年度城镇居民人均可支配收入或者农村居民人均纯收入标准，自定残之日起按二十年计算。但六十周岁以上的，年龄每增加一岁减少一年；七十五周岁以上的，按五年计算。

残疾辅助器具费。按照普通适用器具的合理费用标准计算。伤情有特殊需要的，可以参照辅助器具配制机构的意见确定相应的合理费用标准。

丧葬费。按照受诉法院所在地上一年度职工月平均工资标准，以六个月总额计算。

死亡赔偿金。按照受诉法院所在地上一年度城镇居民人均可支配收入或者农村居民人均纯收入标准，按二十年计算。但六十周岁以上的，年龄每增加一岁减少一年；七十五周岁以上的，按五年计算。受害人家属可一并主张为处理丧葬费用的合理支出。

被扶养人生活费。计入残疾赔偿金或者死亡赔偿金（意味在该省内，其计算标准也适用城镇居民人均消费性支出标准）。被扶养人生活费根据扶养人丧失劳动能力程度，按照受诉法院所在地上一年度城镇居民人均消费性支出和农村居民人均年生活消费支出标准计算。被扶养人为未成年人的，计算至十八周岁；被扶养人无劳动能力又无其他生活来源的，计算二十年。但六十周岁以上的，年龄每增加一岁减少一年；七十五周岁以上的，按五年计算。被扶养人是指受害人依法应当承担扶养义务的未成年人或者丧失劳动能力又无其他生活来源的成年近亲属。被扶养人还有其他扶养人的，赔偿义务人只赔偿受害人依法应当负担的部分。被扶养人有数人的，年赔偿总额累计不超过上一年度城镇居民人均消费性支出额或者农村居民人均年生活消费支出额。

精神损害抚慰金。由人民法院根据侵权人的过错程度、侵权行为所造成的后果与受诉法院所在地平均生活水平综合认定。

（四）关于有效告知的问题

根据《中华人民共和国民法典》第一千二百一十九条（原《中华人民共和国侵权责任法》第五十五条）规定“ 医务人员在诊疗活动中应当向患者说明病情和医疗措施。需要实施手术、特殊检查、特殊治疗的，医务人员应当及时向患者具体说明医疗风险、替代医疗方案等情况，并取得其明确同意；不能或者不宜向患者说明的，应当向患者的近亲属说明，并取得其明确同意。医务人员未尽到前款义务，造成患者损害的，医疗机构应当承担赔偿责任。”需要注意的是民法典该条将原《侵权责任法》第五十五条中向患者“说明”相关风险改为“具体说明”。将取得患者或其近亲属的“书面同意”改为“明确同意”。这一变化首先更好地保障了患者的知情同意权；其次，意味着在患者生命垂危或意识不清，家属不能及时赶到，无法取得书面同意的紧急情况下，替代方式只要达到“明确同意”即可，从而避免了因等待“书面同意”可能导致的病情贻误。显然《民法典》的规定更符合医疗实践的真实情况且更能最大程度保障患者的生命健康利益。为此，笔者建议，紧急情况下需采取前述特殊诊疗行为时，医务人员可通过视频、微信、短信等电子化远程方式向家属说明患者病情和即将采取的特殊诊疗措施并取得家属的“明确同意”。同时，医疗机构需对视频录音录像、微信短信聊天记录等关键证据进行留存。

在上述判决中，虽然某医院也履行了一定程度的告知义务，但在告知的时间点、告知的内容上存在诸多瑕疵，仍然被法院认定了在告知上存在过错。

在本案中，法院认为虽然某医院并非狂犬病暴露处置定点医院，但狂犬病处置方法属于医学常识，一审中某医院亦提及《外科学》第八版载有狂犬病处置方法，故某医院应当按照正确的方法对佘某进行犬咬伤口处理，并有义务在其不具备免疫接种资质的情况下，及时告知患者去相关单位进行免疫接种。并且进一步认定，人被疯狗咬伤后有一定概率感染狂犬病，狂犬病患者发病后病死率近 100%，做好暴露前免疫接种，暴露后预防接种联合免疫球蛋白 / 血清被动免疫及伤口的彻底清理，是防止狂犬病发病的唯一有效手段。某医院未进行有效告知，增加了佘某狂犬病毒感染和发病的风险，与佘某的死亡之间存在因果关系。这就说明在医疗机构不具备免疫接种能力和条件的情况下，仍然具有及时告知患者去相关单位进行免疫接种的告知义务，如不履行该义务，就可能承担相应的过错责任。

（五）关于预防接种过程中异常反应问题

根据《预防接种异常反应鉴定办法》第二条规定和 2011 年 7 月 5 日国家医药监督管理局关于预防接种异常反应的答复，预防接种异常反应是指合格的疫苗在实施规范接种过程中或者实施规范接种后造成受种者机体组织器官、功能损害，相关各方均无过错的药品不良反应。其特点为：①由疫苗固有性质引起；②发生频率相对较低；③反应程度相对较重，一般需要临床处置；④反应多能恢复，极少数可能留有永久性损害；⑤接种疫苗合格；⑥接种实施规范。

假设在上述案例中，各方当事人均无过错，某医院正确规范有效地实施了预防接种，余某没有患狂犬病，但仍然因为预防接种行为而造成了患者死亡的结果。那么依据上述预防接种异常反应规定，余某的死亡大概率地会被认定为预防接种异常反应。那么医疗机构应该依照《预防接种异常反应鉴定办法》的规定进行预防接种异常反应认定。余某死亡的损失，应根据《中华人民共和国疫苗管理法》第五十六条规定“国家实行预防接种异常反应补偿制度。实施接种过程中或者实施接种后出现受种者死亡、严重残疾、器官组织损伤等损害，属于预防接种异常反应或者不能排除的，应当给予补偿。补偿范围实行目录管理，并根据实际情况进行动态调整。 接种免疫规划疫苗所需的补偿费用，由省、自治区、直辖市人民政府财政部门在预防接种经费中安排；接种非免疫规划疫苗所需的补偿费用，由相关疫苗上市许可持有人承担。国家鼓励通过商业保险等多种形式对预防接种异常反应受种者予以补偿。预防接种异常反应补偿应当及时、便民、合理。预防接种异常反应补偿范围、标准、程序由国务院规定，省、自治区、直辖市制订具体实施办法。”由相关补偿责任单位给予补偿。

（六）关于预防接种过程中产品质量责任问题

假设在上述案例中，各方当事人均无过错，余某的死亡是接种了存在质量问题的疫苗、蛋白或血清。那么，余某的死亡极大的可能就是因产品质量问题而造成的。根据《中华人民共和国民法典》第一千二百二十三条规定“因药品、消毒产品、医疗器械的缺陷，或者输入不合格的血液造成患者损害的，患者可以向药品上市许可持有人、生产者、血液提供机构请求赔偿，也可以向医疗机构请求赔偿。患者向医疗机构请求赔偿的，医疗机构赔偿后，有权向负有责任的药品上市许可持有人、生产者、血液提供机构追偿。”本案的原告既可以向疫苗、蛋白或血清上市许可持有人、生产者请求赔偿，也可以向医疗机构请求赔偿。如果原告向某医院请求赔偿的，某医院赔偿后，有权向负有责任的疫苗、蛋白或血清上市许可持有人、生产者追偿。

（周建军）

第九章

狂犬病暴露后预防处置服务实施

第一节 门诊设置标准

狂犬病暴露预防处置门诊既属于预防接种门诊的范畴，也属于创伤处置的范畴，因此，门诊的设置标准至少要符合以上两种范畴的基本条件。

一、狂犬病暴露预防处置门诊设置原则

（一）门诊应由县级以上卫生行政部门合理规划和布局，或按省级卫生行政部门制定的相关规定实施。门诊应具有医疗机构执业许可证。一般情况下，在各城镇地区医疗机构至少设立1家，在农村地区每个乡（镇）卫生院至少应当设置1家能处理基本犬伤的普通门诊；在各县（市）和设置区的城市各城区至少有1家以上能处理严重犬伤、复杂犬伤的重点门诊，最好设在二级以上医院的急诊外科，24小时接诊，方便暴露者及时就诊。

（二）门诊设置应符合《中华人民共和国传染病防治法》《预防接种工作规范（2016年版）》《狂犬病暴露预防处置工作规范（2023年版）》《狂犬病预防控制技术指南（2016年版）》《中华人民共和国疫苗管理法》《非新生儿破伤风诊疗规范（2019年版）》和《外伤后破伤风预防处置和门诊建设专家共识》等相关的法律法规文件要求，规范开设与管理，以确保狂犬病暴露预防处置质量。

二、门诊设置的基本标准

（一）房屋配备要求

狂犬病暴露预防处置门诊专用房总使用面积应不少于40平方米。门诊要

有候诊室 / 区、登记诊疗室 / 区、健康教育室 / 区、伤口处置室、预防接种室 / 区、留观室 / 区及应急处置（抢救）室等功能分室或分区，各室 / 区有明显的标志牌。

候诊室 / 区、登记诊疗室 / 区及健康教育室 / 区：区域面积不够时可共用一个区域。

伤口处置室：具备必要的伤口冲洗设备、具备狂犬病被动免疫制剂浸润注射的功能，如有条件可具备伤口局部的麻醉用药的功能，符合医院感染控制的要求，如若与其他伤口处置共用一室，每次处理狂犬病暴露伤口后必须清理消毒。

预防接种室 / 区：具备必要的冷链设备用于暴露对象狂犬病疫苗、破伤风疫苗的接种和破伤风被动免疫制剂的注射。

留观室 / 区：用于疫苗接种后的留置观察。

应急处置（抢救）室：用于疫苗接种、蛋白注射过程中或接种后可能出现的严重不良反应的处置（抢救）和其他急症的救治。

以上 5 大区域是基本区域，如面积允许还可有：

生物制品冷链冷藏室：专用于疫苗、被动免疫制剂药品的冷链储存。

医用耗材存放室：用于医用相关材料储存，如注射器、碘酒、酒精、棉签等。

狂犬病暴露预防处置门诊应与普通门诊、注射室、病房、放射科分开，并保持一定距离。

狂犬病暴露预防处置门诊要在醒目位置张贴公示材料，包括狂犬病暴露后处置工作流程，外伤后破伤风预防工作流程；狂犬病疫苗和狂犬病被动免疫制剂、破伤风疫苗和破伤风被动免疫制剂的品种、价格、免疫程序、接种方法；狂犬病疫苗和破伤风疫苗接种工作流程；预防接种服务价格，预防接种服务时间；咨询电话、科普宣传资料等。

（二）人员配备要求

门诊应配备能满足相应门诊工作需要数量的，具有经过县级及以上地方卫生健康部门、疾控部门组织的预防接种专业培训并考核合格的、具有一定外伤处置工作经验的医护人员。最好配备至少 1 名以上的外科（或全科）医师。要求熟悉业务知识，有应急处置能力，具有过敏性休克抢救能力，人员最好相对稳定，无科室轮转情况。

（三）设备与器械配置要求

1. 生物制品冷链设施设备

具备有《疫苗储存和运输管理规范》规定的冷藏设备，如医用（2 ~ 8℃）冰箱或医用（2 ~ 8℃）冰柜≥2 台、冷藏包≥2 个、除湿机、冷链温度监控设备等。

2. 伤口处置设备工具

伤口处置室内应配置能够冲洗伤口的最基本设备：高低水池、热水器、流动的处置车、消毒盘、消毒缸、污物桶、旋转椅和治疗床，有条件的应配置专业冲洗机和（或）冲洗床，重点门诊应配置手术钳、手术剪等外科处置工具。

3. 预防接种设备工具

在预防接种室配置一定数量的专用接种台、流动的处置车、消毒盘、消毒缸、镊子、注射器毁型器、污物桶、体重秤、计时钟、接种椅和留观椅等。预防接种台应清洁、无杂物。

4. 预防接种信息管理设备

门诊应配备计算机、打印机、扫码设备等，配备信息化追溯管理系统，实行预防接种资料信息化管理，确保疫苗追溯信息的实时采集和报告。

5. 应急抢救设备工具（药物）

应急处置（抢救）室内应配置急救床、急救药物、氧气瓶、听诊器、血压计、简易呼吸器、体温表、流动的处置车、消毒盘、消毒缸、污物桶、旋转椅、轮椅、紫外线消毒灯等。重点门诊应配置手术钳、手术剪等外科处置工具及心电监护设备。

6. 宣传教育设备

在门诊适当的位置常是候诊或观察区域，配备狂犬病和破伤风预防的专用宣传设备，如电视机、宣传画／册／单等。

7. 消毒设备

在各区域内配置环境及物体表面的清洁和消毒设备，如各种消毒液和室内空气紫外线消毒灯等。

8. 取暖、防暑降温设备

如在各功能区配备冷暖空调、风扇及取暖器等。

（四）门诊管理制度要求

狂犬病暴露预防处置门诊应建立健全相应管理制度，以确保狂犬病暴露预防处置和破伤风预防处置安全、有序地进行。

1. 冷链设备使用管理制度

如建立健全冷链设备档案，填写冷链设备档案表和温度记录表，做好冷链温度的全程监测工作，保证疫苗质量；定期检查、维护和更新冷链设备，确保符合规定要求；制定温度异常应急预案等。

2. 疫苗领发、储存和使用管理制度

如建立疫苗出入库登记表等，购进疫苗时，应当向疫苗销售方或配送方索要本次运输过程的温度监测记录。对不能提供温度监测记录或者温度控制不符合要求的，不得接收或者购进，并应当立即向食品药品监督管理部门、卫生行政部门报告。疫苗应按品种、批号分类码放等。

3. 疫苗报废制度

如接种单位发现包装无法识别、超过有效期、来源不明等疫苗，应上报至县级疾控机构。报废疫苗统一回收至县级以上疾控机构，在同级食品药品监督管理部门和卫生健康行政部门监督下销毁，并保留记录5年。

4. 知情告知制度

如应当告知受种者或其监护人所接种疫苗的品种、作用、禁忌、可能出现的不良反应以及注意事项，并如实记录告知情况；应询问受种者的健康状况以及是否有预防接种禁忌等情况，并如实记录询问的内容；应告知疫苗和蛋白属于自费自愿接种原则等。

5. 预防接种管理制度

如接种人员在接种操作前再次进行“三查七对一验证”，无误后予以预防接种等。三查：检查受种者健康状况和接种禁忌证，七对：核对受种对象姓名、年龄、疫苗品名、规格、剂量、接种部位、接种途径；一验证：指受种者或监护人检验疫苗的有效期和名称。

6. 伤口处置工作制度

如公布伤口处置方法，制定伤口处置流程等。

7. 医疗安全管理制度

如医务人员在医疗活动中，严格遵守医疗卫生法律、行政法规、部门规章和诊疗护理规范、常规，恪守医疗服务职业道德。发生或者发现医疗事故、可能引起医疗事故的医疗过失行为或者发生医疗争议时，应当立即向科室负责人报告，要积极做好患者或亲属的解释，化解矛盾；制定疑似预防接种异常反应（adverse event following immunization，AEFI）应对预案，及时处理AEFI；制定过敏性休克抢救流程图并上墙；定期开展急救知识培训等。

8. 疑似预防接种异常反应上报制度

如建立疑似预防接种异常反应登记表，根据《全国疑似预防接种异常反应监测方案（2022版）》，符合上报条件的需填写个案卡并根据时限逐一上报。

9. 医疗废物管理制度

如使用后的一次性医疗用品必须由取得当地环保部门颁发的危险废物经营许可证的处置单位集中收集处理，不得出售给个体商贩、废品回收站或交由其他任何单位收集处理；制定医疗废物意外泄露应急预案等。

10. 消毒隔离管理制度

搞好消毒无菌工作，如地面应及时清扫，保持清洁，有血迹、粪便、体液等污染时应及时用含氯消毒剂拖洗消毒；定期开展全员消毒知识和技能培训，做好卫生宣教工作等。

11. 医疗纠纷处理工作制度

如设立门诊医疗纠纷投诉接待处理小组，制定医疗纠纷处理应急预案等。

12. 人员管理制度

如医护人员必须凭资格证上岗，在工作中严格遵守以上各项制度，具有良好的医德医风、文明行医，必须做到首诊负责制，务必熟悉狂犬病暴露预防处置工作，定期参加科室及以上部门的专业技术培训和考核，设立人员奖励和惩罚机制等，具体可细化到医生管理制度、护士管理制度及药房人员管理制度等。

（五）门诊服务要求

1. 门诊原则上应配备至少 2 种不同基质的狂犬病疫苗，开展破伤风预防处置的狂犬病预防处置门诊应配备破伤风疫苗及破伤风被动免疫制剂。

2. 重点门诊应具有处置特殊人群和复杂伤口的服务能力，能够接收其他医院的转诊需求。

3. 门诊工作人员要有熟悉处理免疫接种后不良事件（adverse event following immunization，AEFI）能力和熟悉 AEFI 上报流程。

4. 门诊承担狂犬病暴露及其处置的监测工作，首诊病例均需填写《狂犬病疫苗接种门诊登记表》，包括暴露前和暴露后，将登记表中的就诊病例信息录入数据库，并定期将数据库报给门诊所在区域的疾控部门。

第二节　不良事件上报流程

一、免疫接种后不良事件

免疫接种后不良事件（AEFI）：指免疫接种后发生的任何不良医学事件，且不一定与疫苗的使用有因果关系。不良事件可以是任何不利的或非预期的迹象、异常的实验室发现、症状或疾病。

以上为 WHO 用此名称来描述免疫接种后的副作用。AEFI 在我国根据国情则命名为疑似预防接种异常反应。

疑似预防接种异常反应：是指在预防接种后发生的怀疑与预防接种有关的反应或事件。

（一）WHO 对 AEFI 的分类

WHO 根据 AEFI 的发生原因分成以下五种类型：

1. 疫苗产品相关反应（vaccine product-related reaction）：由于疫苗产品的一种或多种固有特性而引起或诱发的 AEFI。

2. 疫苗质量缺陷相关反应（vaccine quality defect-related reaction）：由制造商

提供的疫苗产品（包括给药装置）的一个或多个质量缺陷引起或诱发的 AEFI。

3. 免疫错误相关反应（immunization error-related reaction）：由不适当的疫苗处理、处方或给药引起的 AEFI，就其性质而言，是可以预防的。

4. 巧合事件（coincidental event）：由非疫苗产品、免疫错误或免疫焦虑引起的 AEFI。

5. 免疫焦虑相关反应（immunization anxiety-related reaction）：由免疫焦虑引起的 AEFI。

（二）我国对 AEFI 的分类，按其发生原因也分成以下五种类型

1. 预防接种不良反应：合格的疫苗在实施规范接种后，发生的与预防接种无关或意外的有害反应，包括一般反应和异常反应。

（1）一般反应：在预防接种后发生的，由疫苗本身所固有的特性引起的，对机体只会造成一过性生理功能障碍的反应，主要有发热和局部红肿，同时可能伴有全身不适、倦怠、食欲缺乏、乏力等综合症状。

（2）异常反应：合格的疫苗在实施规范接种过程中或者实施规范接种后造成受种者机体组织器官、功能损害，相关各方均无过错的药品不良反应。

2. 疫苗质量事故

由于疫苗质量不合格，接种后造成受种者机体组织器官、功能损害。

3. 接种事故

由于在预防接种实施过程中违反预防接种工作规范、免疫程序、疫苗使用指导原则、接种方案，造成受种者机体组织器官、功能损害。

4. 偶合症

受种者在接种时正处于某种疾病的潜伏期或者前驱期，接种后巧合发病。

5. 心因性反应

在预防接种实施过程中或接种后因受种者心理因素发生的个体或者群体的反应。

可见疑似预防接种异常反应和免疫接种后不良事件在定义和分类方面都基本一致，而疑似预防接种异常反应的分类描述更为通俗易懂，更符合我国国情。

以上 AEFI 分类即可以概括成两类：疫苗不良反应和非疫苗不良反应，见图 9-1。

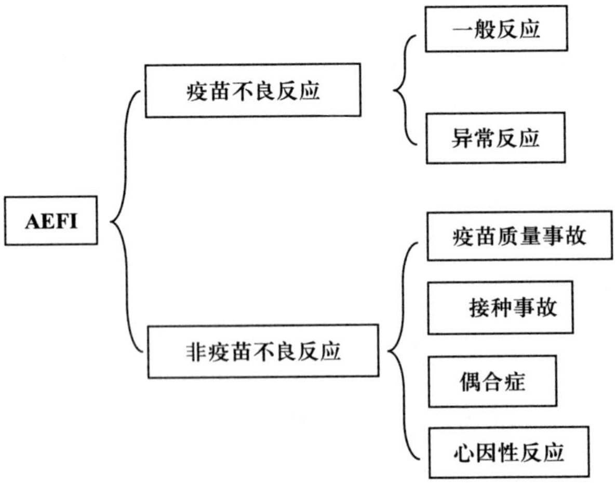

图 9-1 AEFI 分类

二、AEFI 报告

在狂犬病暴露后预防处置过程中，我们需给暴露者接种人用狂犬病疫苗，必要时还需接种破伤风疫苗。在接种期间及过后的一段时间内，均有可能发生与疫苗有关或无关的 AEFI。首先，接种人员应对常见 AEFI 进行相应的处置：对较为轻微的全身性一般反应和接种局部的一般反应，可给予一般的处理指导；对接种后现场留观期间出现的急性严重过敏反应，应立即组织紧急抢救；对于其他较为严重的 AEFI，应建议及时到规范的医疗机构就诊。

其次，为了更好地调查核实 AEFI 的发生情况和原因，从而为改进疫苗质量和提高预防接种服务质量提供依据，根据《中华人民共和国传染病防治法》《中华人民共和国药品管理法》《中华人民共和国疫苗管理法》《突发公共卫生事件应急条例》《全国疑似预防接种异常反应监测方案（2022 年版）》等法律法规，符合报告范围的 AEFI 均需上报相关机构。

（一）报告范围

1. 预防接种后 24 小时内

如过敏性休克、不伴休克的过敏反应（荨麻疹、斑丘疹、喉头水肿等）、中毒性休克综合征、晕厥、癔症等 AEFI。

2. 预防接种后 5 天内

如发热（腋温≥38.6℃）、血管性水肿、全身化脓性感染（毒血症、败血症、脓毒血症）、接种部位发生的红肿（直径>2.5 cm）、硬结（直径>2.5 cm）、局部化脓性感染（局部脓肿、淋巴管炎和淋巴结炎、蜂窝组织炎）等 AEFI。

3. 预防接种后 15 天内

如麻疹样或猩红热样皮疹、过敏性紫癜、局部过敏坏死反应（Arthus 反应）、热性惊厥、癫痫、多发性神经炎、脑病、脑炎和脑膜炎等 AEFI。

4. 预防接种后 6 周内

如血小板减少性紫癜、吉兰 - 巴雷综合征、疫苗相关麻痹型脊髓灰质炎等 AEFI。

5. 预防接种后 3 个月内

如臂丛神经炎、接种部位发生的无菌性脓肿等 AEFI。

6. 其他

怀疑与预防接种有关的其他严重 AEFI。

何为严重 AEFI？有下列情形之一者为严重 AEFI：死亡、危及生命、需要住院治疗或延长已在住院治疗的时间、持续的或显著的人体伤残 / 失能、先天性异常或者出生缺陷（怀疑受种者母亲孕期接种疫苗所致），以及如不干预或者治疗可能出现上述所列情况的情形。一般需要采取住院治疗等措施，包括需要临床治疗的重度疾病，如怀疑与疫苗相关的过敏性休克、喉头水肿、紫癜、局部过敏坏死反应（Arthus 反应）等变态反应性疾病，臂丛神经炎、吉兰 - 巴雷综合征、脑病、脑炎等神经系统疾病，疫苗株病原体感染导致的疫苗相关麻痹型脊髓灰质炎、卡介苗骨髓炎、全身播散性卡介苗感染等特定疾病，怀疑偶合发生的或者与接种差错、疫苗质量问题等相关的中毒性休克综合征、全身化脓性感染等疾病，以及由这些疾病导致的残疾和死亡。

（二）报告单位和报告人

医疗机构、接种单位、疾病预防控制机构、药品不良反应监测机构、疫苗生产企业、疫苗批发企业及其执行职务的人员为 AEFI 的责任报告单位和报告人。开展狂犬病暴露后预防处置的接种单位和工作人员为 AEFI 的第一报告单位和报告人。

（三）报告程序

1. 报告原则：AEFI 报告实行属地化管理。此属地化是以县区为单位，即在此县区内发生的符合报告范围的 AEFI 应报告给此县区的相关部门。疫苗生产企业、批发企业、医疗机构及接种单位向受种者所在地的县区疾病预防控制机构报告所发现的符合报告范围的 AEFI。

2. 报告流程见图 9-2。

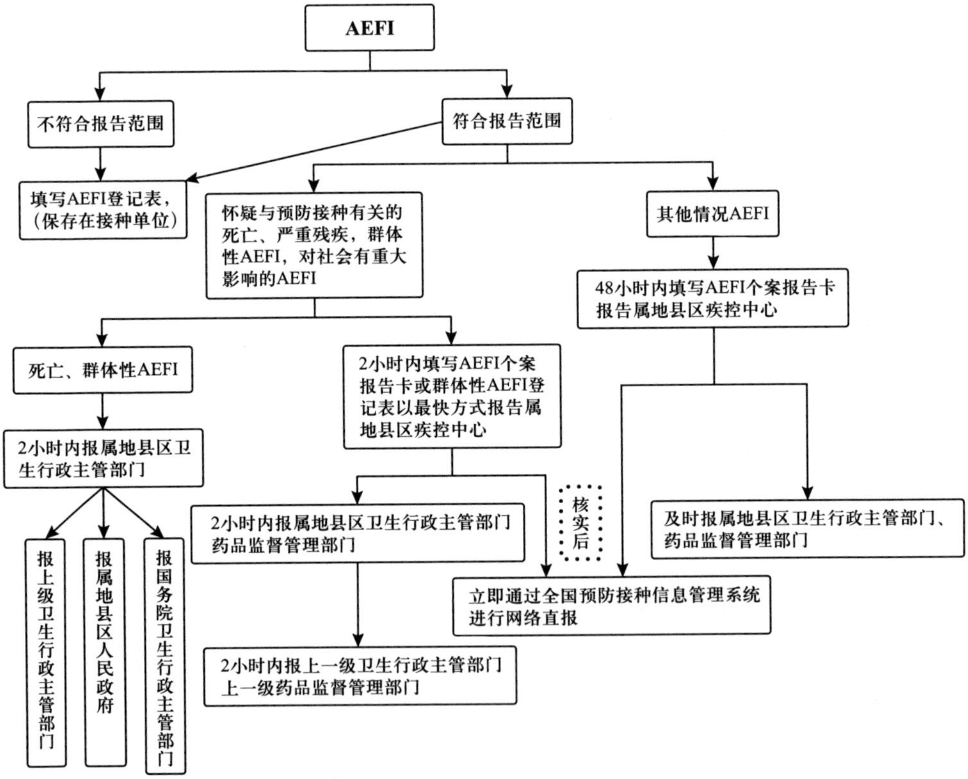

图 9-2 AEFI 报告流程

3. 报告流程图的解读

（1）所有的 AEFI，不管符不符合报告范围，都要填写 AEFI 登记表（表 9-1）；

表 9-1

疑似预防接种异常反应登记表

编号	姓名	性别	年龄	家长姓名	家庭住址	免疫接种情况								反应情况					同批号制品接种及反应情况		诊断 ※	诊断鉴定部门	备注
						疫苗名称	生产单位	批号	失效日期	接种时间	接种途径	接种剂量	接种者签名	开始反应时间	持续时间	症状	体征	转归☆	接种人数	发生反应人数			

填报人：＿＿＿＿　审核人：＿＿＿＿　填报单位（印章）＿＿＿＿　填报日期：＿＿年＿＿月＿＿日

注：☆填写代码：“1”代表痊愈；“2”代表留有后遗症；“3”代表死亡。

※ 填写代码：“1”代表一般反应；“2”代表异常反应；“3”代表接种事故；“4”代表偶合反应；“5”心因性反应；“6”其他。

符合报告范围的个案，还要填写 AEFI 个案报告卡（表 9-2）；如是群体性 AEFI，还要填写群体性 AEFI 登记表（表 9-3）。

表 9-2

疑似预防接种异常反应个案报告卡

1. 编码 ____________ □□□□□□□□□□□□□□
2. 姓名 * ____________ □
3. 性别 * 1 男 2 女
4. 出生日期 * ____年____月____日 □□□□/□□/□□
5. 职业 ____________ □□
6. 现住址 ____________
7. 联系电话 ____________
8. 监护人 ____________
9. 可疑疫苗接种情况（按最可疑的疫苗顺序填写）

	疫苗名称 *	规格（剂/支或粒）	生产企业 *	疫苗批号 *	接种日期 *	接种组织形式 *	接种剂次 *	接种剂量（ml 或粒）*	接种途径 *	接种部位 *
1										
2										
3										

10. 反应发生日期 * ____年____月____日 □□□□/□□/□□
11. 发现/就诊日期 * ____年____月____日 □□□□/□□/□□
12. 就诊单位
13. 主要临床经过 * ____________
    - 发热（腋温℃）* 1 37.1 ~ 37.5 2 37.6 ~ 38.5 3 ≥ 38.6 4 无 □
    - 局部红肿（直径 cm）* 1 ≤2.5 2 2.6 ~ 5.0 3 >5.0 4 无 □
    - 局部硬结（直径 cm）* 1 ≤2.5 2 2.6 ~ 5.0 3 >5.0 4 无 □
14. 初步临床诊断 ____________ □□
15. 是否住院 * 1 是 2 否 □
16. 患者转归 * 1 痊愈 2 好转 3 后遗症 4 死亡 5 不详 □
17. 初步分类 * 1 一般反应 2 待定 □
18. 反应获得方式 1 被动监测 2 主动监测 □
19. 报告日期 * ____年____月____日 □□□□/□□/□□
20. 报告单位 * ____________
21. 报告人 ____________
22. 联系电话 ____________

说明：* 为关键项目。

表 9-3

群体性疑似预防接种异常反应登记表

群体性疑似预防接种异常反应编码：县国标码□□□□□—首例发生年份□□□□—编号□□　　发生地区：＿＿＿＿
疫苗名称 *：＿＿＿＿　生产企业 *：＿＿＿＿　规格（剂 / 支或粒）：＿＿＿＿　有无批签发合格证：＿＿＿＿
接种单位：＿＿＿＿　接种人数 *＿＿＿＿　反应发生人数 *：＿＿＿＿
报告单位 *：＿＿＿＿　报告人：＿＿＿＿
联系电话：＿＿＿＿

编码	姓名 *	性别 *	出生日期 *	疫苗批号 *	接种日期 *	接种组织形式 *	接种剂次 *	接种剂量 *	接种途径 *	接种部位 *	反应发生日期 *	发现 / 就诊日期 *	是否住院 *	病人转归 *	反应获得方式	报告日期 *	调查日期 *	发热（腋温℃）*	局部红肿（直径 cm）*	局部硬结（直径 cm）*	作出结论的组织 *	组织级别 *	反应分类 *	最终临床诊断 *

说明：* 为关键项目。

（2）接种单位发生符合报告范围的 AEFI，一般是直接报告属地县区疾病预防控制中心，再由属地县区疾病预防控制中心报告给属地县区卫生行政管理部门和药品监督管理部门；接种单位也可以在报告给属地县区疾病预防控制中心的同时报告给属地县区卫生行政管理部门和药品监督管理部门。

（3）对于死亡或群体性 AEFI，同时还应当按照《突发公共卫生事件应急条例》的规定，2 小时内报属地县区卫生行政主管部门，再由县区卫生行政主管部门向有关部门进行报告。

（四）AEFI 的调查诊断及补偿

一次诊断两次鉴定：省级、设区的市级和县级疾病预防控制机构应该成立预防接种异常反应调查诊断专家组，负责预防接种异常反应调查诊断。医疗机构和接种单位向调查人员提供所需要的 AEFI 临床资料和疫苗接种等情况，疫苗生产企业、批发企业向调查人员提供所需要的疫苗相关信息。任何医疗单位或个人均不得做出预防接种异常反应诊断。AEFI 的调查诊断结论应当在调查结束后 30 天内尽早作出。对专家组的诊断不服的，申请市级医学会鉴定，对市级医学会鉴定不服的，申请自治区医学会鉴定。

实施接种过程中或者实施接种后出现受种者死亡、严重残疾、器官组织损伤等损害，属于预防接种异常反应或者不能排除的，依据《中华人民共和国疫苗管理法》应当给予补偿。狂犬病疫苗和吸附破伤风疫苗属于非免疫规划疫苗，其产生的预防接种异常反应，需对受种者予以补偿的，补偿费用由相关的疫苗生产企业承担。

三、被动免疫制剂不良反应监测

接种单位应做好狂犬病和破伤风被动免疫制剂的不良反应报告工作。当获知或者发现可能与之相关的不良反应，根据《药品不良反应报告和监测管理办法》，应当通过国家药品不良反应监测信息网络报告；不具备在线报告条件的，应当通过纸质报表报所在地药品不良反应监测机构，由所在地药品不良反应监测机构代为在线报告。接种单位若发现或者获知新的、严重的药品不良反应，应当在 15 日内报告，其中死亡病例须立即报告；其他药品不良反应应在 30 日内报告。有随访信息的，建议及时报告。建议报告内容应当确保真实、完整、准确，同时建立并保存不良反应报告和监测档案。

新的药品不良反应：指药品说明书中未载明的不良反应。说明书中已有描述，但不良反应发生的性质、程度、后果或者频率与说明书描述不一致或者更严重的，按照新的药品不良反应处理。

严重药品不良反应：包括以下 6 种情形，导致死亡；危及生命；致癌、致畸、致出生缺陷；导致显著的或者永久的人体伤残或者器官功能的损伤；导致住院或者住院时间延长；导致其他重要医学事件，如不进行治疗可能出现上述所列情况的。

（罗静霞）

参考文献

1. 国家疾控局综合司、国家卫健委、国疾控综传防发〔2023〕14 号 . 狂犬病暴露预防处置工作规范［S］. 2023.
2. 国家卫健委 . 狂犬病预防控制技术指南（2016 年版）［J］. 中华流行病学杂志，2016，37（2）：25.
3. 国疾控综卫免发〔2023〕17 号，预防接种工作规范（2023 年版）［S］.
4. 北京市疾病预防控制中心 . 北京市狂犬病暴露后处置指南（试行）［J］. 首都公共卫生，2018，12（3）：113.
5. 中国医学救援协会动物伤害救治分会专家组，陈庆军（执笔），王传林，等 . 动物致伤专家共识［J］. 中国急救复苏与灾害医学杂志，2018，13（11）：1056-1061.
6. 中国医师协会急诊医师分会，中国人民解放军急救医学专业委员会，北京急诊医学学会，中国医师协会急诊医师分会急诊外科专业委员会 . 中国犬咬伤治疗急诊专家共识（2019）［J］. 中华急诊医学杂志，2019，28（9）：1071-1077.
7. 马辛，毛富强 . 精神病学 . 4 版 . 北京：人民卫生出版社，2019.
8. 殷文武，王传林，陈秋炎，等 . 狂犬病暴露预防处置专家共识 . 中华预防医学杂志，DOI：10.3760/cma.j.issn.0253？9624.2019.07.004.
9. 王传林，殷文武 . 狂犬病防治技术与实践（2020 年版）. 北京：中国医药科技出版社，2020.
10. 国卫办医函〔2021〕417 号 . 常见动物致伤诊疗规范［S］.2021.
11. 陆林 . 沈渔邨 . 精神病学 .6 版 . 北京：人民卫生出版社，2022.
12. 李占江 . 临床心理学 .2 版 . 北京：人民卫生出版社，2011.
13. 中华人民共和国主席令（第三十号）. 中华人民共和国疫苗管理法［S］.2023.
14. 中华预防医学会 . 外伤后破伤风预防处置和门诊建设专家共识［J］. 中国预防医学杂志，2022，23（6）：408-416.
15. 郑日真，刘启录，吴德仁，等 . 狂犬病疫苗免疫效果影响因素的 logistic 回归分析［J］. 华南预防医学，2014，40（1）：16-19.
16. 莫燕萍 . 动物致伤 1260 例流行病学特征及狂犬疫苗免疫效果分析［J］. 中国公共卫生管理，2006，（02）：161-162.

17. 杨萍 . 影响狂犬病疫苗免疫应答因素的探讨［J］. 临床医学，2006，(03): 69.
18. 陈思宇，上官若男，陈敏，等 . 运动性免疫抑制形成的可能负反馈机制及缓解措施的研究进展［J］. 中国体育科技，2021，57 (02): 58-65.
19. Vodopija I，Lafont M，Baklaic Z，et al. Persistence of humoral immunity to rabies 1100 days after immunization and effect of a single booster dose of rabies vaccine［J］. Vaccine，1997，15 (5): 571-574.
20. 李大罕 . 肾综合征出血热双价疫苗安全性及免疫效果观察［J］. 江苏预防医学，2008，19 (4): 18-19.
21. 王传林，孟胜利 . "十日观察法" 的依据与运用 . https: //blog.sciencenet.cn/ blog-55647-1199450.html.
22. WHO. WHO Expert Consultation on Rabies. Third report［J］. WHO Technical Report Series，2018，(1012): 1-139.
23. 王慧英，吴琳，刘钰，等 . 犬咬伤急诊治疗进展［J］. 中国急救复苏与灾害医学杂志，2018，13 (1): 79-82.
24. 李生明，勾燚，张俊飞，等 . 626 例动物致伤病例流行病学特征分析［J］. 创伤外科杂志，2022，24 (10): 782-785.
25. 杜剑，左永波，陈庆军 . "优拓" 引流条在手部猫咬伤狂犬病暴露Ⅲ级伤口患者治疗中的应用效果［J］. 中国急救复苏与灾害医学杂志，2021，16 (9): 1060-1062.
26. 赵新鹏，李久胜，陈亚军，等 . 负压封闭引流技术在治疗犬咬伤中的应用［J］. 中国伤残医学，2021，29 (2): 4-5.
27. 王晓莉，郭雪松，田雨，等 . 儿童头面部犬咬伤急诊综合治疗［J］. 中国药物与临床，2021，21 (23): 3909-3910.
28. 张静 .VSD 术 1 期修复犬咬伤创面的临床护理对策分析［J］. 中国伤残医学，2021，29 (8): 86-88.
29. 李树杰 . 犬咬伤后伤口处理及狂犬病疫苗接种的护理［J］. 中国继续医学教育，2021，35 (6): 114-116.
30. 魏宏杰 . 犬咬伤患者的急诊处理与换药护理措施［J］. 中国继续医学教育，2021，13 (25): 185-187.
31. 王庆辉，王金言 . 犬咬伤的处理措施以及护理要点分析［J］. 中国保健营养，2020，30 (27): 183.
32. 游淑艳 . 犬咬伤患者的急诊处理与换药护理［J］. 实用临床护理学电子杂志，2020，5 (38): 12.
33. 刘家炜，王旭东 . 负压封闭引流技术与传统延迟缝合治疗在犬咬伤伤口愈合方面的疗效分析［J］. 中国临床医生杂志，2019，47 (5): 533-535.
34. Elizabeth MG. Examining evidence on dog bite injuries and their management in children. Nurs Child Young People，2017，29 (3): 35-39.
35. Duncan-Sutherland N，Moaveni Z，Exeter DJ，et al. Epidemiology of dog-related injuries within

New Zealand. N Z Med J, 2022, 135 (1554): 111-128.

36. Duncan-Sutherland N, Lissaman A, Shepherd M, et al. Systematic review of dog bite prevention strategies. Inj Prev, 2022, 28 (3): 288-297.

37. Talan DA, Citron DM, Abrahamian FM, et al. Bacteriologic analysis of infected dog and cat bites. Emergency Medicine Animal Bite Infection Study Group. N Engl J Med, 1999, 340: 85-92.

38. Thomas N, Brook I. Animal bite-associated infections: microbiology and treatment. Expert Rev Anti Infect Ther, 2011, 9 (2): 215-226.

39. Quinlan KP, Sacks JJ. Hospitalizations for dog bite injuries. JAMA, 1999, 281 (3): 232-233.

40. Holmquist L, Elixhauser A. Emergency department visits and inpatient stays involving dog bites, 2008: statistical brief #101. healthcare cost and utilization project (HCUP) statistical briefs. Rockville (MD): 2006. Available at https: //hcup-us.ahrq.gov/reports/statbriefs/sb101.pdf.

41. Oehler RL, Velez AP, Mizrachi M, et al. Bite-related and septic syndromes caused by cats and dogs. Lancet Infect Dis, 2009, 9 (7): 439-447.

42. Stevens DL, Bisno AL, Chambers HF, et al. Practice guidelines for the diagnosis and management of skin and soft tissue infections: 2014 update by the infectious diseases society of America. Clin Infect Dis, 2014, 59 (2): 147-159.

43. Wu PS, Beres A, Tashjian DB, et al. Primary repair of facial dog bite injuries in children. Pediatr Emerg Care, 2011, 27 (9): 801-803.

44. Jaindl M, Grunauer J, Platzer P, et al. The management of bite wounds in children-a retrospective analysis at a level I trauma centre. Injury, 2012, 43 (12): 2117-2121.

45. Westling K, Farra A, Cars B, et al. Cat bite wound infections: a prospective clinical and microbiological study at three emergency wards in Stockholm, Sweden. J Infect, 2006, 53 (6): 403-407.

46. Greene SE, Fritz SA.Infectious complications of bite injuries, Infect Dis Clin North Am, 2021, 35 (1): 219-236.

47. Talan DA, Abrahamian FM, Moran GJ, et al. Clinical presentation and bacteriologic analysis of infected human bites in patients presenting to emergency departments. Clin Infect Dis, 2003, 37 (11): 1481-1489.

48. Jones BA, Stanbridge TN. A clinical trial using co-trimoxazole in an attempt to reduce wound infection rates in dog bite wounds. Postgrad Med J, 1985, 61: 593-594.

49. Brakenbury PH, Muwanga C. A comparative double blind study of amoxicillin/clavulanate vs placebo in the prevention of infection after animal bites. Arch Emerg Med, 1989, 6: 251-256.

50. Skurka J, Wiliert C, Yogev R. Wound infection following dog bite despite prophylactic penicillin. Infection, 1986, 14: 134-135.

51. Rosen RA. The use of antibiotics in the initial management of recent dog bite wounds. Am J Emerg Med, 1985, 3: 19-23.

52. Talan DA, Citron DM, Abrahamian FM, et al. Bacteriologic analysis of infected dog and cat

bites. N Engl J Med，1999，340：85-92.
53. Kennedy SA，Stoll LE，Lauder AS. Human and other mammalian bite injuries of the hand：evaluation and management. J Am Acad Orthop Surg，2015，23（1）：47-57.
54. Gurunluoglu R，Glasgow M，Arton J，et al. Retrospective analysis of facial dog bite injuries at a level I trauma center in the Denver metro area. J Trauma Acute Care Surg，2014，76（5）：1294-1300.
55. Patil PD，Panchabhai TS，Galwankar SC. Managing human bites. J Emerg Trauma Shock，2009，2（3）：186-190.
56. Brit L，Michael DA，Alex K.Dog bites are an indication for routine antibiotic therapy. Ann Emerg Med，2020，76（1）：85-86.
57. Medeiros I，Saconato H. Antibiotic prophylaxis for mammalian bites. Cochrane Database Syst Rev，2001，(2)：CD001738.
58. Zubowicz VN，Gravier MJ. Management of early human bites of the hand：a prospective randomized study. Plast Reconstr Surg，1991，88（1）：111-114.
59. Talan DA，Citron DM，Abrahamian FM，et al. Bacteriologic analysis of infected dog and cat bites. N Engl J Med，1999，340（2）：85-92.
60. Goldstein EJ，Citron DM，Wield B，et al. Bacteriology of human and animal bite wounds. J Clin Microbiol，1978，8：667-672.
61. Butler T. Capnocytophaga canimorsus：an emerging cause of sepsis，meningitis，and post-splenectomy infection after dog bites. Eur J Clin Microbiol Infect Dis，2015，34：1271-1280.
62. 孟胜利，刘金鹏 . 恐狂症的基本特征及心理干预［J］. 中国急救复苏与灾害医学杂志，2018，13（11）：1151-1153. DOI：10.3969/j.issn.1673-6966.2018.11.028.
63. 国卫办疾控函〔2022〕208 号，全国疑似预防接种异常反应监测方案（2022 版）［S］.
64. 宋华琳 . 疫苗管理的体系建构与法律制度创新——《中华人民共和国疫苗管理法》立法解读［J］. 中国食品药品监管，2019，07：4-12.
65. 2003 年 5 月 9 日中华人民共和国国务院令第 376 号公布，根据 2011 年 1 月 8 日《国务院关于废止和修改部分行政法规的决定》修订，突发公共卫生事件应急条例［S］.
66. 国食药监安〔2011〕287 号，药品不良反应报告和监测管理办法［S］.
67. 中华预防医学会感染性疾病防控分会，中华医学会感染病学分会 . 肾综合征出血热防治专家共识 . 传染病信息，2021，34（03）：193-201.
68. 魏菁，李慎，郑媛，等 . 陕西省鄠邑区 60 ~ 70 岁人群接种肾综合征出血热疫苗后保护效果和免疫原性 . 中国疫苗和免疫，2021，27（03）：270-273.
69. 徐岷田，朱凤才，营亮，等，儿童和老年人群接种双价肾综合征出血热纯化疫苗（Vero 细胞）安全性观察 . 医学动物防制，2008，24（9）：704-705.

附录 1

狂犬病暴露预防处置工作规范（2023 年版）

为加强和规范狂犬病毒暴露预防处置工作，降低狂犬病发病率，保护人民群众身体健康，根据《中华人民共和国传染病防治法》《中华人民共和国疫苗管理法》等有关规定，结合我国狂犬病疫苗和被动免疫制剂研制进展，制定本规范。

第一章　暴露等级判定和处置原则

第一条　狂犬病毒暴露是指被狂犬、疑似狂犬或者不能确定是否患有狂犬病的宿主动物咬伤、抓伤、舔舐黏膜或者破损皮肤处，或者开放性伤口、黏膜直接接触可能含有狂犬病毒的唾液或者组织。

第二条　根据接触方式和暴露程度将狂犬病毒暴露分为三级。接触或者喂饲动物，或者完好的皮肤被舔舐为Ⅰ级暴露。裸露的皮肤被轻咬，或者无明显出血的轻微抓伤、擦伤为Ⅱ级暴露。单处或者多处贯穿性皮肤咬伤或者抓伤，或者破损皮肤被舔舐，或者开放性伤口、黏膜被唾液或者组织污染，或者直接接触蝙蝠为Ⅲ级暴露。

第三条　狂犬病预防处置门诊的医务人员在判定暴露等级后，及时告知暴露者狂犬病危害及应采取的处置措施。在获得知情同意后（知情同意书模板见附件，各省份也可根据本地实际自行制定），医务人员对伤口采取相应处置措施。

第四条　判定为Ⅰ级暴露者，清洗暴露部位，无需进行医学处置。

第五条　判定为Ⅱ级暴露者，应处置伤口并接种狂犬病疫苗。确认为Ⅱ级暴露且严重免疫功能低下者，或者Ⅱ级暴露者其伤口位于头面部且不能确定致伤动物健康状况时，按照Ⅲ级暴露者处置。

第六条　判定为Ⅲ级暴露者，应处置伤口并注射狂犬病被动免疫制剂和接种狂犬病疫苗。

第二章　伤口处置

第七条　伤口处置包括彻底冲洗和规范清创处置。伤口处置越早越好，就诊时如伤口已结痂或者愈合则不主张进行伤口处置。冲洗或者清创时如疼痛剧烈，可给予局部麻醉。伤口冲洗：用肥皂水（或者其他弱碱性清洁剂、专业冲洗液）和一定压力的流动清水交替彻底冲洗所有咬伤和抓伤处约 15 分钟，然后用生理盐水将伤口洗净，最后用无菌脱脂棉将伤口处残留液吸尽，避免在伤口处残留肥皂水或者清洁剂。较深伤口冲洗时，可用注射器或者专用冲洗设备对伤口内部进行灌注冲洗，做到全面彻底。消毒处理：伤口冲洗后用稀释碘伏或其他具有病毒灭活效果的皮肤黏膜消毒剂（如季铵盐类消毒剂等）涂擦伤口。如伤口碎烂组织较多，应首先予以清创。

第八条　综合暴露动物类型、伤口大小和位置以及暴露后时间间隔等因素对伤口进行区别处理。伤口轻微时，用透气性敷料覆盖创面。伤口较大或者面部重伤影响面容或者功能时，应尽量一期闭合伤口。闭合伤口前应完成清创及被动免疫制剂浸润注射。根据需要进行伤口引流。

第九条　根据伤口污染或感染情况，合理使用抗生素，减少狂犬病毒以外的其他感染。破伤风的预防处置应遵照非新生儿破伤风诊疗规范有关规定。如需同时注射狂犬病疫苗和破伤风疫苗，应分别注射在左、右上臂三角肌；如在同侧三角肌注射，需间隔至少 2.5 厘米。

第十条　对特殊部位的伤口进行处置时，建议有条件的狂犬病预防处置门诊在相关专业医师协助下完成。眼部：处置眼内伤口时，要用无菌生理盐水冲洗，一般不用任何消毒剂。口腔：冲洗口腔伤口时，要注意保持患者头低位，以免冲洗液流入咽喉部造成窒息。外生殖器或肛门部黏膜：伤口处置、冲洗方法同普通伤口，注意冲洗方向应向外，避免污染深部黏膜。

第三章　疫苗接种和被动免疫制剂的使用

第十一条　首次暴露后的狂犬病疫苗接种越早越好。推荐的免疫程序仅限于已批准使用相应程序的狂犬病疫苗产品。如国家批准新的狂犬病疫苗产品免疫程序，按最新要求执行。5 针免疫程序：于 0（注射当天）、3、7、14 和 28 天各注射狂犬病疫苗 1 剂次，共注射 5 剂次。“2-1-1”免疫程序：于 0 天注射狂犬病疫苗 2 剂次（左、右上臂三角肌各注射 1 剂次），第 7、21 天各注射 1 剂次，共注射 4 剂次。

第十二条　冻干狂犬病疫苗稀释液应严格按照说明书要求使用。

第十三条　狂犬病疫苗接种不分体重和年龄，每剂次均接种 1 个剂量。

第十四条　对于狂犬病疫苗注射部位，2 岁及以上受种者在上臂三角肌肌内注射，2 岁以下婴幼儿在大腿前外侧肌内注射，避免臀部注射。

第十五条　不能确定致伤动物健康状况时，已暴露数月未接种狂犬病疫苗者可按照免疫程序接种狂犬病疫苗。

第十六条　正在进行国家免疫规划疫苗接种的儿童可按照正常免疫程序接种狂犬病疫苗。接种狂犬病疫苗期间也可按照正常免疫程序接种其他疫苗，但优先接种狂犬病疫苗。注射了狂犬病患者免疫球蛋白者，应按要求推迟接种其他减毒活疫苗。

第十七条　应按时完成狂犬病疫苗全程接种，全程、规范接种狂犬病疫苗可刺激机体产生抗狂犬病毒的免疫力。当某一剂次出现延迟，其后续剂次接种时间按原免疫程序作相应顺延，无需重启疫苗免疫程序。

第十八条　应尽量使用同一品牌狂犬病疫苗完成全程接种。若无法实现，可用不同品牌的狂犬病疫苗替换，并按替换疫苗的免疫程序继续完成剩余剂次。狂犬病疫苗不得交由受种者保存或携带至其他门诊接种。

第十九条　狂犬病病死率几乎达 100%，暴露后狂犬病疫苗接种无禁忌证。接种后少数人可能出现轻微不良反应，一般无需特殊处理。极个别人员不良反应可能较重，应及时就诊。发现受种者对狂犬病疫苗有严重不良反应时，重新评估暴露风险并签署知情同意书后，可更换不同种类的狂犬病疫苗，按替换疫苗的免疫程序继续完成剩余剂次。

第二十条　按照受种者体重计算被动免疫制剂使用剂量，一次性全部使用。狂犬病患者免疫球蛋白按照每千克体重 20 个国际单位（20 IU/kg）计算；抗狂犬病血清按照每千克体重 40 个国际单位（40 IU/kg）计算；单克隆抗体按照批准的剂量使用。如计算剂量不足以浸润注射全部伤口，可用生理盐水将被动免疫制剂适当稀释到足够体积再进行注射。

第二十一条　注射抗狂犬病血清前必须严格按照产品说明书进行过敏试验。

第二十二条　被动免疫制剂的使用。暴露部位如解剖学结构允许，应按照计算剂量将被动免疫制剂尽量全部浸润注射到伤口周围，所有伤口无论大小均应进行浸润注射。手指、脚趾、鼻尖、耳郭及男性外生殖器等特殊暴露部位，则按照局部可接受的最大剂量进行浸润注射，以避免出现骨筋膜室综合征。对于黏膜暴露者，如解剖学结构允许，应尽可能将被动免疫制剂进行局部浸润注射，将少量被动免疫制剂滴注或涂抹在黏膜表面。如全部伤口进行浸润注射后尚有剩余被动免疫制剂，将剩余被动免疫制剂注射到远离疫苗注射部位的肌肉内。

第二十三条　如未能在接种狂犬病疫苗的当天使用被动免疫制剂，接种首针狂犬病疫苗 7 天内（含 7 天）仍可注射被动免疫制剂。不得将被动免疫制剂和狂犬病疫苗注射在同一部位；禁止用同一注射器注射狂犬病疫苗和被动免疫制剂。

第二十四条　全程、规范接种狂犬病疫苗后，一般无需进行抗体检测。如需检测抗体水平，应采取快速荧光灶抑制试验（RFFIT）、小鼠脑内中和试验等国家认证认可的检测方法。

第二十五条　按照预防接种工作规范和全国疑似预防接种异常反应监测方案有关要求处理疑似预防接种异常反应。

第四章　暴露前预防和再次暴露后处置

第二十六条　暴露前预防。人员范围：狂犬病高暴露风险者应进行暴露前免疫，包括从事狂犬病研究的实验室工作人员、接触狂犬病患者的工作人员、兽医、动物收容机构工作人员、接触野生动物的研究人员、猎人等。计划前往狂犬病流行高风险国家和地区的人员也可进行暴露前免疫。疫苗接种：暴露前基础免疫程序为第0、7、21（或28）天各接种1剂次狂犬病疫苗。持续暴露于狂犬病风险者，全程完成暴露前基础免疫后，在没有动物致伤的情况下，1年后加强1剂次，以后每隔3～5年加强1剂次。推迟免疫：对妊娠妇女及患急性发热性疾病、处于急性过敏期、使用类固醇和免疫抑制剂者可酌情推迟暴露前免疫。

第二十七条　再次暴露后处置。伤口处置：任何一次暴露后均应首先、及时、彻底地进行伤口处置。疫苗接种：再次暴露发生在免疫接种过程中，应继续按照原有免疫程序完成剩余剂次的接种；全程接种后3个月内再次暴露者一般不需要加强接种；全程接种后3个月及以上再次暴露者，应于0、3天各加强接种1剂次狂犬病疫苗。被动免疫制剂注射：按暴露前或者暴露后程序全程接种狂犬病疫苗者，除严重免疫功能低下者外，暴露或者再次暴露后无需使用被动免疫制剂。

第五章　门诊管理

第二十八条　县级及以上地方卫生健康部门、疾控部门应对辖区内狂犬病预防处置门诊进行合理布局。从事狂犬病毒暴露预防处置的医务人员须经县级及以上地方卫生健康部门、疾控部门组织的专业培训，考核合格后方可上岗。

第二十九条　狂犬病预防处置门诊应合理设置外伤处置和疫苗接种等功能分区，具备必要的伤口冲洗、冷链等设备以及狂犬病疫苗及其被动免疫制剂、应急抢救药品等，原则上应配备至少两种不同种类的狂犬病疫苗。需开展破伤风预防处置的狂犬病预防处置门诊应配备破伤风疫苗及其被动免疫制剂。

第三十条　狂犬病预防处置门诊应建立健全相应的管理制度，主要包括人员管理、疫苗和冷链管理、知情告知、接种信息采集报告、疑似预防接种异常反应监测报告等制度。接种完成后及时在免疫规划信息系统填报疫苗接种信息。

附件：狂犬病疫苗和被动免疫制剂使用知情同意书

狂犬病疫苗和被动免疫制剂使用知情同意书

【疾病简介】

狂犬病是由狂犬病毒引起的急性传染病，主要由携带狂犬病毒的犬、猫等动物咬伤和抓伤所致。当人被感染狂犬病毒的动物咬伤、抓伤及舔舐伤口或黏膜后，其唾液所含病毒经伤口或黏膜进入人体，一旦引起发病，病死率几乎达 100%。

被可疑动物咬伤和抓伤后，需及时处置伤口，按要求全程接种狂犬病疫苗，根据需要注射狂犬病被动免疫制剂（抗狂犬病血清 / 狂犬病患者免疫球蛋白 / 单克隆抗体）能大大减少狂犬病发病风险。狂犬病疫苗接种后可刺激机体产生抗狂犬病毒的保护性抗体。狂犬病被动免疫制剂能特异地中和狂犬病毒，减少狂犬病发病的可能。

【处置原则】

暴露分级	接触方式	风险程度	医师建议（在相应栏目划勾）	受种者 / 监护人确认
Ⅰ级	符合以下情况之一者： 1. 接触或喂饲动物 2. 完好的皮肤被舔舐	无	确认接触方式可靠则不需医学处置	同意（　　）不同意（　　）
Ⅱ级	符合以下情况之一者： 1. 裸露的皮肤被轻咬 2. 无明显出血的轻微抓伤或擦伤	轻度	1. 处置伤口 2. 接种狂犬病疫苗	同意（　　）不同意（　　）
Ⅲ级	符合以下情况之一者： 1. 单处或多处贯穿性皮肤咬伤或抓伤 2. 破损皮肤被舔舐 3. 开放性伤口、黏膜被唾液或者组织污染 4. 直接接触蝙蝠	重度	1. 处置伤口 2. 注射狂犬病被动免疫制剂（抗狂犬病血清 / 狂犬病患者免疫球蛋白 / 单克隆抗体） 3. 注射狂犬病疫苗	同意（　　）不同意（　　）

【不良反应】

狂犬病疫苗：一般无不良反应，个别接种者可能会产生不同程度的不良反应。局部反应有接种部位疼痛、红斑、水肿、瘙痒、硬结等。全身反应有轻微发热、寒战、晕厥、乏力、头痛、眩晕、关节痛、肌肉痛、胃肠道功能紊乱等。另外，极个别人可能出现皮疹、荨麻疹、神经性水肿、过敏性休克等过敏反应。

狂犬病患者免疫球蛋白：一般无不良反应，少数人可能有注射局部红肿、疼痛感，无需特殊处理可自行恢复。

抗狂犬病血清：个别人注射后可能出现血清病、皮疹、荨麻疹，甚至过敏性休克等异常反应。

单克隆抗体：一般无不良反应，个别人可能出现注射部位肿胀、红斑、疼痛、荨麻疹等异常反应。

【注意事项】

狂犬病疫苗和被动免疫制剂接种后应留观 30 分钟，如出现轻微反应，一般不需特殊处理。如出现特殊情况可咨询接种单位，必要时赴医院就诊。

【免疫程序】

5 针免疫程序狂犬病疫苗接种卡

剂次	第 1 针（0 天）	第 2 针（3 天）	第 3 针（7 天）	第 4 针（14 天）	第 5 针（28 天）	备注
程序接种日期						
实际接种日期						
备注						

“2-1-1”免疫程序狂犬病疫苗接种卡 *

剂次	第 1 和 2 针（0 天）	第 3 针（7 天）	第 4 针（21 天）	备注
程序接种日期				
实际接种日期				
备注				

* 请您按照以上规定的时间按时接种疫苗。

以上告知内容本人已经详细阅读，同意医师建议。

受种者（或监护人）签字：____________　联系电话：____________

医师签字：____________

接种单位（盖章）：

日期：____年____月____日

知情同意书一式两份（受种者 / 监护人和接种单位各一份），请妥善保管两年

附录 2

狂犬病预防控制技术指南（2016 年版）

一、病原学和实验室诊断

（一）病原学

狂犬病毒（Rabies virus，RABV）属于单负病毒目（Mononegavirales）弹状病毒科（Rhabdoviridae）狂犬病毒属（*Lyssavirus*）。狂犬病毒颗粒呈子弹状，长 100～300 nm，直径约 75 nm。病毒基因组长约 12 kb，为不分节段的单股负链 RNA，从 3' 到 5' 端依次编码 5 种结构蛋白，分别为核蛋白（nucleoprotein，N）、磷蛋白（phosphoprotein，P）、基质蛋白（matrix protein，M）、糖蛋白（glycoprotein，G）和依赖 RNA 的 RNA 多聚酶（RNA dependent RNA polymerase or large protein，L）。病毒颗粒由囊膜（envelope）和核衣壳（nucleocapsid）两部分组成，基因组 RNA 及外层紧密盘绕的 N、P、L 蛋白共同构成具有转录、翻译功能的核衣壳；颗粒外层脂质膜表面镶嵌着 G 蛋白以三聚体构成的纤突（spike），为病毒中和抗原及与宿主受体结合的部位，M 蛋白位于外壳内侧和核衣壳之间，连接内外两部分。

狂犬病毒不耐高温，悬液中的病毒经 56℃ 30～60 分钟或 100℃ 2 分钟即失去感染力。脑组织内的狂犬病毒在常温、自溶条件下，可保持活力 7～10 天，4℃可保存 2～3 周。狂犬病毒在 pH 7.2～8.0 较为稳定，超过 pH 8 易被灭活。狂犬病毒对脂溶剂（肥皂水、氯仿、丙酮等）、乙醇、过氧化氢、高锰酸钾、碘制剂以及季铵类化合物（如苯扎溴铵）等敏感。1∶500 稀释的季胺类消毒剂、45%～70% 乙醇、1% 肥皂水以及 5%～7% 碘溶液均可在 1 分钟内灭活病毒，但不易被来苏水溶液灭活。

不同型别狂犬病毒的致病性不同：在犬、猫等哺乳动物中传播，也称“街毒”的狂犬病毒毒力很强，感染后一旦出现临床症状，病死率几乎 100%，是世界上病死率最高的传染病；而在蝙蝠中传播的狂犬病毒毒力相对较弱。

直到 20 世纪 50 年代，RABV 一直被认为是狂犬病的唯一病原。通过对来自尼日利亚的与 RABV 有血清学相关性的病毒即 LBV（Lagos bat virus）和 MOKV（Mokola virus）的鉴定，以及对 1970 年分离自南非被蝙蝠咬伤患者的 DUVV（Duvenhage virus）病毒的分析，发现了狂犬病毒群的复杂性，由此出现了“狂犬病相关病毒（Rabies-related virus）”和“狂犬病血清型”的术语，目前分别将 RABV、LBV、MOKV、DUVV 确定为四种血清型。

1950 年以来在欧洲分离到的蝙蝠病毒与 DUVV 呈血清学相关性，应用单克隆抗体反应将欧洲蝙蝠病毒进一步分为 EBLV-1（European bat lyssavirus 1）和 EBLV-2（European bat lyssavirus 2）。针对狂犬病相关病毒多样性的遗传进化研究，产生了新的专业术语“基因型”，并继续发现了新的基因型，如 1997 年从澳大利亚果蝠中分离到的 ABLV（Australian bat lyssavirus）确定为基因 7 型。为了更好地对日益增多的狂犬病相关病毒进行归类，国际病毒分类委员会（International Committee of Taxonomy Virus，ICTV）主持设立了狂犬病毒属，将现存的基因型作为狂犬病毒分类的基础，并结合系统发生进化树的拓扑结构、单克隆抗体反应谱，以及生态、宿主、地理范围等特征确立了病毒种类。

2014 年，ICTV 最新分类结果明确了 14 种（Species）狂犬病毒。除了上述 7 个基因型代表 7 种不同的狂犬病毒外，21 世纪新发现的另外 7 种病毒包括从中亚食虫蝙蝠中分离到的 KHUV（Khujand virus）和 ARAV（Aravan virus），从俄罗斯食虫蝙蝠中分离到的 IRKV（Irkut virus）和 WCBV（West Caucasian bat virus），从非洲肯尼亚食虫蝙蝠中分离到的 SHIBV（Shimoni bat virus），从法国、德国食虫蝙蝠中分离到的 BBLV（Bokeloh bat lyssavirus）和坦桑尼亚非洲灵猫身上分离到的 IKOV（Ikoma lyssavirus）。2011 年从西班牙蝙蝠中分离到的 LLEBV（Lleida bat lyssavirus）尚未经 ICTV 明确归类。

（二）实验室诊断

标本采集：患者发病后（死亡前）可采集其唾液（间隔 3 ~ 6 小时，至少采集 3 份）、脑脊液、血清及颈后带毛囊的小块皮肤；患者死后最好采集其脑组织标本（小脑和脑干）进行实验室检测。

直接免疫荧光法（direct fluorescent antibody test，DFA）是狂犬病诊断的金标准，可以快速、敏感、特异地检测人和动物脑组织中的病毒抗原。临床病例活体组织标本（如颈后部皮肤毛囊）亦可进行 DFA 检测。直接快速免疫组化法（direct rapid immunohistochemical test，DRIT）及酶联免疫吸附测定法（enzyme-linked immunosorbent assay，ELISA）亦可特异检测狂犬病毒抗原。

病毒核酸检测可用于早期诊断，以逆转录 PCR 法（reverse transcription-PCR，RT-PCR）（包括 real-time RT-PCR）检测体液（唾液、血清等）和脑组织等标本，但需要严格的质量控制以保证结果的准确性。脑组织及唾液等病毒含量高的样本还可进行病毒分离。细胞培养分离所需时间（1～2天）远少于小鼠颅内接种分离法所需时间（10～21天），且前者的生物安全风险远小于后者。

未接种过疫苗的患者，发病早期几乎没有中和抗体产生，到发病晚期（通常在临床症状出现后7～8天），病毒在脑内大量增殖后突破血脑屏障进入血液，刺激机体产生低水平的中和抗体。通过病毒中和试验检测患者血清或脑脊液中的中和抗体，可作为狂犬病诊断的依据之一。

WHO推荐的抗狂犬病毒中和抗体标准检测方法包括快速荧光灶抑制试验（rapid fluorescent focus inhibition test，RFFIT）和小鼠脑内中和试验（mouse neutralization test，MNT）。由于RFFIT法无需使用小鼠，所用时间短（24小时），目前已被广泛采用。RFFIT方法也是我国现行药典规定的检测狂犬病毒中和抗体的标准方法之一。此外，常用的狂犬病毒中和抗体检测方法还有荧光抗体病毒中和试验（fluorescent antibody virus neutralization test，FAVNT）。用ELISA法测定的抗狂犬病毒糖蛋白抗体滴度与用病毒中和试验测定的结果有一定的相关性（约80%符合率），但相应试剂盒尚未普及。

此外，还可以通过检测中和抗体，监测暴露前抗体背景及暴露后疫苗注射的免疫效果。WHO狂犬病专家咨询委员会认为：中和抗体水平等于或高于0.5 IU/ml时，接种者才具备了有效的保护能力；如果发现中和抗体水平低于0.5 IU/ml，应进行加强免疫，至达到有效保护水平为止。

二、临床

（一）发病机制

大多数人间狂犬病病例是由于被患狂犬病的动物咬伤所致，少数是由于被抓挠或伤口、黏膜被污染所致，因移植狂犬病患者捐赠的器官或组织发病也偶有报道，但病毒不能侵入没有损伤的皮肤。

嗜神经性是狂犬病毒自然感染的主要特征，病毒的复制几乎只限于神经元内。病毒最初进入伤口时，不进入血液循环（通常在血液中检测不到狂犬病毒），而是在被咬伤的肌肉组织中复制，然后通过运动神经元的终板和轴突侵入外周神经系统。在一些蝙蝠变异株中，由于嗜皮肤性，病毒增殖也可以发生在感觉神经。病毒进入外周神经后，以运输小泡为载体，沿轴突以逆轴浆运动的方向向中枢神经系统“向心性”移行，而不被感觉或交感神经末梢摄取。其移行速度取决于转运方式，逆向轴突运输速度较快，可达5～100毫米/天，如一定范围内（如10 μm至2 cm）的突触同时受感染，病毒移行速度甚至会更快。

病毒在轴突移行期间不发生增殖，当到达背根神经节后，病毒即在其内大量增殖，然后侵入脊髓和整个中枢神经系统。动物实验发现，狂犬病毒从脊髓上行到脑的扩散速度非常迅速，一旦侵入脑则迅速增殖，脑干最先受累，也是感染最重的区域。

在中枢神经系统中增殖后，病毒通过在运动轴突的顺向轴浆运输“离心性”扩散进入腹侧根、被根神经节及其感觉轴突，并感染感觉轴突支配的肌梭、皮肤、毛囊及其他非神经组织，主要累及神经丛和唾液腺腺泡细胞，并经唾液腺排放到唾液中，再由咬伤伤口或被带毒唾液污染的黏膜传播到下一个受害者。在感染末期，心、胰腺、肾上腺和胃肠道等神经外组织也同时受累。临床发病时，病毒已广泛分布于中枢神经系统及神经外的器官中。

人间狂犬病潜伏期从 5 天至数年（通常 2 ~ 3 个月，极少超过 1 年），潜伏期长短与病毒的毒力、侵入部位的神经分布等因素相关。病毒数量越多、毒力越强、侵入部位神经越丰富、越靠近中枢神经系统，潜伏期就越短。此外，肌肉特异性小 RNA 可能通过抑制病毒在肌肉中的转录和复制影响潜伏期。狂犬病实验感染动物（如犬）的最长潜伏期为半年。在潜伏期内，病毒主要存在于外周肌肉或神经细胞中。

包括人类在内的多种哺乳动物感染狂犬病毒后，随着病毒在中枢神经系统的扩散，均可引起严重的进行性脑、脊髓、脊神经根炎，病毒数量与临床症状的严重程度无关。人类的临床表现可分为狂躁型和麻痹型两种，临床分型可能与病毒对神经组织不同位点的特异性反应有关，而与病毒在中枢神经系统内的解剖定位无关。电生理学研究发现，麻痹型狂犬病的虚弱症状与外周神经轴突病变或者脑白质变性有关。病毒首先侵入运动神经元解释了狂躁型狂犬病患者亚临床的前角细胞功能失调要早于感觉消失症状的出现，并且症状首先发生在被咬伤部位附近，再逐渐发展到身体其他部位。同样的解释也适用于麻痹型狂犬病患者的前驱症状和体征。犬类麻痹型狂犬病的磁共振弥散张量成像显示，脑干部位神经束的完整性受损，限制了病毒向前脑的传播。病毒的免疫逃避策略加之血脑屏障的完整性阻碍了中枢神经系统中病毒的清除。目前尚无狂犬病患者因免疫抑制或加强而死亡的证据。

如无重症监护，患者会在出现神经系统症状后 1 ~ 5 天内死亡。目前对狂犬病导致死亡的病理生理学尚未阐明。尽管脑、脊髓、脊神经根的炎症广泛分布，但并没有破坏神经组织结构。死因可能是由于控制循环和呼吸系统的中枢神经系统受累或功能障碍。

（二）临床表现与诊断标准

1. 狂犬病暴露者的伤口感染

对于狂犬病暴露者而言，除了罹患狂犬病的风险外，动物咬伤还可以导致各种复杂的外科伤口、可能的严重并发症以及继发的细菌感染。致伤动物不同，所导致的伤口类型、临床特点以及预后均有所不同。例如，普通外科创伤的伤口感染率通常为5%～7%，而在Ⅲ级暴露中，犬咬伤伤口大部分为撕裂伤（约60%～76.5%），而猫咬伤大部分为穿刺伤（约85.3%）；犬咬伤伤口平均感染率约14.8%，而猫咬伤约为26.8%；手、足部位的咬伤伤口感染率明显较其他部位要高；犬咬伤容易引起化脓性软组织感染，而猫咬伤容易引起淋巴管/淋巴结炎、丹毒等。引起咬伤伤口感染的细菌主要来源于动物口腔，48%的犬咬伤和63%的猫咬伤感染伤口分离出需氧和厌氧菌混合感染，犬咬伤感染伤口分离出的主要细菌是犬属巴斯菌属，而出血败血型巴斯菌属是猫咬伤感染伤口内最主要的菌种。灵长类咬伤感染伤口内分离的菌种包括嗜血杆菌、核粒梭形菌、微小消化链球菌、放线菌属、产碱杆菌和直肠沃林氏菌（拟杆菌属）。猪咬伤伤口分离出的菌种主要包括猪放线菌、拟杆菌属、大肠埃希菌、黄杆菌属、多杀性巴斯杆菌、变形杆菌、耐甲氧西林金黄色葡萄球菌（MRSA）等。巴斯菌属、链球菌、葡萄球菌、摩拉克菌和奈瑟菌属是最常见的需氧菌；梭形杆菌属、拟杆菌属、噬卟啉拟杆菌属是最常见的厌氧菌，且其中大部分细菌为产β-内酰胺酶，甚至是耐甲氧西林的菌种（MRSA），因此，在伤口感染或预防性使用抗生素时，需考虑病原菌耐药因素。

2. 狂犬病的临床表现

狂犬病在临床上可表现为狂躁型（大约2/3的病例）或麻痹型。由犬传播的狂犬病一般表现为狂躁型，而吸血蝙蝠传播的狂犬病一般表现为麻痹型。狂躁型患者以意识模糊、恐惧痉挛，以及自主神经功能障碍（如瞳孔散大和唾液分泌过多等）为主要特点。麻痹型患者意识清楚，但有与吉兰-巴雷综合征（Guillain-Barre syndrome，GBS）相似的神经病变症状。GBS是脊神经和周围神经的脱髓鞘疾病，又称急性特发性多神经炎或对称性多神经根炎，临床主要表现为进行性、上升性、对称性麻痹，四肢软瘫，以及不同程度的感觉障碍。与GBS不同的是，狂犬病患者一般伴有高热、叩诊肌群水肿（通常在胸部、三角肌和大腿）和尿失禁，而不伴有感觉功能受损。

根据病程，狂犬病的临床表现可分为潜伏期、前驱期、急性神经症状期（兴奋期）、麻痹期、昏迷和死亡几个阶段。但实际上发病是一个连续的临床过程，而不是简单的一系列可以独立分割的表现。

（1）潜伏期：从暴露到发病前无任何症状的时期，一般为1～3个月，极少数短至两周以内或长至一年以上，此时期内无任何诊断方法。

（2）前驱期：患者出现临床症状的早期，通常以不适、厌食、疲劳、头痛和发热等不典型症状开始，50%～80%的患者会在原暴露部位出现特异性神经性疼痛或感觉异常（如痒、麻及蚁行感等），可能是由于病毒在背根神经节复制或神经节神经炎所致。此时期还可能出现无端的恐惧、焦虑、激动、易怒、神经过敏、失眠或抑郁等症状。前驱期一般为 2 ~ 10 天（通常 2 ~ 4 天）。

（3）急性神经症状期：患者出现典型的狂犬病临床症状，有两种表现，即狂躁型与麻痹型表现。

狂躁型患者出现发热并伴随明显的神经系统体征，包括功能亢进、定向力障碍、幻觉、痉挛发作、行为古怪、颈项强直等。其突出表现为极度恐惧、恐水、怕风、发作性咽肌痉挛、呼吸困难、排尿排便困难及多汗流涎等。恐水、怕风是本病的特殊症状，典型患者见水、闻流水声、饮水或仅提及饮水时，均可引起严重的咽喉肌痉挛。患者虽渴极而不敢饮，即使饮后也无法下咽，常伴声嘶及脱水。亮光、噪声、触动或气流也可能引发痉挛，严重发作时尚可出现全身疼痛性抽搐。由于常有呼吸肌痉挛，故可导致呼吸困难及发绀。大多数动物狂犬病病例的功能亢进期会持续数小时至数天，人间狂犬病病例的功能亢进为间歇性，由数个持续 1 ~ 5 分钟的兴奋期组成。患者的神志大多清楚，亢进期之间，患者一般合作，并可以进行交流。急性神经症状期的其他异常表现包括肌束震颤（尤其是暴露部位附近）、换气过度、唾液分泌过多、局部或全身痉挛，以及一些较罕见的症状，包括阴茎异常勃起或性欲增强，这些体征都与自主神经功能障碍有关。本期一般持续 1 ~ 3 天。

麻痹型患者无典型的兴奋期及恐水现象，而以高热、头痛、呕吐、咬伤处疼痛开始，继而出现肢体软弱、腹胀、共济失调、肌肉瘫痪、排尿排便失禁等，呈现横断性脊髓炎或上升性脊髓麻痹等类似 GBS 表现。其病变仅局限于脊髓和延髓，而不累及脑干或更高部位的中枢神经系统。

（4）麻痹期：指的是患者在急性神经症状期过后，逐渐进入安静状态的时期，此时痉挛停止，患者渐趋安静，出现弛缓性瘫痪，尤以肢体软瘫最为多见。麻痹可能是对称性或非对称性的，以被咬肢体侧更为严重；或者呈上升性，类似 GBS。眼肌、颜面部肌肉及咀嚼肌也可受累，表现为斜视、眼球运动失调、下颌下坠、口不能闭、面部缺少表情等。进而患者的呼吸渐趋微弱或不规则，并可出现潮式呼吸；脉搏细数、血压下降、反射消失、瞳孔散大。临终前患者多进入昏迷状态，呼吸骤停一般在昏迷后不久即发生。本期持续 6 ~ 18 小时。

狂犬病的整个自然病程一般不超过 5 日。死因通常为咽肌痉挛而窒息或呼吸循环衰竭。本病在临床上需与破伤风、病毒性脑膜脑炎、脊髓灰质炎、GBS 等相鉴别。

3. 诊断标准

（1）原国家卫生部 2008 年颁布的狂犬病诊断标准：

根据患者的流行病学、临床表现和实验室检查结果进行综合判断，病例确诊需要实验室证据。

①临床诊断病例，符合下列任一项即可诊断：

A. 典型的狂躁型狂犬病临床表现；

B. 明确的动物致伤史 + 典型的麻痹型狂犬病临床表现。

②确诊病例，临床诊断病例加下列任一项，即可确诊：

A. 直接荧光抗体法（或 ELISA 法）：检测患者唾液、脑脊液或颈后带毛囊的皮肤组织标本中狂犬病毒抗原阳性，或用 RT-PCR 检测狂犬病毒核酸阳性；

B. 细胞培养方法：从患者唾液或脑脊液等标本中分离出狂犬病毒；

C. 脑组织检测：尸检脑组织标本，用直接荧光抗体法或 ELISA 法检测狂犬病毒抗原阳性、RT-PCR 检测狂犬病毒核酸阳性、细胞培养方法分离出狂犬病毒。

（2）WHO 的狂犬病定义：

临床病例：病例具有急性神经性综合征（如脑炎），主要表现为功能亢奋（如狂躁型狂犬病）或者麻痹综合征（如麻痹型狂犬病），如果没有重症监护支持，患者通常会在首发症状出现后 7 ~ 11 天内进行性发展为昏迷和死亡，常见死因为呼吸循环衰竭。

符合下列实验室标准中的 1 种或几种即可确诊：

A. 存在病毒抗原；

B. 细胞培养方法或实验动物接种中分离到病毒；

C. 未接种疫苗者的脑脊液或血清中存在病毒特异性抗体；

D. 通过分子生物学方法在活体或尸检样本（如脑活检样本、皮肤、唾液、浓缩尿）中检测到病毒核酸。

WHO 的狂犬病病例分类如下：

①疑似病例：符合临床病例定义的病例；

②可能病例：疑似病例，同时具有与疑似狂犬病动物接触的可靠病史；

③确诊病例：实验室确认的疑似病例或可能病例。

在缺少动物暴露史或临床疑似脑炎症状的情况下，如果实验室诊断检测明确，仍可进行确定性诊断。

对可能感染狂犬病的患者在采取适当预防措施情况下进行磁共振成像检查可能有助于诊断。无论临床类型如何，当脑干、海马、下丘脑、深层和皮质下白质以及深层和皮质灰质的核磁共振 T2 成像出现模糊、微弱的异常高信号时，均提示可能为狂犬病。疾病晚期，当患者进入昏迷状态时，增强核磁可以清楚地显示上述改变，这些特征可用来将狂犬病与其他病毒性脑炎相区别。脑部 CT 几乎没有诊断价值。

三、流行病学

（一）疾病负担

狂犬病在全球广泛分布，除南极洲外，所有大陆均有人间狂犬病报告。进入 21 世纪后，狂犬病仍然是重要的公共卫生威胁，全球每年约有 60 000 人死于狂犬病，是致死人数最多的动物源性传染病，每年由此引发的经济负担约为 40 亿美元。目前，除许多太平洋岛国无狂犬病报告外，仅有澳大利亚消除了肉食动物狂犬病，西欧、加拿大、美国、日本、马来西亚和少数拉丁美洲国家消除了犬狂犬病。

目前，99% 的人间狂犬病发生在发展中国家，主要分布在亚洲、非洲和拉丁美洲及加勒比海地区。亚洲的狂犬病病例数居全球首位，估计年死亡人数达 30 000 人（95%CI，8100 ~ 61 400）。印度为当前狂犬病疫情最严重的国家，据估计年狂犬病发病数为 20 000 ~ 30 000 例，发病率为 2/10 万。中国人间狂犬病发病仅次于印度，2007 年疫情高峰时，年报告病例数达 3300 例。2004—2014 年，狂犬病死亡人数一直高居我国传染病死亡数的前 3 位。此外，调查显示，部分地区狂犬病漏报率可能高达 35%，提示我国狂犬病的疾病负担可能存在低估。

（二）感染动物来源

狂犬病在自然界的储存宿主动物包括食肉目动物和翼手目动物，狐、狼、豺、鼬獾、貉、臭鼬、浣熊、猫鼬和蝙蝠等也是狂犬病的自然储存宿主，均可感染狂犬病毒成为传染源，进而感染猪、牛、羊和马等家畜。狂犬病易感动物主要包括犬科、猫科及翼手目动物，禽类、鱼类、昆虫、蜥蜴、龟和蛇等不感染和传播狂犬病毒。全球范围内，99% 的人间狂犬病是由犬引起，特别是亚洲、非洲等狂犬病流行区，犬是引起人间狂犬病的最主要原因。而犬狂犬病疫情控制较好的欧洲、北美、澳大利亚及部分拉丁美洲国家的传染源为蝙蝠、狐、豺、狨猴、猫鼬和浣熊等野生动物。

宿主动物中，蝙蝠较为特殊，由于蝙蝠暴露可能为极难察觉的细微咬伤或损伤，从而导致暴露风险大为提高。WHO 及美国 CDC（Centers for Disease Control）均将蝙蝠暴露归类为严重暴露，要求将其按照Ⅲ级暴露进行处置。美国和加拿大 1950—2007 年间 56 例蝙蝠导致的人间狂犬病病例中，有明确咬伤史者仅 22 例（39%）；与蝙蝠直接接触而无咬伤（如触摸蝙蝠）者 9 例（16%）；有 6 例（11%）并无明确接触史，仅发现房间内有蝙蝠；而无直接接触者为 19 例（34%）。

WHO 指出，对北美洲和欧洲狂犬病流行地区的野生和家栖啮齿类动物的大规模检测显示，此类动物极少感染狂犬病，狂犬病毒终端溢出性感染仅为偶发事件，说明此类动物并非狂犬病的贮存宿主，也不参与该疾病的流行和传播。美国 CDC 也指出，啮齿类（尤其小型啮齿类，如：花栗鼠、松鼠、小鼠、大鼠、豚鼠、沙鼠、仓鼠）和兔形目（包括家兔和野兔）极少感染狂犬病，也未发现此类动物导致人间狂犬病的证据。根据美国 20 年（1985—2004 年）的监测，尽管在浣熊狂犬病发病地区，偶有旱獭（土拨鼠）感染狂犬病的记录，但从未在小型啮齿动物中检测到狂犬病毒，也无啮齿类或兔形目动物导致人间狂犬病病例的证据。

（三）我国人间狂犬病流行特征

20 世纪 50 年代以来，我国人间狂犬病先后出现了 3 次流行高峰（图 1）。第一次高峰出现在 20 世纪 50 年代中期，年报告死亡数曾逾 1900 人。第二次高峰出现在 20 世纪 80 年代初期，1981 年全国狂犬病报告死亡 7037 人，为新中国成立以来报告死亡人数最高的年份。整个 80 年代，全国狂犬病疫情在高位波动，年报告死亡人数均在 4000 人以上，年均报告死亡人数达 5537 人。第三次高峰出现在 21 世纪初期，狂犬病疫情在连续 8 年快速下降后，重新出现快速增长趋势，至 2007 年达到高峰，当年全国报告死亡人数达 3300 人。在第三次疫情高峰前后，我国采取了一系列遏制狂犬病的措施，包括落实人间狂犬病防控措施、建立狂犬病多部门防控机制、强化犬只管理和动物狂犬病防治，以及加强人用狂犬病疫苗和被动免疫制剂质量监管等，取得了较为显著的防治效果。自 2008 年起，我国狂犬病疫情出现持续回落，至 2014 年报告发病数已降至 1000 例以下，较 2007 年的峰值下降了 72%。

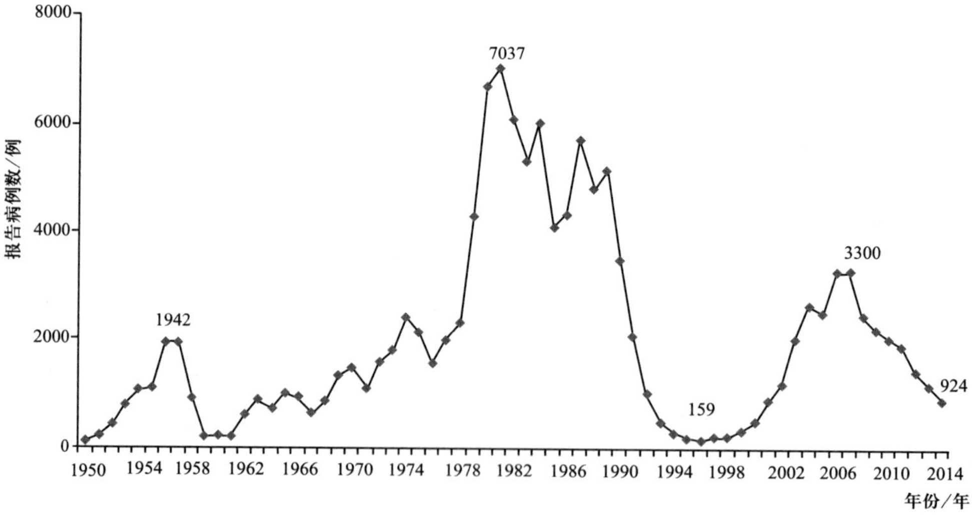

图 1 1950—2014 年中国狂犬病报告发病数

历史上我国所有省份均报告过人间狂犬病病例。近年狂犬病疫情主要分布在人口稠密的华南、西南、华东地区，但其他省份也时有疫情报告。1996—2008 年，除西藏和青海外，其余 29 省均有狂犬病病例报告，报告病例数排名前 10 位的省份为广西、湖南、贵州、广东、江西、江苏、湖北、河南、四川和安徽，报告病例占全国总数的 86.9%，全国发病地区分布见图 2。

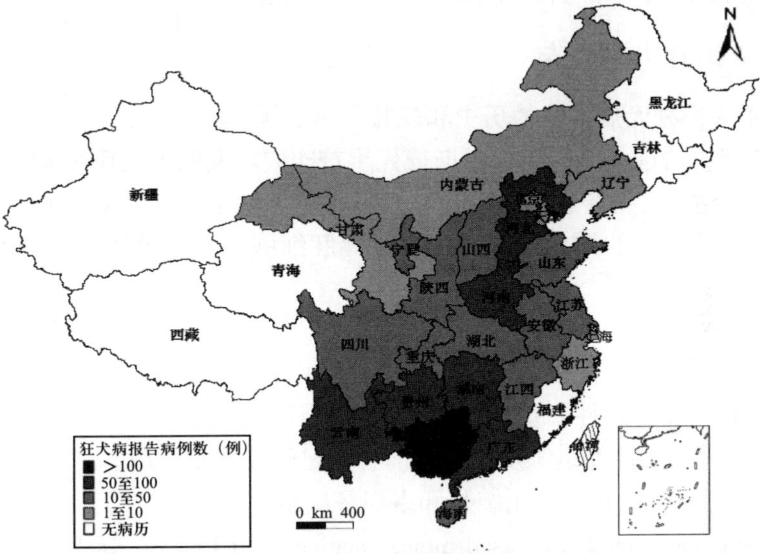

图 2　2014 年全国报告狂犬病发病地区分布

2007 年以来，狂犬病波及地区数呈下降趋势，但速度相对缓慢。2007 年全国 23 省共 993 个县（区）报告病例，2014 年仍有 567 个县（区）报告病例。2007 年后，多数省份狂犬病疫情呈下降趋势，特别是疫情较重的省份下降显著，但疫情有向北和向西北地区扩展的趋势，河北、山西、云南、陕西、海南、重庆等既往报告发病数较少的省份曾一度出现疫情上升。2012 年后，各省疫情均呈持续下降趋势。

我国每个月均有狂犬病病例报告，夏秋季高发，发病高峰一般出现在 8 月。2005 ~ 2011 年监测数据分析显示，不同地区的季节性特征存在差异，纬度越高季节性越明显，病例发病的时间相对集中。病例呈现“三多”的特征：农村地区病例较多，农民一般占病例总数的 65% 以上；男性病例数约为女性的 2 倍；15 岁以下儿童和 50 岁以上人群发病较多，1996 ~ 2008 年近 25% 的病例为 15 岁以下儿童。病例主要由犬伤所致，约占 90%；其次为猫，占 5% 左右，其他致伤动物包括马、松鼠、猪、蝙蝠、猴和獾等，但较为少见，仅占不到 5%。约 50% 伤人动物为家养，其中绝大多数家养动物未接种动物狂犬病疫苗，流浪动物约占伤人动物总数的25%。

根据我国人用狂犬病疫苗的使用量，估计全国年暴露人口数逾4000万。部分狂犬病高发省份的监测显示，90%以上的暴露就诊人群为Ⅱ级和Ⅲ级暴露，其中Ⅲ级暴露约40%。全部暴露者中，约10%未全程接种疫苗；Ⅲ级暴露者中，仅15%左右接受被动免疫制剂注射。绝大多数病例由狂犬病毒街毒株感染所致，但也有少量由狂犬病毒属相关病毒感染致病的报道。

四、人用狂犬病疫苗

（一）人用狂犬病疫苗的历史和现状

1882年，法国人路易斯·巴斯德先生首次成功发明了人用狂犬病疫苗，之后经历了早期的动物神经组织疫苗、禽胚疫苗、细胞培养的粗制疫苗，发展到目前技术日趋完善的原代地鼠肾细胞、鸡胚细胞、人二倍体细胞和Vero细胞培养的纯化疫苗。

早期的神经组织疫苗免疫效果不佳（全程免疫后仍有1‰的死亡病例），且疫苗接种后局部和全身反应严重，由于疫苗中含有动物脑组织的髓磷脂成分，接种后可能引起神经性麻痹反应（变态反应性脑脊髓炎）。WHO于1984年建议停止生产和使用神经组织疫苗，目前各国已陆续停止使用。

20世纪60年代起，采用细胞和组织胚胎培养技术生产的狂犬病疫苗（cell culture and embryonated egg-based rabies vaccines，CCEEVs）取得了长足发展。由于采用了细胞培养和纯化技术，CCEEVs避免了产品中残留动物脑组织、细胞蛋白残留等引起的不良反应，提高了疫苗效价和免疫后抗体水平，减少了注射针次，最大限度降低了免疫失败病例。现已证明，CCEEVs可安全有效地预防狂犬病。目前广泛使用的有Vero细胞纯化疫苗、人二倍体细胞疫苗、纯化鸡胚细胞疫苗和原代地鼠肾细胞疫苗等。

人二倍体细胞疫苗（human diploid cell rabies vaccine，HDCV）为美国Wistar研究所首创，随后法国Merieux研究所1974年获得生产许可，经多中心临床人体观察，该疫苗接种后不良反应发生率低、症状轻，免疫效果好。但是人二倍体细胞增殖慢，病毒产量低，疫苗成本高，价格贵，尚不能得到广泛应用。

纯化Vero细胞狂犬病疫苗由法国Merieux研究所于1985年获得生产许可，人体观察不良反应轻、效果好，与人二倍体细胞疫苗有着同样的安全性和效力。而且由于培养的狂犬病毒滴度高、疫苗产量大、价格低，在世界范围得到了广泛的应用。

纯化鸡胚细胞疫苗和原代地鼠肾细胞疫苗根据不同厂家的临床观察，其不良反应较轻微，免疫效果、安全性和有效性均较好。

现代生物技术的发展为新型疫苗的研究提供了更多可能性，比如重组疫苗、

DNA（deoxyribonucleic acid）疫苗、多肽疫苗等。但是与纯化细胞疫苗相比，大部分没有优势，个别重组疫苗已应用于野生动物，但目前在人体的研究进展不明。例如，临床实验结果显示，含有狂犬病毒 G 蛋白的痘苗和金丝雀痘病毒载体疫苗接种 2 剂可产生中和抗体，但抗体水平低于人二倍体细胞疫苗。

（二）我国人用狂犬病疫苗的历史和现状

1980 年以前，我国一直生产和使用羊脑制备的经石炭酸灭活的脑组织疫苗。1965 年，我国开始研制原代地鼠肾细胞培养的原液灭活疫苗，此疫苗须加入氢氧化铝［$Al(OH)_3$］作为佐剂以增加疫苗效力，1980 年获生产许可证书，当时以 Habel 法测定疫苗效力，要求保护指数≥ 10 000，需皮下注射 14 针；后改用 NIH 法测定效价，效价定为 1.3 IU/2 ml，免疫程序也改为 5 针法。Fangtao Lin 的研究显示，该疫苗注射后抗体水平高于羊脑疫苗，对确诊为狂犬病的动物致伤的暴露者有保护作用。由于新疫苗效价仍较低且免疫失败病例频发，卫生部决定改进疫苗生产工艺，将疫苗培养的病毒原液超滤浓缩 3 ~ 5 倍以提高疫苗中抗原含量，使加入氢氧化铝佐剂后的疫苗效价能达到≥ 2.5 IU 的标准。然而，单纯浓缩疫苗在提高效力的同时，由于杂质蛋白残留物含量相应增高，不良反应发生率升高且症状加重，严重不良反应发生率达 5% ~ 10%。此后，为改进疫苗的质量特性，引入柱层析等纯化技术去除杂质蛋白，疫苗仍然添加氢氧化铝佐剂，NIH 法检测效价可达 2.5 IU 以上，达到了 WHO 设定的疫苗有效标准。

使用 WHO 推荐的通用的暴露前“3 针法”和暴露后“5 针法”，尽管添加氢氧化铝佐剂可以增加免疫效果，但会导致机体免疫应答缓慢，产生中和抗体延迟。由于狂犬病疫苗主要用于暴露后免疫，疫苗诱导免疫的时效性非常重要。2005 年，国家食品药品监督管理局要求去除氢氧化铝佐剂。临床研究显示，去佐剂疫苗的早期免疫反应明显高于佐剂疫苗，初次免疫 14 天中和抗体阳转率可达 100%，且不良反应发生率低。1990 年以来，我国研制或引进 Vero 细胞为基质的纯化狂犬病疫苗大量上市，2014 年，国产人二倍体细胞疫苗也批准上市，疫苗种类不断增多，我国目前批准上市的人用狂犬病疫苗种类见表 1。

表 1 我国目前批准上市应用的人用狂犬病疫苗种类

疫苗名称	病毒毒种	基质
Vero 细胞纯化疫苗	PV、CTN 和 aG 株	Vero 细胞
人二倍体细胞疫苗	PM 株	MRC-5 人二倍体细胞
地鼠肾原代细胞纯化疫苗	aG 株	原代地鼠肾细胞
原代鸡胚细胞纯化疫苗	Flury-LEP 株	鸡胚成纤维细胞

（三）人用狂犬病疫苗免疫程序的演变

人类最早由路易斯·巴斯德应用感染狂犬病毒的干燥兔脊髓悬液的减毒活病毒尝试预防狂犬病，连续注射13针而获得成功。之后研发的灭活神经组织疫苗需连续接种14～21针。随着细胞培养疫苗的出现，疫苗的免疫原性有了较大提高，通过实验不同免疫针次和间隔时间进行抗体应答比较，对于效价高于2.5 IU/剂的细胞培养疫苗可采用简化的接种程序，欧洲率先采用0、3、7、14、28、90天注射的6针接种程序。随着研究数据的积累发现第6针疫苗的接种并不能显著提高抗体水平，所以改为根据受种者机体的具体情况决定是否接种第6针，一般情况下仅需要接种5针。之后，“5针法”被WHO推荐且目前仍在全球广泛应用。1984年，前南斯拉夫的Zagreb公共卫生研究院针对不同种类狂犬病疫苗进行不同间隔接种的免疫程序及优化接种程序的探索研究，结果显示，于0天左右上臂三角肌各接种1剂，7、21天再分别接种1剂的免疫程序所产生的中和抗体时间较早，且水平也较高，此免疫程序被称为“2-1-1”程序。该程序于1992年WHO在狂犬病专家委员会第八次会议中正式推荐应用。美国免疫实施顾问委员会（Advisory Committee on Immunization Practices，ACIP）于2009年在综合已发表文献的基础上，建议健康成年人在规范处置的情况下，可采取原5针免疫程序减少最后1针的方法，即在0、3、7、14天注射的“简易4针法”免疫程序。

目前，WHO推荐的暴露后免疫肌内注射程序包括“5针法”（Essen法）、“2-1-1”程序（Zagreb法）以及ACIP推荐的“简易4针法”。推荐的暴露前免疫肌内注射方案为3剂疫苗，分别在0、7和21或28天接种。我国批准上市的狂犬病疫苗的暴露后免疫程序包括“5针法”和“2-1-1”程序两种，各疫苗的免疫程序以国家食品药品监督管理总局批准的疫苗使用说明书为准。

（四）人用狂犬病疫苗的免疫机制、毒株及质量标准

狂犬病毒RNA编码核蛋白（N）、M1、M2、病毒包膜糖蛋白（G）和L五种蛋白，其中G蛋白是狂犬病毒最主要的抗原，可有效刺激特异性辅助性T细胞（helper T，Th）和细胞毒性T细胞（cytotoxic lymphocyte，CTL）增生，并诱导机体产生特异性抗体。G蛋白特异性抗体是狂犬病疫苗最重要的保护性抗体，免疫效果主要依赖其抗原表位、结构、蛋白折叠及糖基化等。N蛋白也是一种有效的保护性抗原，能够刺激B细胞和Th细胞诱导产生细胞免疫和体液免疫。磷蛋白（P）可诱导CTL，但保护作用较弱。机体在接种狂犬病疫苗约7天左右产生IgM（immunoglobulin M）抗体，在约14天后产生IgG（immunoglobulin G）抗体并迅速升高。IgM和IgG抗体均具有中和病毒的能力，有些中和抗体能进入感染狂犬病毒的神经细胞内抑制病毒复制。CTL的高峰出现在免疫后12天，可清除中枢神经系统内的狂犬病毒，Th细胞可增强抗核蛋白和糖蛋白抗体，也能增加保护效果。但 Suss 的研究认为细胞免疫在狂犬病中的作用不明确。

由于狂犬病毒核蛋白序列高度保守，氨基酸同源性达 78% 至 93%，故病毒之间在核壳体水平上存在着广泛的抗原交叉反应。狂犬病毒的主要抗原部位为 G 蛋白外功能区，当其氨基酸同源性 >74% 时，病毒之间能够交叉中和，为同一遗传谱系内的病毒；膜外区的氨基酸同源性 <62% 时，则无交叉中和反应。目前疫苗株均属于遗传谱系Ⅰ，对遗传谱系Ⅱ中的病毒感染不具保护作用。

现已经有十余个种类或基因型的狂犬病毒属病毒被描述为狂犬病的病原体。目前为止，遗传谱系Ⅰ的狂犬病毒是引起人狂犬病的最常见的病毒型别，也是至今应用于狂犬病疫苗生产的唯一病毒种类。故现有疫苗可能无法为遗传谱系Ⅰ外的其他血清型病毒感染提供保护。因此，用于疫苗的病毒种类必须慎重选择。生产用毒种应是在实验室细胞培养适应和减毒，并具有稳定生物学特性的固定毒株，其历史和来源应确证清楚，并经过全面的特征性检定，符合国家相关文件的要求。病毒灭活后制成的疫苗对人体安全且能产生有效的免疫保护作用。WHO 推荐用于疫苗生产的病毒固定毒株包括 Pasteur Virus、Pitman-Moore、Vnukovo-32、Flury 鸡胚细胞低传代株（Low egg passage LEP）和 CTN 株等。

人用狂犬病疫苗应符合 WHO 生物制品标准专家委员会（Expert Committee on Biological Standardization，ECBS）制定的指导原则中对疫苗特性、生产及质量控制的要求。用于制备疫苗的细胞基质应来源于健康动物，动物来源品系清楚。根据现行《中国药典》的要求，动物必须是清洁级或以上的动物。所用动物应符合实验动物微生物学和寄生虫学检测要求的相关规定。人二倍体及传代细胞应在限定代次内使用。病毒在细胞（或胚蛋）中增殖后，将收获的病毒进行浓缩、纯化、灭活，加入保护剂冻干而成。细胞培养疫苗的最低效价为在效期内每一剂肌注剂量达 2.5 IU 以上，由 NIH 法检测确定。ELISA 法检测糖蛋白等其他体外测定方法目前仍处于实验室验证阶段，但该方法已用于生产过程中抗原含量的控制。疫苗需经临床前研究及临床试验，企业需获得国家食品药品监督管理总局批准的生产许可证方可生产疫苗。WHO 建议对新申请注册的疫苗，在临床试验中检测 0、14、28/30、180、360 天血清中和抗体水平。已经获准生产的人用狂犬病疫苗需按照国家食品药品监督管理总局的要求申请批签发，仅有获得批签发合格证的狂犬病疫苗批次方可上市使用。

（五）疫苗的血清学效果评价

WHO 仅推荐小鼠脑内中和试验和荧光灶抑制试验（RFFIT）检测中和抗体，两种方法均可以正确评价疫苗免疫后的中和抗体水平，WHO 认为免疫后血清中的病毒中和抗体≥ 0.5 IU/ml 即达到有效保护水平。国内外疫苗的临床研究数据显示，疫苗按暴露后的“5针法”或“2-1-1”等免疫程序接种，大多可在接种后7天出现中和抗体，14天100%抗体阳转。而美国ACIP认为，疫苗暴露后免疫的14～28天中和抗体滴度已处于峰值，28天的第五针注射不能使抗体继续升高，因此，推荐美国健康成年人的暴露后免疫采用0、3、7和14天的4针免疫程序。

1. 暴露前免疫

Morris的研究显示，接受3针狂犬病疫苗，所有接种者的血清抗体均阳转，但抗体滴度与年龄增长呈负相关。我国使用国产纯化人Vero细胞疫苗按照0、7、21天各1针的程序进行暴露前免疫，结果显示，受试者血清中和抗体阳转率为100%，几何平均滴度（geometric mean titer，GMT）为15.87 IU/ml。Sehgal的研究显示，采用0、7、21天程序的暴露前免疫血清中和抗体GMT为7.08 IU/ml。

使用人二倍体细胞疫苗和Vero细胞疫苗分别采用2针（0、28天）和3针（0、7、28天）程序进行暴露前初次免疫，结果显示，初次免疫2针组1年后抗体明显下降，但3针组抗体阳性率仍能维持在87.9%～100%，加强免疫1针后14天抗体水平迅速提高。暴露前程序经加强免疫后抗体可维持较高水平，免疫后3年时仍为12.6 IU/ml，5年时为10.6 IU/ml，第10年至少可维持96%阳性。此外，在满10年时再次加强免疫1针，观察全部对象的抗体滴度几乎又恢复到满1年加强1针后14天的水平。

2. 暴露后程序

（1）“5针法”程序的保护性研究

2009年，Rupprecht CE对1976年至2008年间发表的12篇狂犬病疫苗研究进行meta分析。全部研究共包含1000名受试者，所有受试者在第1针疫苗免疫后14天均产生中和抗体，使用细胞培养疫苗进行免疫接种后产生的抗体滴度一般高于10 IU/ml。

王凌云等发现，对2～67岁健康人群按“5针法”免疫程序分别接种国产和进口冻干Vero细胞疫苗，接种后7天、14天两种疫苗血清抗体水平无显著性差异，且首剂接种后45天的抗体阳转率均达100%，14、45天血清中和抗体GMT均大于0.5 IU/ml，两种疫苗间无统计学差异。叶茂华等发现，经实验室确诊为狂犬病的犬只咬伤的7例暴露者使用5针法免疫后，全部获得保护。Zhang Xiaowei一项使用“5针法”免疫的持续5年的疫苗持久性研究显示，接种后产生的中和抗体具有良好持久性及免疫记忆效应。

（2）“2-1-1”程序的保护性研究

Zagreb研究中心的研究结果显示，分别采用人二倍体细胞疫苗、原代牛肾细胞疫苗、纯化鸡胚细胞疫苗、Vero细胞疫苗按“2-1-1”程序免疫，第7天抗体阳转率分别为 65%、38%、83% 和 78%，14 天时全部阳转，抗体水平达到高峰，GMT 为 17.0 ~ 54.9 IU/ml，继续观察至 28 天抗体水平基本保持不变。与 0、7、21 天各接种 1 针相比，抗体水平较高。多项血清学研究显示，与 5 针程序相比，“2-1-1”程序第 7 天抗体阳转率和血清抗体水平均更高，14 天和 42 天抗体水平无差异。

对于被狂犬咬伤的实际保护效果，Wasi 在泰国进行的一项原代鸡胚细胞纯化疫苗临床观察中，82 名确认为被狂犬病动物致伤的暴露者分别采用“6 针法”（0、3、7、14、28、90 天各接种一针）和“2-1-1”程序进行免疫接种，根据暴露的严重程度，部分暴露者同时注射狂犬病患者免疫球蛋白。两种方法显示出相似的免疫应答，均能快速提供足够的抗体保护。所有暴露者接种后 1 年 100% 存活，中和抗体 GMT 仍高于 0.5 IU/ ml 的保护性水平。使用 Vero 细胞疫苗对 100 名被狂犬严重咬伤的患者进行“2-1-1”程序免疫，同时注射被动免疫制剂，一年后所有人均存活。国内对于经实验室确认为狂犬病犬只咬伤的暴露者进行 Vero 细胞疫苗“2-1-1”程序接种并联合应用被动免疫制剂，所有受种者抗体全部阳转，6 个月后均存活。

目前对“2-1-1”程序的持久性研究数据有限，Vodopija 在 1997 年开展的研究中，分别采用人二倍体细胞、鸡胚细胞和 Vero 细胞纯化狂犬病疫苗进行免疫，第 1100 天测血清抗体 GMT 为 0.61 ~ 0.97 IU/ml，给予 1 剂加强后 14 天检测血清抗体水平，GMT 增高至 14.28 ~ 28.81 IU/ml。

3. 特殊人群

Vodopija R 的研究表明，使用原代鸡胚细胞纯化疫苗的“5 针法”免疫程序接种无临床症状的人类免疫缺陷病毒（human immunodeficiency virus，HIV）感染者，首剂接种后 14 天抗体阳转率为 64%，30 天为 89%。有明显临床症状的获得性免疫缺陷综合征（acquired immune deficiency syndrome，AIDS）患者，且 $CD4^+$（cluster of differentiation 4）细胞数低于 $300/mm^3$ 者，对狂犬病疫苗免疫应答很差，首剂接种后 14 天抗体阳转率仅为 25%，30 天仅为 42%。

对于使用免疫抑制药物的患者，狂犬病疫苗接种后应监测患者是否具有适当的病毒中和抗体应答。妊娠妇女几乎均能对狂犬病疫苗产生正常的免疫应答，且对胎儿不会造成不良影响。对接受器官移植的儿童进行肌内接种免疫反应良好。

4. 疫苗效力及免疫失败

Nicholson 估计在发达国家中应用细胞培养疫苗免疫失败率为每 80 000 人中 1 例，而发展中国家为每 12 000 到 30 000 人中发生 1 例。

早期最著名的狂犬病疫苗的保护性研究案例之一，是伊朗对 45 例被狂犬病动物致伤的患者接种 6 针次疫苗并联合注射抗狂犬病血清，所有接受暴露预防处置者均存活。出于伦理的考虑，对狂犬病疫苗有效性的研究不可能设置安慰剂对照，而仅可通过以往经验和案例记载估算，如不经疫苗免疫，预计有35% 的严重致伤者将患狂犬病而死亡。后续在德国、美国以及泰国的狂犬病严重暴露后免疫研究均得到类似的结果。

绝大多数狂犬病的发病是由于没有接受规范的暴露后预防处置，包括接受暴露后处置较晚、多处咬伤等严重暴露，以及头、颈部咬伤时难以彻底进行伤口清洗等。Krebs 对于 28 例使用疫苗后仍发病的案例进行回顾性分析发现，90% 的病例未应用被动免疫制剂，或者应用方法不当。其他操作失误包括应用疫苗 24 小时前进行了被动免疫、局部伤口清洗不当、多部位咬伤未发现细小伤口而遗漏处理、疫苗注射部位不正确（如注射臀部而非三角肌）。只有两例为严重面部咬伤的患者，虽进行了被认为正确的暴露后处置仍然发病。

一项使用原代鸡胚细胞纯化疫苗的有效性随访研究共报道 46 例可疑失败病例，43 例发生在印度，3 例发生在泰国，分析显示所有案例均未完全执行 WHO 的暴露预防处置指南。

2007 年 Wilde 等研究综合报道了 7 例失败病例，均经过正确规范的伤口处理和暴露预防处置，并接受人二倍体细胞疫苗或 Vero 细胞疫苗及抗血清或人免疫球蛋白注射。免疫失败的原因可能包括：①存在不易察觉的微小穿透性损伤，致使伤口未得到冲洗、消毒，局部未注射免疫球蛋白；②患者伴有未被发现的免疫功能减低性疾病或应用免疫抑制性药物而未报告。

王世清的研究显示，暴露后处置失败率为 1.24/ 万，主要原因为狂犬病被动免疫制剂应用率低，未完成全程接种等。

5. 疫苗安全性

WHO 的立场文件中指出，不同种类狂犬病疫苗的安全性和耐受性整体较好。不良反应的出现与狂犬病疫苗的纯度、制备工艺、处方成分及剂型有关，并可能与产品各批次间的差异相关。此外，疫苗的使用方式（如肌内注射）和受种者的个体差异也有影响。据统计，约有 35% ~ 45% 的受种者接种部位会出现一过性轻微红疹、疼痛和（或）红肿，在接种加强针次时尤为显著。5% ~ 15% 的受种者曾观察到一过性发热、头痛、头晕、胃肠道症状等轻微全身不良反应，过敏、神经系统症状等严重不良反应罕见。

1997 ~ 2005 年，据美国疫苗不良事件报告系统（vaccine adverse event reporting system，VAERS）显示，在鸡胚细胞疫苗的所有不良反应中严重不良反应占 7%，主要为神经系统反应和过敏反应，神经系统反应临床表现不一，过敏反应主要表现为荨麻疹、皮疹和血管性水肿。对人二倍体细胞疫苗安全性和免疫原性的观察中，超过 1770 名志愿者中观察到的不良反应如下：严重上臂疼痛（15% ~ 25%）；头痛（5% ~ 8%）；不适、恶心，或两者兼有

（2% ~ 5%）；过敏性水肿（0.1%），过敏反应主要发生于加强免疫之后。加强免疫后，全身过敏反应发生率上升至 6%。

细胞培养疫苗的神经系统并发症少。在注射人二倍体细胞疫苗的数百万个体中，共报告发生 5 例中枢神经系统疾病，包括 GBS 及急性播散性脊髓炎，不超过疾病的基础发生率，可能与接种疫苗无关。目前大规模使用的 Vero 细胞疫苗及原代鸡胚细胞纯化疫苗的神经系统并发症与人二倍体细胞疫苗相仿。

国内对国产与进口 Vero 细胞疫苗安全性对比研究发现，国产疫苗的局部红肿、硬结、疼痛、瘙痒的发生率分别为 1.4%、0.8%、17.1% 和 2.4%；发热、皮疹、头痛、疲劳乏力和其他全身反应的发生率分别为 1.2%、0.4%、2.4%、4.2% 和 0.3%，上述不良反应均在第 7 天完全消失，与进口疫苗的安全性基本一致。对于肌内接种和皮内接种的不良反应发生率比较，有部分研究显示二者并无显著性差异，但也有研究显示皮内接种的不良反应发生率高于肌内接种，主要表现为局部红斑、疼痛和肿胀，但总体来讲反应较轻微。目前的研究表明，“2-1-1”程序与“5 针法”程序比较，不良反应发生率无显著性差异。

研究表明，孕妇接种狂犬病疫苗是安全的，并且不会对胎儿造成影响。对 202 名孕妇接种 Vero 细胞狂犬病疫苗的观察发现，孕妇的不良反应发生率与非孕妇无显著性差异，国内大量研究的结论与上述观点一致。

（六）暴露前及暴露后预防成本效益评价

国外对于暴露后预防成本效益的相关评价，由于研究地区的自然、社会和经济条件不同，得到的结论也不尽相同。Pannipa 关于泰国儿童暴露前预防与暴露后预防的成本比较发现，当犬咬伤率达到 2% ~ 30% 时，对于儿童采取暴露前免疫和暴露后免疫的预防成本一致，具体取决于应用何种暴露后程序。

美国的研究表明，当感染狂犬病的可能性大于 0.7% 时候，暴露后免疫是经济的。对于低风险区，避免 1 例发病的成本在 50 万 ~ 100 万美金之间，具体数额取决于风险程度。

Shim 在坦桑尼亚的研究显示，每伤残调整生命年（disability adjusted life year，DALY）医疗花费为 27 美元，政府花费为 32 美元。成本效益较低，但对于 1% 的真正暴露于狂犬病的人群来说，非常符合成本效益原则。

国内学者周世红通过建立暴露前及暴露后预防方案的狂犬病发病（死亡）及成本的决策树模型，进行成本效果分析和敏感性分析。在每 10 万人中，暴露前预防可避免 12 人发病，暴露后预防可避免 8 人发病，暴露前预防避免 1 例发病的成本为 273.34 万元，暴露后预防避免 1 例发病的成本为 19.60 万元，前者为后者的 14 倍。王传林等对暴露后 5 针程序和“2-1-1”程序进行经济成本分析，测算直接医疗成本、直接非医疗成本和间接成本，两种程序的就医成本分别为 694 元、482.2 元，每名患者节省超过 210 元，按每年暴露后接种疫苗 1400 万人计算，采用“2-1-1”程序，全国的就医总成本将节约 29.63 亿元。

五、被动免疫制剂

WHO 狂犬病专家咨询委员会建议，对于狂犬病毒Ⅲ级暴露者，应在接种疫苗的同时对伤口进行彻底清洗并在周围浸润注射被动免疫制剂，即人狂犬病免疫球蛋白或马源抗狂犬病血清，以阻止病毒进入神经组织从而获得快速保护作用。另外，对于免疫功能严重低下的暴露者，即使Ⅱ级暴露，也应联合应用被动免疫制剂。

（一）被动免疫制剂的种类

目前国际上狂犬病被动免疫制剂可分为马源免疫球蛋白（equine rabies immune globulin，ERIG）、马源纯化 $F(ab')_2$ 片段制品和人源免疫球蛋白（human rabies immune globulin，HRIG）三种，前两种在国内习惯上沿用“马抗狂犬病血清”的名称（equine rabies antiserum，ERA）。我国被批准上市的为马源纯化 $F(ab')_2$ 片段制品和 HRIG。依据现行《中国药典》标准，HRIG 产品效价标准为不低于 100 IU/ml，而 ERIG 产品效价标准为不低于 200 IU/ml。

HRIG 是采集经人用狂犬病疫苗免疫的人的血浆，采用低温乙醇蛋白分离或其他经批准的分离制造工艺获得的抗狂犬病免疫球蛋白（IgG）。马源纯化 $F(ab')_2$ 片段制品为采用不含人源成分的狂犬病毒抗原免疫马匹后采集血浆，采用硫酸铵盐析方法获得 ERIG，在 ERIG 基础上经胃蛋白酶水解切除 Fc 段保留完整的 $F(ab')_2$ 并高度纯化所得。ERIG 因其来源相对方便和经济，国内早期暴露后的被动免疫制剂以此产品为主。目前的马源制品均为胃蛋白酶水解制备的 $F(ab')_2$ 片段，并改进了纯化方法，以尽量提高制剂的比活性。国内外马抗狂犬病血清的总蛋白含量标准均为≤ 17 g/100 ml，国内产品的纯度往往在 10 g/100 ml 左右，其中 $F(ab')_2$ 片段含量不低于 60%，完整 IgG 的含量不高于 10%。国内 ERA 制品的总蛋白含量绝对值仍须进一步降低，以减少或减轻人体使用后可能引起的异源蛋白所致的不良反应（如血清病，过敏性休克等）；其另一个缺点是由于在人体内半衰期较短，因此所需注射剂量比 HRIG 高，增加了不良反应的风险。与此相对，HRIG 由于无异源蛋白反应风险，故不良反应率较低，但其缺点是需要不断从加强免疫的健康人群中获得，来源相对困难，价格昂贵。两者的优缺点比较见表 2 所示。

表 2　ERA 和 HRIG 的优缺点比较

比较项目	ERA	HRIG
医学伦理	无	存在
免疫用抗原要求	制备简单	制备要求高
来源限制	相对充足	来源受限
血源感染风险	无	潜在风险（如艾滋病，乙肝，丙肝等）
不良反应率	过敏反应，甚至血清病	几乎无
使用花费	低	高
人体半衰期	14 天	21 天

目前国内生产狂犬病被动免疫制剂的企业及其产品规格详见附表 2。随着狂犬病患者免疫球蛋白的供给量增加，患者经济负担将随之减少。

（二）被动免疫制剂的作用机制

抗狂犬病血清作为狂犬病毒的特异性被动免疫制剂，无需机体免疫应答过程就能够对狂犬病毒进行即时中和。其主要作用为在疫苗诱导机体产生有效抗体之前，在患者暴露部位立即提供所需的中和抗体，其作用迅速但短暂。而疫苗诱导产生抗体虽需 1 ~ 2 周的时间，但抗体可持续存在数年。从图 3 可以看出狂犬病疫苗暴露后免疫程序启动后分别在 0、3、7、14、28 天诱导产生的抗体滴度变化趋势（实折线），在第一针疫苗注射后至机体产生足量抗体（≥ 0.5 IU/ml）之前（主动免疫诱导的保护力空白区或称高风险感染期），被动免疫制剂可为该高风险时段提供免疫保护。在高风险感染期伤口周围浸润注射的被动免疫制剂可使伤口局部获得高浓度的中和抗体，阻断病毒在伤口中的扩散。值得注意的是，伤口周围浸润注射的中和抗体并不会令外周循环中的抗体水平明显增高（图 3 中虚折线），外周循环中的中和抗体水平增高主要依赖于疫苗注射后产生的主动免疫保护。因此，该阶段被动免疫制剂的浸润注射对疫苗所提供的主动免疫保护所产生的干扰并不严重，但首剂疫苗注射 7 天后，机体已产生较高水平的中和抗体，此时再注射被动免疫制剂已无意义。

（三）被动免疫制剂的保护效果

根据 WHO 狂犬病专家咨询委员会建议，原卫生部颁布的《狂犬病暴露预防处置工作规范（2009 年版）》以及狂犬病疫苗使用说明书等相应规定，Ⅲ级暴露即一处或多处皮肤出血性咬伤或被抓伤出血，或被不能确定健康状况的动物唾液污染黏膜，应按暴露后程序在彻底清洗伤口的基础上立即接种疫苗并注射 ERA 或 HRIG。ERA 按 40 IU/kg 给予，HRIG 按 20 IU/kg 给予，将被动免疫制剂尽可能多地在咬伤局部浸润注射，剩余部分肌内注射。对于艾滋病患者等免疫力低下人群，WHO 专家建议即使是Ⅱ级暴露也应联合使用被动免疫制剂。

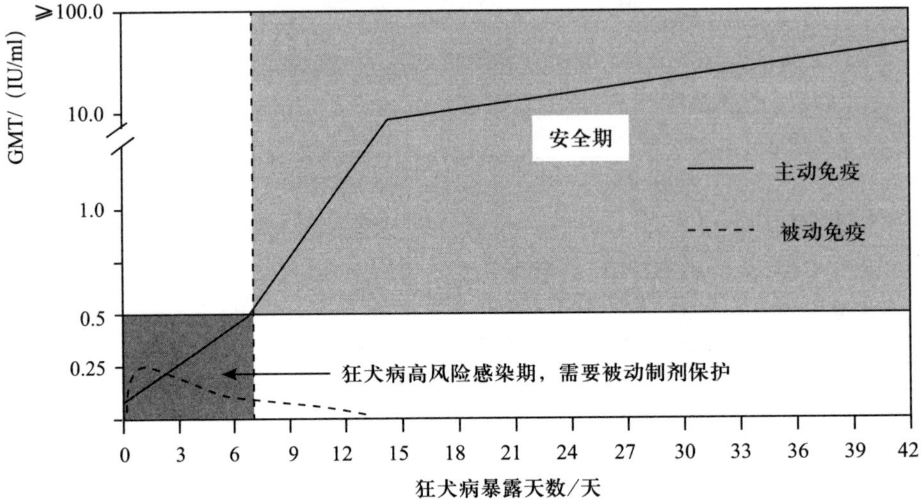

图 3 狂犬病免疫球蛋白的作用机制简图

被动免疫制剂的正确使用十分重要，基本原则是首先在受伤部位局部进行浸润注射，可直接中和刚进入体内的病毒，构建阻遏病毒从伤口向周边神经组织蔓延的第一道屏障。国内很多暴露后免疫失败病例，是因未联合使用被动免疫制剂或使用方法不当造成的。Khawplod 的研究指出，已单独使用疫苗，而未能及时使用被动免疫制剂的Ⅲ级暴露者，在 7 天内仍应考虑给予被动免疫制剂，其主要依据为在此期间内机体对疫苗的主动免疫保护尚未产生，而局部伤口的浸润注射对于使用疫苗后机体主动免疫产生的影响较小。

抗狂犬病被动免疫制剂的应用最早可追溯到 1891 年，当时即有报道采用疫苗免疫的人全血治疗被疯狼严重咬伤者。此后采用抗血清治疗暴露后病例的案例时有报道，但疗效无法肯定。WHO 狂犬病专家咨询委员会通过现场观察肯定了疫苗与被动免疫制剂的联合应用效果。1954 年在伊朗一起疯狼咬伤 18 人的事件中，5 人仅单用疫苗治疗，最终 3 人患狂犬病死亡；而暴露程度相似的另外 13 人采用疫苗联合抗血清治疗，最终仅 1 人患病死亡。伊朗一项为期 17 年的调查显示，单纯用狂犬病疫苗的 298 名重伤患者病死率为 25%，而在疫苗联合抗血清处置的 364 名重伤患者病死率仅为 5.3%。对感染狂犬病毒的动物模型的研究也发现，尽管均接种狂犬病疫苗，但是否联用抗狂犬病被动免疫制剂的保护效果存在显著性差异。

我国已有多起关于疫苗与被动免疫制剂联合应用效果自然对照的报告。1981 年和 1982 年先后报告两起狂犬病动物伤多人事件，暴露者共 58 人，重伤者中单纯应用疫苗的 3 人均发病死亡，而及时采用疫苗联合马抗狂犬病血清治疗的 26 人均存活。2004 年，江西省景德镇一狂犬咬伤 29 人，其中Ⅲ级暴露

12 人，1 人未接种疫苗和抗血清发病死亡，而另外 11 人采用疫苗和被动免疫制剂联合处置后全部存活。2010 年报告的一起狂犬咬伤多人面部事件中，单纯采用疫苗治疗的暴露者发病死亡，而其余暴露者采用联合被动免疫制剂治疗后均存活。

由此可见，在疫苗初次免疫接种后的有效中和抗体产生前的窗口期，采用被动免疫制剂联合治疗至关重要，Ⅲ级暴露者尤甚。

（四）被动免疫制剂的安全性

最早上市的抗狂犬病被动免疫制剂为马抗狂犬病血清，因血清病发生率高达 40%，美国于 1965 年停止了该抗血清的使用。目前应用的马抗狂犬病血清为利用胃蛋白酶切除 ERIG 免疫球蛋白 Fc 段，通过纯化提高制剂中 $F(ab')_2$ 纯度并降低其他血清蛋白成分及过敏物质含量的纯化制剂。部分马抗狂犬病血清制剂有引起血清病的风险，取决于其总蛋白质含量。一项对使用者的研究发现，ERIG 制剂血清病的发生率从 0.82% 至 6.19% 不等。与 ERIG 相比，纯化的 $F(ab')_2$ 制剂血清病发生率大幅降低，且大部分为轻症病例。尽管 $F(ab')_2$ 制剂安全性较好，但由于无法完全除去异性蛋白，仍不能排除引起个别敏感者出现不良反应的风险。

与马抗狂犬病血清相比，狂犬病患者免疫球蛋白（HRIG）则不存在因异源蛋白等因素而导致过敏的风险，不良反应发生率相对更低。其存在的另一个问题就是因其来源于人，理论上具有传播血源性病原体的潜在风险。因此在 HRIG 制品的生产工艺中除采用低温乙醇法外还增加了严格的病毒灭活（去除）工艺。国内大量的实验和资料证实，目前国内外上市的 HRIG 具有很高的安全性。

（五）经济成本与研究进展

对 HRIG 的经济学研究很少。由于诱导免疫的疫苗成本、人体免疫应答的时间成本以及免疫供血员的人力成本等因素，HRIG 的生产成本非常高。加之 HRIG 要求血清抗体滴度不低于 10 IU/ml，对其产量造成限制，故 HRIG 的价格较为昂贵。马抗狂犬病血清生产成本相对低廉，价格一般为 HRIG 的十分之一，对于发展中国家，ERIG 不失为一种安全、有效的产品。但基于综合因素考虑，美国免疫实施咨询委员会（ACIP）仍优先推荐 HRIG。

鉴于上述被动免疫制剂供应量有限，价格偏高，且存在血清病类过敏反应和血源传播疾病的潜在风险，目前，狂犬病治疗性单克隆抗体研究已取得较大进展。如 2005 年 Bakker 小组获得高亲和活性的人源化单抗 -McABCR57。Lina Sun 等也已成功研发多株具有中和活性的人源化狂犬病治疗性单抗。依据 WHO 建议，抗狂犬病单克隆抗体制剂应将针对病毒不同抗原位点的多株单抗组合成“鸡尾酒式”组合制剂，以保证单抗制剂对不同病毒株或病毒的不同基因型的有效性。但上述人源化治疗性单克隆抗体离正式商品化尚有一定距离。

六、人间狂犬病的预防建议

（一）暴露前预防

1. 基础免疫

所有持续、频繁暴露于狂犬病毒危险环境下的个体均推荐进行暴露前预防性狂犬病疫苗接种，如接触狂犬病毒的实验室工作人员、可能涉及狂犬病患者管理的医护人员、狂犬病患者的密切接触者、兽医、动物驯养师以及经常接触动物的农学院学生等。此外，建议到高危地区旅游的游客、居住在狂犬病流行地区的儿童或到狂犬病高发地区旅游的儿童进行暴露前免疫。

免疫程序：第 0 天、第 7 天和第 21 天（或第 28 天）分别接种 1 剂，共接种 3 剂。

接种途径、部位和剂量：肌内注射。2 岁及以上儿童和成人于上臂三角肌注射；2 岁以下儿童于大腿前外侧肌注射。禁止在臀部肌内注射。每剂 0.5 ml 或 1.0 ml（具体参照产品规格或产品说明书）。

2. 加强免疫

如出于暴露前预防的目的，则已接受全程基础免疫者无需定期进行加强免疫。定期加强免疫仅推荐用于因职业原因存在持续、频繁或较高的狂犬病毒暴露风险者（如接触狂犬病毒的实验室工作人员和兽医）。

免疫程序：接触狂犬病毒的实验室人员每 6 个月监测一次血清中和抗体水平；兽医、动物疫控部门等每 2 年监测一次血清中和抗体水平。当血清中和抗体水平<0.5 IU/ml 时需加强接种 1 剂。

接种途径、部位和剂量：肌内注射。2 岁及以上儿童和成人于上臂三角肌注射；2 岁以下儿童可在大腿前外侧肌注射。每剂 0.5 ml 或 1.0 ml（具体参照产品规格或产品说明书）。

3. 使用禁忌

对于暴露前预防，对疫苗中任何成分曾有严重过敏史者应视为接种同种疫苗的禁忌证。妊娠、患急性发热性疾病，急性疾病、慢性疾病的活动期，使用类固醇和免疫抑制剂者可酌情推迟暴露前免疫。免疫缺陷者不建议进行暴露前免疫，如处在狂犬病高暴露风险中，亦可进行暴露前免疫，但完成免疫接种程序后需进行中和抗体检测。对一种品牌疫苗过敏者，可更换另一种品牌疫苗继续原有免疫程序。

（二）暴露后预防

1. 暴露的定义与分级

狂犬病暴露是指被狂犬、疑似狂犬或者不能确定是否患有狂犬病的宿主动物咬伤、抓伤、舔舐黏膜或者破损皮肤处，或者开放性伤口、黏膜直接接触可能含有狂犬病毒的唾液或者组织。此外，罕见情况下，可以通过器官移植或吸入气溶胶而感染狂犬病毒。

按照暴露性质和严重程度将狂犬病暴露分为三级：

Ⅰ级暴露：符合以下情况之一者：

（1）接触或喂养动物；

（2）完好的皮肤被舔；

（3）完好的皮肤接触狂犬病动物或人狂犬病病例的分泌物或排泄物。

Ⅱ级暴露：符合以下情况之一者：

（1）裸露的皮肤被轻咬；

（2）无出血的轻微抓伤或擦伤。

首先用肉眼仔细观察暴露处皮肤有无破损；当肉眼难以判断时，可用酒精擦拭暴露处，如有疼痛感，则表明皮肤存在破损（此法仅适于致伤当时测试使用）。

Ⅲ级暴露：符合以下情况之一者：

（1）单处或多处贯穿皮肤的咬伤或抓伤（“贯穿”表示至少已伤及真皮层和血管，临床表现为肉眼可见出血或皮下组织）；

（2）破损皮肤被舔舐（应注意皮肤皲裂、抓挠等各种原因导致的微小皮肤破损）；

（3）黏膜被动物唾液污染（如被舔舐）；

（4）暴露于蝙蝠（当人与蝙蝠之间发生接触时应考虑进行暴露后预防，除非暴露者排除咬伤、抓伤或黏膜的暴露）。

2. 暴露后处置

2.1　暴露后预防处置的内容包括：

①尽早进行伤口局部处理；

②尽早进行狂犬病疫苗接种；

③需要时，尽早使用狂犬病被动免疫制剂（狂犬病患者免疫球蛋白、抗狂犬病血清）。

2.2　判定暴露级别后，应根据需要尽早进行伤口处理；在告知暴露者狂犬病危害及应当采取的处置措施并获得知情同意后，采取相应处置措施（详见表 3）。

表 3 狂犬病暴露后免疫预防处置

暴露类型	接触方式	暴露程度	暴露后免疫预防处置
Ⅰ	符合以下情况之一者： 1. 接触或喂养动物[a, b]； 2. 完整皮肤被舔舐； 3. 完好的皮肤接触狂犬病动物或人狂犬病病例的分泌物或排泄物	无	确认接触方式可靠则不需处置
Ⅱ	符合以下情况之一者： 1. 裸露的皮肤被轻咬； 2. 无出血的轻微抓伤或擦伤	轻度	1. 处理伤口； 2. 接种狂犬病疫苗
Ⅲ	符合以下情况之一者： 1. 单处或多处贯穿皮肤的咬伤或抓伤[c]； 2. 破损的皮肤被舔舐； 3. 开放性伤口或黏膜被唾液污染（如被舔舐）； 4. 暴露于蝙蝠[d]	严重	1. 处理伤口； 2. 注射狂犬病被动免疫制剂（抗狂犬病血清/狂犬病患者免疫球蛋白）； 3. 注射狂犬病疫苗[e]

注：a. 暴露于啮齿类动物、家兔或野兔时通常无需接受狂犬病暴露后免疫预防。

b. 禽类、鱼类、昆虫、蜥蜴、龟和蛇不会感染和传播狂犬病。

（美国 CDC 明确指出：所有的哺乳动物都可患狂犬病。禽类、鱼类、昆虫、蜥蜴、龟和蛇不属于哺乳动物，不会感染和传播狂犬病。）

c. 发生在头、面、颈部、手部和外生殖器的咬伤属于Ⅲ级暴露。（WHO 推荐：由于头、面、颈、手和外生殖器部位神经丰富，建议这些部位的暴露属于Ⅲ级暴露。）

d. 暴露于蝙蝠属于Ⅲ级暴露。

e. 暴露后预防处置应立即开始。如果伤人动物在 10 日观察期内保持健康，或经可靠的实验室使用恰当诊断技术证明该动物未患狂犬病，则可以终止免疫接种。

WHO 及美国 CDC 均推荐 10 日观察法，但也同时明确指出：① 10 日观察法仅限于家养的犬、猫和雪貂，且伤人动物需有 2 次明确记载有效的狂犬病疫苗免疫接种史；② 10 日观察法要考虑众多因素，如：暴露地区的动物狂犬病流行病学、伤口类型、暴露严重程度、伤人动物的临床表现及其免疫接种状况、伤人动物进行隔离观察的可能性以及实验室诊断的可获及性等。③暴露后预防处置应立即开始，如有可能，应对可疑动物进行识别，隔离观察（外观健康的犬或猫）或安乐死后进行实验室检测，在等待实验室结果或观察期内，应继续进行疫苗的暴露后预防接种。如实验室检测阳性，应立即进行回顾性风险评估以确定所有可能暴露人群，并应给予其暴露后预防程序。如可疑动物无法进行实验室检测或观察，则应给予全程暴露后预防，如果动物经适当的实验室检测证实未感染狂犬病，则暴露后预防可以终止。当健康且接受过正确的疫苗接种（至少两次有效的狂犬病疫苗接种记录）的家养犬、猫或雪貂伤人时，如易于进行 10 日观察，尤其是当伤者在过去的 3 个月内曾经接受过暴露前预防免疫或暴露后预防免疫治疗时，在确保给予伤者恰当的伤口处理前提下，可推迟加强免疫接种。

①判定为Ⅰ级暴露者，无需进行处置；

②判定为Ⅱ级暴露者，应立即处理伤口，并按相关规定进行狂犬病疫苗接种（参见下文疫苗接种及再次暴露后处置中疫苗接种的内容）；

③判定为Ⅲ级暴露者，应立即处理伤口，并按照相关规定使用狂犬病被动免疫制剂，并接种狂犬病疫苗（参见下文疫苗接种、再次暴露后处置中疫苗接种及被动免疫制剂的内容）。

（1）伤口的外科处置

暴露后处置有两个主要目标，一是预防狂犬病的发生，二是预防伤口发生继发细菌感染，促进伤口愈合和功能恢复。对于Ⅱ级和Ⅲ级暴露，彻底的伤口处理是非常重要的。伤口处理包括对伤口内部进行彻底的冲洗、消毒以及后续的外科处置，这对于预防狂犬病发生、避免继发细菌感染具有重要意义。

伤口处理包括对每处伤口进行彻底的冲洗、消毒以及后续的外科处置。局部伤口处理越早越好。如清洗或消毒时疼痛剧烈，可先给予局部麻醉。

①伤口冲洗：用肥皂水（或其他弱碱性清洗剂）和一定压力的流动清水交替清洗咬伤和抓伤的每处伤口至少 15 分钟。如条件允许，建议使用狂犬病专业清洗设备和专用清洗剂对伤口内部进行冲洗。最后用生理盐水冲洗伤口以避免肥皂液或其他清洗剂残留。

②消毒处理：彻底冲洗后用稀碘伏（0.025% ~ 0.05%）、苯扎氯铵（0.005% ~ 0.01%）或其他具有病毒灭活效力的皮肤黏膜消毒剂消毒涂擦或消毒伤口内部。

③外科处置：在伤口清洗、消毒，并根据需要使用狂犬病被动免疫制剂至少两小时后，根据情况进行后续外科处置。外科处置要考虑致伤动物种类、部位、伤口类型、伤者基础健康状况等诸多因素。

与普通创伤伤口相比，动物致伤伤口具有病情复杂、软组织损伤严重、并发症多、细菌感染率高等特点，目前尚无统一的外科处置规范。且动物咬伤涉及骨科、耳鼻咽喉科、眼科、整形外科、普通外科、泌尿外科等多个临床专业，各专业在开放伤口处置上均有各自的原则或规范。因此，严重、复杂的动物咬伤伤口的后续外科处置，最好由专科医生或在专科医生协助下完成。

A. 外科清创术：所有严重的咬伤伤口（如：撕裂伤、贯通伤、穿刺伤等）均需进行彻底的外科清创术。术前要根据伤口部位、手术大小及方式等选择合适的麻醉方式（如局部麻醉、区域麻醉、复合麻醉或全身麻醉），手术按照标准的外伤清创术原则进行。

B. 组织修复：咬伤所导致的重要器官、组织（如：神经、肌腱、骨、关节、血管等）损伤，应根据受损器官组织的具体情况（如受损程度、感染可能性、修复难度等）、相应专科的处置原则，选择进行Ⅰ期修复、Ⅱ期修复或延期修复。

C. 伤口关闭及抗生素使用：伤口是否进行Ⅰ期闭合以及是否预防性使用抗生素要考虑众多因素，如：就诊时间、伤口严重程度、伤口部位、致伤动物、伤口类型、伤者基础健康状况（如年龄和基础疾病：糖尿病、免疫功能受损、长期使用免疫抑制剂、激素等）以及医生对动物咬伤伤口处置的经验等。上述因素均可影响伤口继发细菌感染的风险。

暴露于犬、啮齿类动物，以及位于头面部、口腔黏膜的浅表、清洁、新鲜伤口属于继发感染的低危因素。而暴露于猫、灵长类、猪等动物；位于手、足、胫前、关节部位的穿刺伤、贯通伤、大面积撕裂伤、大面积皮肤软组织缺损伤口；老年患者或合并糖尿病、外周血管病、应用激素及免疫抑制剂、免疫性疾病、营养不良、放化疗等基础疾病等均属继发细菌感染的高危因素。存在感染高危因素者尽量避免Ⅰ期缝合，可用透气性敷料覆盖创面，3～5天后根据伤口情况决定是否进行延期缝合或Ⅱ期缝合，必要时可以预防性使用抗生素。

早期许多文献建议对伤者常规预防性使用抗生素。近些年的文献报道显示，预防伤口感染的关键在于尽早进行彻底的伤口清洗、清创及伤口闭合或覆盖。及时正确的伤口处理可显著降低咬伤伤口的细菌感染率。文献研究提示，对于细菌感染低危者，在对伤口进行彻底清洗、消毒和清创后，与Ⅱ期、延期闭合伤口或伤口保持开放相比，Ⅰ期闭合伤口并不增加伤口的感染率，且缩短了伤口愈合时间，愈合后瘢痕更小。也有许多研究显示，常规预防性使用抗生素并未令咬伤患者受益。

不推荐对所有的Ⅲ级咬伤病例预防性使用抗生素，对存在感染高危因素或已出现伤口感染的病例可预防性或治疗性使用抗生素。抗生素最好根据伤口分泌物的细菌培养及药物敏感试验结果选择，推荐使用含有β-内酰胺酶抑制剂的β-内酰胺类抗生素、头孢洛林酯和第四代喹诺酮类抗生素。

D. 存在感染高风险因素者，伤口内应放置引流条或引流管，以利于伤口污染物及分泌物的排出。伤口较大时，为避免继发感染，可用透气性敷料覆盖创面。如必须缝合，应采取松散稀疏的缝合方式，以便于继续引流。

如果就诊时伤口已缝合，原则上不主张拆除。若缝合前未浸润注射被动免疫制剂，仍应在伤口周围浸润注射被动免疫制剂。

存在感染高风险因素者，应根据伤口状况、伤者基础免疫情况（破伤风类毒素）、距离最后接种时间等，酌情进行抗破伤风免疫预防处置。

（2）疫苗接种

①应用人群

Ⅱ级和Ⅲ级暴露者。

②接种程序

5针法程序：第0、3、7、14和28天各接种1剂，共接种5剂；

“2-1-1”程序：第0天接种2剂（左右上臂三角肌各接种1剂），第7天和第21天各接种1剂，共接种4剂（此程序只适用于我国已批准可以使用“2-1-1”程序的狂犬病疫苗产品）。

③接种途径、部位和剂量

肌内注射。2岁及以上儿童和成人在上臂三角肌注射；2岁以下儿童可在大腿前外侧肌注射。

每剂0.5 ml或1.0 ml（具体参照产品规格或产品说明书）。

④使用禁忌

狂犬病为致死性疾病，暴露后狂犬病疫苗使用无任何禁忌，但接种前应充分询问受种者个体基本情况（如有无严重过敏史、其他严重疾病等）。即使存在不适合接种疫苗的情况，也应在严密监护下接种疫苗。如受种者对某一品牌疫苗的成分有明确过敏史，应更换无该成分的疫苗品种。

⑤接种延迟

狂犬病疫苗接种应当按时完成全程免疫，按照程序正确接种对机体产生抗狂犬病的免疫力非常关键，如某一针次延迟一天或数天注射，其后续针次接种时间按原免疫程序的时间间隔相应顺延。

⑥疫苗品牌更换

尽量使用同一品牌狂犬病疫苗完成全程接种。若无法实现，可使用不同品牌的合格狂犬病疫苗继续按原程序完成全程接种，原则上不建议就诊者携带狂犬病疫苗至异地注射。

（3）被动免疫制剂注射

狂犬病被动免疫制剂的作用机制是在主动免疫诱导的保护力空白区，通过在暴露部位即刻提供所需的中和抗体，中和伤口处理时残留在伤口内部的病毒，发挥快速保护效果。所有首次暴露的Ⅲ级暴露者，以及患有严重免疫缺陷、长期大量使用免疫抑制剂、头面部暴露的Ⅱ级暴露者均应使用狂犬病被动免疫制剂。被动免疫制剂应尽早使用，最好在伤口清洗完成后立刻开始。如未能及时注射，在第一剂狂犬病疫苗接种后的7天内均可使用。7天后疫苗引起的主动免疫应答反应已经出现，此时再使用被动免疫制剂意义不大。

狂犬病被动免疫制剂应严格按照体重计算剂量，一次性足量使用。HRIG

按照每公斤体重 20 IU/kg，ERA 按照每公斤体重 40 IU/kg 计算。如所用总剂量不足以浸润注射全部伤口，可用生理盐水适当稀释。ERA 注射前必须严格按照产品说明书进行过敏试验。

如果解剖结构允许（但应避免因注射引起骨筋膜室综合征），应当按照计算剂量，仔细地将狂犬病被动免疫制剂全部浸润注射到伤口周围，所有伤口无论大小均应进行浸润注射，当全部伤口进行浸润注射后尚有剩余时，应将其注射到远离疫苗注射部位的肌肉（建议腰部以上注射到伤口同侧的后背肌群，腰部以下注射到伤口同侧的大腿中段外侧肌群）。不得把狂犬病被动免疫制剂和狂犬病疫苗注射在同一部位；禁止用同一注射器注射狂犬病疫苗和狂犬病被动免疫制剂。

对于黏膜暴露者，可将狂犬病被动免疫制剂滴 / 涂在黏膜上。如果解剖学结构允许，也可进行局部浸润注射。剩余狂犬病被动免疫制剂参照前述方法进行肌内注射。

3. 再次暴露后的处置

（1）伤口处理

任何一次暴露后均应及时进行规范的伤口处理（参见上文伤口的外科处置内容）。

（2）疫苗接种

对于再次暴露后狂犬病疫苗接种程序争议较大。2010 年 WHO 立场性文件建议：如能证实暴露者曾接受过暴露前或暴露后全程免疫，则在第 0 天和第 3 天各肌内接种 1 剂狂犬病疫苗，共接种 2 剂。该方案也同样适用于接种过狂犬病疫苗，且狂犬病毒中和抗体滴度≥ 0.5 IU/ml 者。2013 年 WHO 更新的《狂犬病专家磋商会（第二版报告）》中建议：对于曾接受过全程暴露前或暴露后预防接种者，在接种完成 3 个月内发生暴露或再暴露，如致伤动物健康且已被免疫，并能进行 10 日观察，则在确保给予正确伤口处理的前提下，可推迟加强免疫。使用神经组织疫苗等效力不确定的疫苗受种者，未接受过全程暴露前或暴露后预防接种者，以及Ⅲ级暴露者（无论是否曾接受过全程免疫），均应再次接受全程暴露后免疫和被动免疫制剂注射。

因此，结合 WHO 两个文件，本指南建议：1）对于曾经接受过疫苗全程接种者，如 3 个月内再次暴露，在符合 2013 年 WHO 报告中提及的各项条件时，可推迟加强免疫；2）超过 3 个月以上再次暴露者，需第 0 天和第 3 天各接种 1 剂疫苗；3）若使用了效力不确定的疫苗、之前未全程接种或暴露严重的Ⅲ级暴露者，在再次暴露后则需全程进行疫苗接种。

此外，也可采用我国《狂犬病暴露预防处置工作规范（2009 年版）》和现行《中国药典》中的建议。

（3）被动免疫制剂

按暴露前或暴露后程序完成了全程狂犬病疫苗接种者，以后均无需使用被动免疫制剂。

4. 不良反应的临床处置

（1）人用狂犬病疫苗

①常见不良反应：

A. 局部反应：接种疫苗后 24 小时内，注射部位可出现红肿、疼痛、发痒，一般不需处理即可自行缓解。

B. 全身性反应可有轻度发热、无力、头痛、眩晕、关节痛、肌肉痛、呕吐、腹痛等，一般不需处理即可自行消退。

②罕见不良反应：

A. 中度以上发热反应：可先采用物理降温方法，必要时可以使用解热镇痛剂。

B. 过敏性皮疹：接种疫苗后 72 小时内出现荨麻疹，出现反应时，应及时就诊，给予抗过敏治疗。

③极罕见不良反应：

A. 过敏性休克：一般在注射疫苗后数分钟至数十分钟内发生。患者突然出现典型休克表现，如：出汗、面色苍白、脉速而弱，四肢湿冷、发绀，烦躁不安、意识不清或完全丧失，血压迅速下降乃至测不出，脉搏消失，甚至导致心跳停止；在休克出现之前或同时，可伴有一些过敏相关的症状，如：皮肤潮红、瘙痒，继而出现广泛的荨麻疹和（或）血管神经性水肿；还可出现喷嚏、水样鼻涕、声音嘶哑等；发生喉头水肿和（或）支气管痉挛时，可出现咽喉堵塞感、胸闷、气急、喘鸣、憋气、发绀等；其他较常见的症状还可能有刺激性咳嗽、连续打喷嚏、恶心、呕吐、腹痛、腹泻，严重者可出现大小便失禁。

由于死亡可发生于几分钟内，因此迅速处理十分重要。开始治疗的关键是维持呼吸道通畅和保持有效血液循环，尤其强调肾上腺素的紧急使用。

a. 患者斜卧，双脚抬高，确保气道开放，给氧。如果出现威胁生命的气道阻塞，立即进行气管插管。

b. 肾上腺素 1∶1000（0.01 mg/kg），0.01 ~ 0.3 mg/kg（$<$ 12 岁单次最大剂量为 0.3 mg，$\geqslant$ 12 岁单次最大剂量为 0.5 mg）肌内注射，如果需要可每 15 分钟重复一次。

c. 如果出现低血压或对起始的肾上腺素剂量无反应，静脉给入 0.1 mg/ml 肾上腺素 0.01 mg/kg；静脉给入生理盐水 20 ml/kg；如果低血压持续存在，予肾上腺素 2 ~ 4 μg/（kg · min）或多巴胺 2 ~ 10 μg/（kg · min）持续静脉滴注以维持血压。

d. 甲泼尼龙 1 ~ 2 mg/kg 静脉注射，最大量 125 mg，每 4 ~ 6 小时一次，或泼尼松 1 ~ 2 mg/kg 口服，最大量 80 mg。

e. 监测生命指征，因有些患儿呈双向性表现形式，因此应观察至少 8 ~ 12 小时，如为严重反应或有哮喘病史，则应观察至少 24 小时。临床表现严重者需住院治疗。

B. 过敏性紫癜：出现过敏性紫癜时应及时就诊。

a. 一般治疗：急性期卧床休息。要注意出入液量、营养及保持电解质平衡。有消化道出血者，如腹痛不重，仅便潜血阳性者，可用流食。如有明显感染，应给予有效抗生素。注意寻找和避免接触过敏原。

b. 对症治疗：有荨麻疹或血管神经源性水肿时，应用抗组胺药物和钙剂；近年来又提出用 H_2 受体阻滞剂西咪替丁 20 ~ 40 mg/（kg · d），分 2 次加入葡萄糖溶液中静脉滴注，1 ~ 2 周后改为口服，15 ~ 20 mg/（kg · d），分三次服用，继续应用 1 ~ 2 周。有腹痛时应用解痉挛药物，消化道出血时应禁食。

c. 抗血小板凝集药物：阿司匹林 3 ~ 5 mg/（kg · d）或 25 ~ 50 mg/（kg · d），每日一次口服；双嘧达莫 3 ~ 5 mg/（kg · d），分次服用。

d. 抗凝治疗：本病可有纤维蛋白原沉积、血小板沉积及血管内凝血的表现，故近年来有使用肝素的报道，剂量为肝素 120 ~ 150 U/kg 加入 10% 葡萄糖溶液 100 ml 中静脉滴注，每日 1 次，连续 5 天，或肝素钙 10 单位 /（千克 · 次），皮下注射，每日 2 次，连续 7 天。也有推荐使用尿激酶 2500 U/kg。

e. 肾上腺皮质激素：单独皮肤或关节病变时，无须使用肾上腺皮质激素。以下几种情况是使用激素的指征：

有严重消化道病变，如消化道出血时，可服泼尼松 1 ~ 2 mg/（kg · d），分次口服，或用地塞米松、甲泼尼龙静脉滴注，症状缓解后即可停用；

表现为肾病综合征者，可用泼尼松 1 ~ 2 mg/（kg · d），不短于 8 周；

急进性肾炎可用甲泼尼龙冲击治疗，剂量同狼疮性肾炎。激素治疗无效者，可加用环磷酰胺等免疫抑制剂；

有肾衰竭时，可采用血浆置换及透析治疗；

其他：反应严重的病例可用大剂量丙种球蛋白冲击治疗，剂量为 400 mg/（kg · d），静脉滴注，连用 2 ~ 3 天。对急进性肾小球肾炎可进行血浆置换疗法。

C. 血管神经性水肿：可应用抗组胺药物治疗，必要时可联合使用糖皮质激素类药物（如甲泼尼龙琥珀酸钠）给予抗过敏治疗。

（2）抗狂犬病血清

①抗狂犬病血清的局部和全身不良反应与狂犬病疫苗相似，发生率分别约为 12.5% 和 1.05%，一般不需处理即可自行缓解。

②过敏性休克。治疗与狂犬疫苗引起的过敏性休克的治疗相同。

③血清病：发生率约1%～3%，主要症状为荨麻疹、发热、淋巴结大、局部水肿，偶有蛋白尿、呕吐、关节痛，注射部位可出现红斑、瘙痒及水肿，一般在注射后7～14天发病，称为延缓型；亦有在注射后2～4天发病者，称为加速型。治疗主要是对症处理和抗组胺药物治疗，必要时可联合使用糖皮质激素类药物（如甲泼尼龙琥珀酸钠）和钙剂给予抗过敏治疗。一般数天至十余天可痊愈。

（3）狂犬病患者免疫球蛋白

一般无不良反应，少数患者在注射后出现局部红肿、疼痛，一般不需处理即可自行缓解。极罕见有血管神经性水肿、皮疹及过敏性休克者，治疗与狂犬病疫苗引起的过敏性休克的治疗相同。

5. 狂犬病暴露预防处置服务实施

（1）门诊配置

对于需要进行狂犬病暴露预防处置的对象建议前往获得当地卫生行政部门资质认证的暴露预防处置门诊或当地卫生行政部门指定并向大众公布的、具备疫苗接种资质的接种点接受暴露预防处置。建议狂犬病暴露预防处置门诊悬挂专用标志，消毒设备需齐全，尽量设置“注射室”“处置室”“候诊区”“观察区”等区域，并配备冰箱、伤口冲洗设备、抢救药品和体检设备等。门诊工作人员建议配备具有一定外伤处置工作经验的医务人员，并在上岗前经过相关知识培训并考核认证。

（2）管理制度

1）卫生宣传制度：建议暴露处置门诊内悬挂狂犬病防治知识的宣传图画，张贴或悬挂狂犬病免疫接种程序等相关信息。

2）登记报告制度：建议暴露处置门诊应建立预防接种卡和登记簿，做好门诊登记，并及时上报各种报表。

3）知情同意制度：建议门诊医生应向暴露者介绍狂犬病暴露预防处置流程，说明常见的接种反应以及其他的注意事项。无论暴露者是否接受注射疫苗和（或）被动免疫制剂，均须暴露者本人或其家属签字。

（3）生物制品

建议狂犬病暴露处置门诊应建立真实、完整的购进、分发、供应狂犬病疫苗及其被动免疫制剂的记录，包括通用名称、生产企业、剂型、规格、批号、有效期、批准文号、（购销、分发）单位、数量、价格、（购销、分发）日期、产品包装以及外观质量、储存温度、运输条件、批签发合格证明编号或者合格证明、验收结论、验收人签名等。

狂犬病疫苗和抗狂犬病血清／狂犬病患者免疫球蛋白应储存于2～8℃专用冰箱内，建议上、下午各进行一次温度记录，发现设备问题及时维修，确保疫苗质量；疫苗带出时应置冷藏包装内。在领取和使用过程中，建议做好疫苗领用登记记录，每次门诊日接种工作结束，对疫苗的数量进行核点。

（4）疫苗不良反应监测

建议各级疾控部门和接种单位做好狂犬病疫苗的不良反应监测工作，一旦出现不良反应或事件应及时启动疑似预防接种异常反应（adverse event following immunization，AEFI）监测工作，并按照《全国疑似预防接种异常反应监测方案要求》，开展监测报告、调查诊断、处置等工作。建议接种单位在由于疫苗接种出现疑似不良反应后，需尽快报告属地疾控部门，流程如下：

①在获知受种者发生异常反应后 24 小时内上报 AEFI 报告卡。

②除明确诊断的一般反应外的 AEFI 均要求在上报后 48 小时内展开调查，并在调查开始后 3 日内上报个案调查表。

③报告内容应明确包括主要临床经过，尤其是接种与症状发生的时间间隔，同时收集相关临床资料、预防接种资料等。

④发现怀疑与接种相关的死亡、严重残疾、群体性疑似预防接种异常反应、对社会有重大影响的 AEFI 时，应当在发现后 2 小时内上报。

⑤ AEFI 报告卡和个案调查表完成后应上报属地疾控部门，并电话通知疾控主管部门。

属地疾控部门接到 AEFI 报告后，建议当地立即组织专业人员进行调查分析，尽快给出初步结论并撰写调查报告。对结论出现异议时，需上报接种单位所在地的市级医学会进行鉴定，做出最终结论。在判定是否为预防接种异常反应时，以下情形不属于预防接种异常反应：

A. 因疫苗本身特性引起的接种后一般反应；

B. 因疫苗质量不合格给受种者造成的损害；

C. 因接种单位违反预防接种工作规范、免疫程序、疫苗使用指导原则，接种方案给受种者造成的损害；

D. 受种者在接种时正处于某种疾病的潜伏期或者前驱期，接种后偶合发病；

E. 受种者有疫苗说明书规定的接种禁忌，在接种前受种者或者其监护人未如实提供受种者的健康状况和接种禁忌等情况，接种后受种者原有疾病急性复发或者病情加重；

⑥因心理因素发生的个体或者群体的心因性反应。

处理 AEFI 病例时，建议接种单位要搜集并整理好患者临床就诊的各种资料，同时备好狂犬病疫苗接种的相关资料，以备上级组织的 AEFI 调查诊断专家组使用。需要注意的是，临床医疗和接种单位任何个人均不具备做出 AEFI

诊断的资格。

（5）被动免疫制剂不良反应监测

建议接种单位做好狂犬病被动免疫制剂的不良反应报告工作，当获知或者发现可能与之相关的不良反应，应当通过国家药品不良反应监测信息网络报告；不具备在线报告条件的，应当通过纸质报表报所在地药品不良反应监测机构，由所在地药品不良反应监测机构代为在线报告。接种单位若发现或者获知新的、严重的药品不良反应，应当在 15 日内报告，其中死亡病例须立即报告；其他药品不良反应应在 30 日内报告。有随访信息的，建议及时报告。建议报告内容应当确保真实、完整、准确，同时建立并保存不良反应报告和监测档案。

其中，新的药品不良反应是指药品说明书中未载明的不良反应。说明书中已有描述，但不良反应发生的性质、程度、后果或者频率与说明书描述不一致或者更严重的，按照新的药品不良反应处理。严重药品不良反应包括以下 6 种情形：导致死亡；危及生命；致癌、致畸、致出生缺陷；导致显著的或者永久的人体伤残或者器官功能的损伤；导致住院或者住院时间延长；导致其他重要医学事件，如不进行治疗可能出现上述所列情况的。

附表 1

国内批准上市的人用狂犬病疫苗类型与规格

（截至 2015 年 12 月 10 日）

疫苗名称	生产企业	细胞基质	规格	剂型	有效期
Vero 细胞纯化疫苗	辽宁成大生物股份有限公司	Vero 细胞	0.5 ml	液体、冻干	水剂 18 个月；冻干 36 个月
	辽宁依生生物制药有限公司	Vero 细胞	0.5 ml	冻干	36 个月
	广州诺诚生物制品股份有限公司	Vero 细胞	1.0 ml	冻干	48 个月
	长春长生生物科技股份有限公司	Vero 细胞	0.5 ml	冻干	24 个月
	宁波荣安生物药业有限公司	Vero 细胞	1.0 ml	冻干	36 个月
	吉林迈丰生物药业有限公司	Vero 细胞	1.0 ml	液体	12 个月
	武汉生物制品研究所有限责任公司	Vero 细胞	0.5 ml	冻干	12 个月
人二倍体细胞疫苗	成都康华生物制品有限公司	人二倍体细胞	1.0 ml	冻干	24 个月

续表

疫苗名称	生产企业	细胞基质	规格	剂型	有效期
地鼠肾原代细胞纯化疫苗	大连汉信生物制药有限公司	地鼠肾细胞	1.0 ml	液体	12 个月
	中科生物制药股份有限公司	地鼠肾细胞	1.0 ml	液体	12 个月
	兰州生物制品研究所有限责任公司	地鼠肾细胞	0.5 ml	冻干	12 个月
	吉林亚泰生物药业股份有限公司	地鼠肾细胞	1.0 ml	液体	12 个月
	河南远大生物制药有限公司	地鼠肾细胞	1.0 ml	液体	18 个月
原代鸡胚细胞纯化疫苗	Chiron Behring Vaccines Private Ltd.	鸡胚成纤维细胞	1.0 ml	冻干	48 个月

备注：1. 数据来源为国家食品药品监督管理局网站（www.nmpa.gov.cn），中国食品药品检定研究院网站（www.nifdc.org.cn）及产品说明书。

2. 疫苗名称和每类疫苗的生产企业名称均按照首字笔画顺序排序（由少到多），首字笔画相同则按照第二个字的笔画顺序排序，以此类推。

附表 2

国内批准上市的狂犬病被动免疫制剂类型与规格

（截至 2015 年 12 月 10 日）

药品名称	生产企业	规格	剂型	有效期
抗狂犬病血清	上海赛伦生物技术有限公司	400 IU(2.0 ml)/ 瓶	液体	18 个月
	长春生物制品研究所有限责任公司	400 IU/ 瓶 1000 IU/ 瓶	液体	36 个月
	兰州生物制品研究所有限责任公司	400 IU/ 瓶	液体	36 个月
	武汉生物制品研究所有限责任公司	400 IU/ 瓶	液体	36 个月
	广东卫伦生物制药有限公司	100 IU/ 瓶 200 IU/ 瓶 500 IU/ 瓶	液体	36 个月
	广东双林生物制药有限公司	100 IU/ 瓶 200 IU/ 瓶 500 IU/ 瓶	液体	24 个月
	山东泰邦生物制品有限公司	200 IU/ 瓶 500 IU/ 瓶 100 IU/ 瓶	液体	24 个月
	山西康宝生物制品股份有限公司	100 IU(1.0 ml)/ 瓶 200 IU(2.0 ml)/ 瓶 500 IU(5.0 ml)/ 瓶	液体	24 个月
	上海生物制品研究所有限责任公司	200 IU(2 ml)/ 瓶	液体	24 个月

续表

药品名称	生产企业	规格	剂型	有效期
狂犬病患者免疫球蛋白	上海新兴医药股份有限公司	500 IU/ 瓶 200 IU/ 瓶 100 IU/ 瓶	液体	36 个月
	四川远大蜀阳药业股份有限公司	100 IU/ 瓶 (1 ml) 200 IU/ 瓶 (2 ml) 500 IU/ 瓶 (5 ml)	液体	24 个月
	华兰生物工程股份有限公司	200 IU/2.0 ml/ 瓶 500 IU/5.0 ml/ 瓶	液体	36 个月
	江西博雅生物制药股份有限公司	100 IU/ml 200 IU/2 ml/ 瓶	液体	24 个月
	同路生物制药有限公司	100 IU(1.0 ml)/ 瓶 500 IU(1.0 ml)/ 瓶 200 IU(1.0 ml)/ 瓶	液体	36 个月
	武汉中原瑞德生物制品有限责任公司	200 IU/ 瓶	液体	24 个月
	武汉生物制品研究所有限责任公司	200 IU/ 瓶	液体	36 个月
	哈尔滨派斯菲科生物制药股份有限公司	200 IU(2.0 ml)/ 瓶	液体	36 个月
	贵州泰邦生物制品有限公司	200 IU/ 瓶	液体	36 个月
	南岳生物制药有限公司	100 IU(1.0 ml)/ 瓶 200 IU(2.0 ml)/ 瓶 500 IU(5.0 ml)/ 瓶	液体	24 个月
	深圳市卫光生物制品股份有限公司	200 IU/ 支	液体	36 个月

备注：1. 数据来源为国家食品药品监督管理局网站（www.nmpa.gov.cn），中国食品药品检定研究院网站（www.nifdc.org.cn）及产品说明书。

2. 生产企业名称按首字笔画顺序排序（从少到多），首字笔画相同则按照第二个字的笔画顺序排序，以此类推。

参考文献

[1] Jackson A. In Rabies [M]. 3rd ed. London: Elsevier Science, 2013.

[2] 俞永新 . 狂犬病和狂犬病疫苗 [M]. 2 版 . 北京：中国医药科技出版社，2009.

[3] WHO. Rapid laboratory techniques for the diagnosis of viral infections [R]. Geneva: WHO.1981.

[4] Meslin FX, Kaplan MM, Koprowski H, et al. Laboratory Techniques in rabies [M]. Geneva: WHO, 1996

[5] WHO. WHO Expert Consultation on Rabies [R]. Geneva: WHO.2013 Contract No. 982.

[6] Fooks AR, Banyard AC, Horton DL, et al. Current status of rabies and prospects for elimination [J]. Lancet, 2014, 384(9951): 1389-1399.
[7] Dacheux L, Wacharapluesadee S, Hemachudha T, et al. More accurate insight into the incidence of human rabies in developing countries through validated laboratory techniques [J]. PLoS Neglected Tropical Diseases, 2010, 4(11): e765.
[8] 卫生部.WS 281-2008. 狂犬病诊断标准 [S]. 2008.
[9] Ugolini G. Rabies virus as a transneuronal tracer of neuronal connections [J]. Adv Virus Res, 2011, 79: 165-202.
[10] Ugolini G. Advances in viral transneuronal tracing [J]. Journal of Neuroscience Methods, 2010, 194(1): 2-20.
[11] Ugolini G. Use of rabies virus as a transneuronal tracer of neuronal connections: implications for the understanding of rabies pathogenesis [J]. Dev Biol(Basel), 2008, 131: 493-506.
[12] Hemachudha T, Ugolini G, Wacharapluesadee S, et al. Human rabies: neuropathogenesis, diagnosis, and management [J]. The Lancet Neurology, 2013, 12(5): 498-513.
[13] Hemachudha T, Laothamatas J, Rupprecht CE. Human rabies: a disease of complex neuropathogenetic mechanisms and diagnostic challenges [J]. The Lancet Neurology, 2002, 1(2): 101-109.
[14] Hemachudha T, Wacharapluesadee S, Mitrabhakdi E, et al. Pathophysiology of human paralytic rabies [J]. Journal of Neurovirology, 2005, 11(1): 93-100.
[15] Klingen Y, Conzelmann KK, Finke S. Double-labeled rabies virus: live tracking of enveloped virus transport [J]. Journal of Virology, 2008, 82(1): 237-245.
[16] Morimoto K, Patel M, Corisdeo S, et al. Characterization of a unique variant of bat rabies virus responsible for newly emerging human cases in North America [J]. Proceedings of the National Academy of Sciences, 1996, 93(11): 5653-5658.
[17] Manning SE, Rupprecht CE, Fishbein D, et al. Human rabies prevention-United States, 2008: recommendations of the Advisory Committee on Immunization Practices [J]. MMWR Recommendations and reports : Morbidity and Mortality Weekly Report Recommendations and reports/Centers for Disease Control, 2008, 57(RR-3): 1-28.
[18] Stanley AP, Walter AO, Paul AO. Vaccines[M]. 6th ed. London: Elsevier Science, 2013.
[19] Megyeri K, Berencsi K, Halazonetis TD, et al. Involvement of a p53-dependent pathway in rubella virus-induced apoptosis [J]. Virology, 1999, 259(1): 74-84.
[20] Publication W. Rabies vaccines: WHO position paper-recommendations [J]. Vaccine, 2010, 28(44): 7140-6142.
[21] Mitrabhakdi E, Shuangshoti S, Wannakrairot P, et al. Difference in neuropathogenetic mechanisms in human furious and paralytic rabies [J]. Journal of the Neurological Sciences, 2005, 238(1-2): 3-10.
[22] Adamo P, Asís L, Silveyra P, et al. Rubella virus does not induce apoptosis in primary human

embryo fibroblast cultures: a possible way of viral persistence in congenital infection [J] . Viral Immunology, 2004, 17(1): 87-100.

[23] Tondury G, Smith DW. Fetal rubella pathology [J]. The Journal of Pediatrics, 1966, 68(6): 867-879.

[24] Naeye RL, Blanc W. Pathogenesis of congenital rubella [J] . JAMA, 1965, 194(12): 1277-1283.

[25] 杨先涛, 朱朝敏 . 儿童狂犬病 53 例临床分析 [J] . 重庆医科大学学报, 2013, (8): 949-952.

[26] 史映红, 刘昌弟, 龙波 . 狂犬病 29 例临床分析 [J] . 中国人兽共患病学报, 2011, 27(2): 165-166.

[27] 魏书德 . 533 例狂犬病流行病学分析 [J] . 现代预防医学, 2004, 31(5): 746-747.

[28] Sagerman PJ. Wounds [J] . Pediatrics in Review, 2005, 26(2): 43-49.

[29] 陈瑞丰, 王立秋, 黄立嵩, 等 . 犬与猫咬伤创口特点及感染的研究 [J] . 转化医学杂志, 2013, (4): 219-221.

[30] Talan DA, Citron DM, Abrahamian FM, et al. Bacteriologic analysis of infected dog and cat bites [J] . The New England Journal of Medicine, 1999, 340(2): 85-92.

[31] Muniz IM, Penna B, Lilenbaum W. Treating animal bites: susceptibility of Staphylococci from oral mucosa of cats [J] . Zoonoses and Public Health, 2013, 60(7): 504-509.

[32] Xiaowei Z, Wei L, Xiaowei H, et al. Comparison of primary and delayed wound closure of dog-bite wounds [J]. Veterinary and Comparative Orthopaedics and Traumatology, 2013, 26(3): 204-207.

[33] Johnson KA. Animal-induced injuries of humans [J] . Veterinary and Comparative Orthopaedics and Traumatology, 2013, 26(3): V.

[34] Kennedy SA, Stoll LE, Lauder AS. Human and other mammalian bite injuries of the hand: evaluation and management [J] . The Journal of the American Academy of Orthopaedic Surgeons, 2015, 23(1): 47-57.

[35] Abrahamian FM, Goldstein EJ. Microbiology of animal bite wound infections [J] . Clinical Microbiology Reviews, 2011, 24(2): 231-246.

[36] Paschos NK, Makris EA, Gantsos A, et al. Primary closure versus nonclosure of dog bite wounds. A randomised controlled trial [J] . Injury, 2014, 45(1): 237-240.

[37] Ambro BT, Wright RJ, Heffelfinger RN. Management of bite wounds in the head and neck [J]. Facial Plastic Surgery, 2010, 26(6): 456-463.

[38] Babovic N, Cayci C, Carlsen BT. Cat bite infections of the hand: assessment of morbidity and predictors of severe infection [J] . The Journal of Hand Surgery, 2014, 39(2): 286-290.

[39] Crecelius C. Soft tissue trauma [J] . Atlas of the Oral and Maxillofacial Surgery Clinics of North America, 2013, 21(1): 49-60.

[40] Akingba AG, Robinson EA, Jester AL, et al. Management of vascular trauma from dog bites [J] . Journal of Vascular Surgery, 2013, 58(5): 1346-1352.

[41] Rupprecht CE, Hemachudha T, Scheld MW. Infections of the central nervous system [M] . 3

ed. Philadelphia: Lippincott Williams & Wilkins, 2004.

[42] Laothamatas J, Hemachudha T, Mitrabhakdi E, et al. MR imaging in human rabies [J]. American Journal of Neuroradiology, 2003, 24(6): 1102-1109.

[43] Thanomsridetchai N, et al. Comprehensive proteome analysis of hippocampus, brainstem, and spinal cord from paralytic and furious dogs naturally infected with rabies [J]. Journal of Proteome Research, 2011, 10(11): 4911-4924.

[44] Hampson K, Coudeville L, Lembo T, et al. Estimating the global burden of endemic canine rabies [J]. PLoS Neglected Tropical Diseases, 2015, 9(4): e0003709.

[45] Dodet B, Africa Rabies Expert Burean, Adjogoua EV, et al. Fighting rabies in Africa: the Africa Rabies Expert Bureau (AfroREB) [J]. Vaccine, 2008, 26(50): 6295-6298.

[46] Knobel DL, Sillero-Zubiri C, Coleman PG, et al. Re-evaluating the burden of rabies in Africa and Asia [J]. Bulletin of the World Health Organization, 2005, 83(5): 360-368.

[47] Yao HW, Yang Y, Liu K, et al. The spatiotemporal expansion of human rabies and its probable explanation in mainland China, 2004-2013 [J]. PLoS Neglected Tropical Diseases, 2015, 9(2): e0003502.

[48] 余宏杰，罗会明，罗述斌，等. 湖南省耒阳市狂犬病发病调查 [J]. 中华流行病学杂志，2006,(3): 252.

[49] Yin W, Jie D, Tu C, et al. Challenges and needs for China to eliminate rabies [J]. Infectious Diseases of Poverty, 2013, 2(1): 23-23.

[50] Sabeta CT. Historical perspectives of rabies in Europe and the Mediterranean Basin [J]. Tropical Animal Health & Production, 2006, 38(2): 169-170.

[51] Sabeta CT, Mansfield KL, McElhinney LM, et al. Molecular epidemiology of rabies in bat-eared foxes (Otocyon megalotis) in South Africa [J]. Virus Research, 2007, 129(1): 1-10.

[52] Zulu GC, Sabeta CT, Nel LH. Molecular epidemiology of rabies: focus on domestic dogs (Canis familiaris) and black-backed jackals (Canis mesomelas) from northern South Africa [J]. Virus Research, 2009, 140(1-2): 71-78.

[53] Macinnes CD, Smith SM, Tinline RR, et al. Elimination of rabies from red foxes in eastern Ontario [J]. Journal of Wildlife Diseases, 2001, 37(1): 119-132.

[54] Rupprecht CE, Gersh BJ, Briggs D, et al. Can rabies be eradicated? [J]. Developments in Biologicals, 2008, 131: 95-121.

[55] Dedos SG, Dallaire F, Côte M, et al. Bat rabies in the United States and Canada from 1950 through 2007: human cases with and without bat contact [J]. Clinical Infectious Diseases An Official Publication of the Infectious Diseases Society of America, 2008, 46(9): 1329-1337.

[56] Zhang YZ, Xiong CL, Xiao DL, et al. Human rabies in China [J]. Emerging Infectious Diseases, 2005, 11(12): 1983-1984.

[57] 卫生部等. 中国狂犬病防治现状. 2009.

[58] Song M, Tang Q, Wang DM, et al. Epidemiological investigations of human rabies in China [J].

BMC Infectious Diseases，2009，9：210.
[59] Guo D，Zhou H，Zou Y，et al. Geographical analysis of the distribution and spread of human rabies in china from 2005 to 2011 [J] . PloS One. 2013，8(8)：e72352.
[60] 宋淼，唐青，冯子健，等 . 1996 ~ 2006 年中国狂犬病流行特征分析 [J] . 中国人兽共患病学报，2008，24(6)：584-586.
[61] 王梅，周航，殷文武，等 . 中国 2005 ~ 2011 年人狂犬病不同地区季节分布特征研究 [J] . 中华流行病学杂志，2012，33(11)：43-46.
[62] 许真，刘波，殷文武，等 . 2006 ~ 2008 年全国狂犬病流行病学监测分析 [J]. 疾病监测，2010，25(5)：360-364.
[63] 周航，满腾飞，李群，等 . 2009 年中国狂犬病监测分析 [J] . 疾病监测，2010，25(12)：934-937.
[64] Yin CP，Zhou H，Wu H. Analysis on factors related to rabies epidemic in China from 2007 ~ 2011 [J] .Virologica，2012，27(2)：132-143.
[65] 周航，牟笛，李昱，等 . 2013 年中国狂犬病流行特征分析 [J] . 国际病毒学杂志，2015，22(3)：145-148.
[66] 周航，李昱，牟笛，等 . 中国 2012 年狂犬病流行特征分析 [J] . 中华流行病学杂志，2015，36(3)：205-209.
[67] Rupprecht CE，Hanlon CA，Hemachudha T. Rabies re-examined [J] . The Lancet Infectious Diseases，2002，2(6)：327-343.
[68] Stanley A. Plotkin WAO，Paul A，等 . 疫苗学 [M] . 5 版 . 梁晓峰等 . 译 . 北京：人民卫生出版社，2011.
[69] 舒俭德 . 纯化鸡胚细胞狂犬病疫苗瑞必补尔^（TM）临床试验概述 [J] . 中国疫苗和免疫，2005，11(3)：209.
[70] 李薇，刘增顺，王玉琳，等 . 地鼠肾细胞狂犬病纯化疫苗临床研究观察 [J] . 微生物学免疫学进展，2004，32(2)：17-19.
[71] Lin FT，Zeng F，Lu L，et al. The primary hamster kidney cell rabies vaccine：adaptation of viral strain，production of vaccine，and pre-and postexposure treatment [J] . Journal of Infectious Diseases，1983，147(3)：467-473.
[72] 俞永新 . 国产狂犬病纯化疫苗的研制和应用前景 [J] . 中国计划免疫，2000，(3)：176-177.
[73] 董关木，郑海发，刘增顺，等 . 我国纯化狂犬病疫苗的临床反应及效果评价 [J] . 中国生物制品学杂志，2002，15(5)：312-314.
[74] Vodopija I，Sureau P，Lafon M，et al. An evaluation of second generation tissue culture rabies vaccines for use in man：a four-vaccine comparative immunogenicity study using a pre-exposure vaccination schedule and an abbreviated 2-1-1 postexposure schedule [J] . Vaccine，1986，4 (4)：245-248.
[75] Haddad N，Hemachudha T，Koprowski H. WHO Expert Committee on Rabies [J] . World Health Organization technical report，1992，824：1-84.

[76] Rupprecht C, Briggs D, Brown C, et al. Use of a reduced (4-Dose) vaccine schedule for postexposure prophylaxis to prevent human rabies [J]. MMWR Recommendations and reports: morbidity and mortality weekly report Recommendations and reports/Centers for Disease Control, 2010, 59(RR-2): 1-9.

[77] Turner GS. Immunoglobulin (IgG) and (IgM) antibody responses to rabies vaccine [J]. The Journal of General Virology, 1978, 40(3): 595-604.

[78] Hasbahceci M, Kiyan M, Eyol E, et al. Human diploid-cell rabies vaccine: efficacy of four doses [J]. Lancet, 1996, 347(9006): 976-977.

[79] Johnson N, Cunningham AF, Fooks AR. The immune response to rabies virus infection and vaccination [J]. Vaccine, 2010, 28(23): 3896-3901.

[80] Suss J, Sinnecker H. Immune reactions against rabies viruses-infection and vaccination [J]. Experimental Pathology, 1991, 42(1): 1-9.

[81] Standardization WECOB, Organization WH. WHO Expert Committee on Biological Standardization: fifty-sixth report [R]. Geneva: World Health Organization.2007.

[82] Morris J, Crowcroft NS, Fooks AR, et al. Rabies antibody levels in bat handlers in the United Kingdom: immune response before and after purified chick embryo cell rabies booster vaccination [J]. Human Vaccines, 2007, 3(5): 165-170.

[83] 陈恩富，王臻，胡建锦，等. 国产纯化 Vero 细胞狂犬病疫苗暴露前免疫效果观察 [J]. 中华流行病学杂志，2009，30(1): 33.

[84] Sehgal SN, Bhattacharya D, Bhardwaj M. Ten year longitudinal study of efficacy and safety of purified chick embryo cell vaccine for pre- and post-exposure prophylaxis of rabies in Indian population [J]. Journal of Communicable Diseases, 1995, 27(1): 36-43.

[85] Strady A, Jaussaud, Plotkin SA. Antibody persistence following preexposure regimens of cell-culture rabies vaccines: 10-year follow-up and proposal for a new booster policy [J]. Journal of Infectious Diseases, 1998, 177(5): 1290-1295.

[86] Rupprecht CE, Briggs D, Brown CM, et al. Evidence for a 4-dose vaccine schedule for human rabies post-exposure prophylaxis in previously non-vaccinated individuals [J]. Vaccine, 2009, 27(51): 7141-7148.

[87] 王凌云，孙美平，张雪春，等. 国产冻干人用狂犬病疫苗（Vero 细胞）的接种反应及其免疫原性 [J]. 中国生物制品学杂志，2008，21(12): 1115-1117.

[88] 叶茂华，雷永良，王晓光. 7 例被狂犬咬伤者接种狂犬病疫苗的效果观察 [J]. 中国生物制品学杂志，2008，21(12): 1046.

[89] Wasi C, Chaiprasithikul P, Auewarakul P, et al. The abbreviated 2-1-1 schedule of purified chick embryo cell rabies vaccination for rabies postexposure treatment [J]. The Southeast Asian Journal of Tropical Medicine and Public Health, 1993, 24(3): 461-466.

[90] Huang G, Liu H, Tang Q, et al. Making rabies prophylaxis more economical: immunogenicity and safety results from a preliminary study using a 2-1 intramuscular regimen in healthy

volunteers［J］. Human Vaccines & Immunotherapeutics, 2014, 10(1): 114-119.

［91］Hu Q, Liu MQ, Zhu ZG, et al. Comparison of safety and immunogenicity of purified chick embryo cell vaccine using Zagreb and Essen regimens in patients with category II exposure in China［J］. Human Vaccines & Immunotherapeutics, 2014, 10(6): 1645-1649.

［92］Chutivongse S, Wilde H, Fishbein DB. One-year study of the 2-1-1intramauscular postexposure rabies vaccine regimen in 100 severely exposed Thai patients using rabies immune globulin and Vero cell rabies vaccine［J］. Vaccine, 1991, 9(8): 573-576.

［93］陈荣富，李羽敏，王晓光，等．狂犬病毒高危暴露者使用 2-1-1 程序预防效果分析［J］．中国医药导报，2014，11(31)：141-144.

［94］Vodopija R, Lafont M, Baklaic Z, et al. Persistence of humoral immunity to rabies 1100 days after immunization and effect of a single booster dose of rabies vaccine［J］. Vaccine, 1997, 15(5): 571-574.

［95］Rotivel Y, Goudal M. Postexposure treatment of patients with impaired or suboptimal immunity［A］. In: Rotivel Y, Goudal M. Merieux Foundation［C］. Paris: WHO, 2011, 5-9: 61-65.

［96］Abazeed ME, Cinti S. Rabies prophylaxis for pregnant women［J］. Emerging Infectious Diseases, 2007, 13(12): 1966-1967.

［97］Cramer CH. 2nd, Shieck V, Thomas SE, et al. Immune response to rabies vaccination in pediatric transplant patients［J］. Pediatric Transplantation, 2008, 12(8): 874-877.

［98］Nicholson KG. Modern vaccines: rabies［J］. Lancet, 1990, 335(8699): 1201-1205.

［99］Bahmanyar M, Fayaz A, Nour-Salehi S, et al. Successful protection of humans exposed to rabies infection. Postexposure treatment with the new human diploid cell rabies vaccine and antirabies serum［J］. JAMA, 1976, 236(24): 2751-2754.

［100］Anderson LJ, Sikes RK, Langkop CW, et al. Postexposure trial of a human diploid cell strain rabies vaccine［J］. Journal of Infectious Diseases, 1980, 142(2): 133-138.

［101］Wilde H, Glueck R, Khawplod P, et al. Efficacy study of a new albumin-free human diploid cell rabies vaccine (Lyssavac-HDC, Berna) in 100 severely rabies-exposed Thai patients［J］. Vaccine, 1995, 13(6): 593-596.

［102］Krebs JW, Smith JS, Rupprecht CE, et al. Rabies surveillance in the United States during 1997［J］. Journal of the American Veterinary Medical Association, 1998, 214(7): 1025.

［103］Fescharek R.What can be learned from a decade of worldwide postmarketing surveillance?［A］International Rabies Meeting［C］. Paris, France: Institut Pasteur, 1997: 13-14.

［104］Wilde H. Failures of post-exposure rabies prophylaxis［J］. Vaccine, 2007, 25(44): 7605-7609.

［105］王世清，高立冬，胡世雄，等．狂犬病暴露后预防处置失败病例流行病学分析［J］．当代医学，2010，16(28)：154-156.

［106］Dobardzic A, Izurieta H, Woo EJ, et al. Safety review of the purified chick embryo cell rabies vaccine: data from the Vaccine Adverse Event Reporting System, 1997-2005［J］. Vaccine,

2007, 25(21): 4244-4251.

[107] Plotkin SA. Rabies vaccine prepared in human cell cultures: progress and perspectives [J]. Rev Infect Dis, 1980, 2(3): 433-448.

[108] Centers for Disease C. Systemic allergic reactions following immunization with human diploid cell rabies vaccine [J]. MMWR, 1984, 33(14): 185-187.

[109] Fishbein DB, Yenne KM, Dreesen DW, et al. Risk factors for systemic hypersensitivity reactions after booster vaccinations with human diploid cell rabies vaccine: a nationwide prospective study [J]. Vaccine, 1993, 11(14): 1390-1394.

[110] 王桂红，张金华，齐桂华．“2-1-1”与传统“5针次”狂犬病疫苗免疫程序不良反应的比较[J]．中国生物制品学杂志，2013，26(3)：400-401.

[111] 张进保，王志谦，杨海峰．成大速达2-1-1免疫程序观察[J]．中国公共卫生管理，2013，(1)：75-77.

[112] Chabala S, Williams M, Amenta R, et al. Confirmed rabies exposure during pregnancy: treatment with human rabies immune globulin and human diploid cell vaccine [J]. The American Journal of Medicine, 1991, 91(4): 423-424.

[113] Chutivongse S, Wilde H, Benjavongkulchai M, et al. Postexposure rabies vaccination during pregnancy: effect on 202 women and their infants [J]. Clinical Infectious Diseases, 1995, 20(4): 818-820.

[114] Chutivongse S, Wilde H. Postexposure rabies vaccination during pregnancy: experience with 21 patients [J]. Vaccine, 1989, 7(6): 546-548.

[115] 李大伟，郝丽佳，王德贤，等．孕妇接种国产Vero细胞人用狂犬病纯化疫苗的安全性[J]．中国生物制品学杂志，2003，16(6)：382.

[116] 刘琼芳．87例孕妇狂犬病暴露后接种狂犬病疫苗对孕妇影响的研究[J]．中华流行病学杂志，2006，27(12)：1064.

[117] 吴珍红，黄李杉．68例孕妇注射狂犬病疫苗的反应及对婴儿的影响[J]．海峡预防医学杂志，2002，(3)：27-27.

[118] 殷萍萍．人用狂犬病疫苗（非洲绿猴肾细胞）维尔博在特殊人群使用的临床效果[J]. 中国疫苗和免疫，2009，(6)：562-564.

[119] 黄桂花．孕妇狂犬病暴露后免疫安全性分析[A]．2010全国狂犬病防控高层论坛论文集[C]．北京，2010.

[120] Chulasugandha P, Khawplod P, Havanond P, et al. Cost comparison of rabies pre-exposure vaccination with post-exposure treatment in Thai children [J]. Vaccine, 2006, 24(9): 1478-1482.

[121] Dhankhar P, Vaidya SA, Fishbien DB, et al. Cost effectiveness of rabies post exposure prophylaxis in the United States [J]. Vaccine, 2008, 26(33): 4251-4255.

[122] Ribadeau-Dumas F, Desplanches N, Paireau J, et al. Cost-effectiveness of rabies postexposure prophylaxis in the context of very low rabies risk: A decision-tree model based

on the experience of France [J]. Vaccine, 2015, 33(20): 2367-2378.

[123] Shim E, Hampson K, Cleaveland S, et al. Evaluating the cost-effectiveness of rabies post-exposure prophylaxis: a case study in Tanzania [J]. Vaccine, 2009, 27(51): 7167-7172.

[124] 周世红，李晓松．狂犬病暴露前预防与暴露后预防的成本效果比较 [J]．现代预防医学，2010，37(19)：3663-3666.

[125] 王传林，张晓威，俞永新．狂犬病疫苗接种程序的依从性调查及经济成本分析 [J]．中国疫苗和免疫，2010，16(3)：254-257.

[126] 国家药典委员会．中华人民共和国药典临床用药须知 [M]．4 版．北京：中国医药科技出版社，2015.

[127] 董关木．狂犬病的防治、疫苗和抗血清的安全性探讨 [J]．中国预防医学杂志，2006，7(4)：362-365.

[128] Khawplod P, Wilde H, Chomchey P, et al. What is an acceptable delay in rabies immune globulin administration when vaccine alone had been given previously? [J]. Vaccine, 1996, 14(5): 389-391.

[129] Bakker ABH, Marissen WE, Kramer RA, et al. Novel human monoclonal antibody combination effectively neutralizing natural rabies virus variants and individual in vitro escape mutants [J]. Journal of Virology, 2005, 79(14): 9062-9068.

[130] Sun L, Chen Z, Yu L, et al. Generation and characterization of neutralizing human recombinant antibodies against antigenic site II of rabies virus glycoprotein [J]. Applied Microbiology and Biotechnology, 2012, 96(2): 357-366.

[131] WHO. WHO Consultation on a Rabies Monoclonal Antibody Cocktail for Rabies Post Exposure Treatment. 2002.

[132] Criteria for application withholding of post-exposure treatment. Available from: who. int/rabies/human/ge.

[133] Dean DJ, Baer GM, Thompson WR. Studies on the local treatment of rabies-infected wounds [J]. Bulletin of the World Health Organization, 1963, 28(4): 477-486.

[134] 陈瑞丰，王立秋，黄立嵩，等．犬咬伤创口清创研究 [J]．中国急救复苏与灾害医学杂志，2010，(1)：23-24.

[135] Armstrong JA, Froelich EJ. Inactivation of viruses by benzalkonium chloride [J]. Appl Microbiol, 1964, 12(2): 132-137.

[136] Evgeniou E, Markeson D, Iyer S, et al. The management of animal bites in the United Kingdom [J]. Eplasty, 2013, 13: e27.

[137] 吴孟超．黄家驷外科学 [M]．6 版．北京：人民卫生出版社，2008.

[138] Westling K, Farra A, Cars B, et al. Cat bite wound infections: a prospective clinical and microbiological study at three emergency wards in Stockholm, Sweden [J]. Journal of Infection, 2006, 53(6): 403-407.

[139] Ellis R, Ellis C. Dog and cat bites [J]. American Family Physician, 2014, 90(4): 239-

243.

[140] Morgan M, Palmer J. Dog bites [J]. BMJ, 2007, 334(7590): 413-417.

[141] Fleisher GR. The management of bite wounds [J]. The New England Journal of Medicine, 1999, 340(2): 138-140.

[142] Stevens DL, Bisno AL, Chambers HF, et al. Practice guidelines for the diagnosis and management of skin and soft-tissue infections [J]. Clinical Infectious Diseases : an official publication of the Infectious Diseases Society of America, 2005, 41(10): 1373-1406.

[143] Bassetti M, Baguneid M, Bouza E, et al. European perspective and update on the management of complicated skin and soft tissue infections due to methicillin-resistant Staphylococcus aureus after more than 10 years of experience with linezolid [J]. Clinical Microbiology & Infection the Official Publication of the European Society of Clinical Microbiology & Infectious Diseases, 2014, 20(Supplement s4): 3-18.

[144] Cheng HT, Hsu YC, Wu CI. Does primary closure for dog bite wounds increase the incidence of wound infection? A meta-analysis of randomized controlled trials [J]. Journal of Plastic Reconstructive & Aesthetic Surgery, 2014, 67(10): 1448-1450.

[145] Esposito S, Picciolli I, Semino M, et al. Dog and cat bite-associated infections in children [J]. European Journal of Clinical Microbiology & Infectious Diseases : official publication of the European Society of Clinical Microbiology, 2013, 32(8): 971-976.

[146] Quinn JV, McDermott D, Rossi J, et al. Randomized controlled trial of prophylactic antibiotics for dog bites with refined cost model [J]. The Western Journal of Emergency Medicine, 2010, 11(5): 435-441.

[147] Shoji K, Cavanaugh Z, Rodner CM. Acute fight bite [J]. The Journal of Hand Surgery, 2013, 38(8): 1612-1614.

[148] Taplitz RA. Managing bite wounds. Currently recommended antibiotics for treatment and prophylaxis [J]. Postgraduate Medicine, 2004, 116(2): 49-52, 55-46, 59.

[149] Stefanopoulos P, Karabouta Z, Bisbinas I, et al. Animal and human bites: evaluation and management [J]. Acta Orthopaedica Belgica, 2004, 70(1): 1-10.

[150] Philipsen TE, Molderez C, Gys T. Cat and dog bites. What to do? Guidelines for the treatment of cat and dog bites in humans [J]. Acta Chirurgica Belgica, 2006, 106(6): 692-695.

[151] Goldstein EJ, Citron DM, Merriam CV, et al. Ceftaroline versus isolates from animal bite wounds: comparative in vitro activities against 243 isolates, including 156 Pasteurella species isolates [J]. Antimicrobial Agents and Chemotherapy, 2012, 56(12): 6319-6323.

[152] Sabhaney V, Goldman RD. Child health update. Management of dog bites in children [J]. Canadian Family Physician Medecin de Famille Canadien, 2012, 58(10): 1094-1096, e1548-1050.

[153] Madsen IR, Justesen US. Bacteremia with Bacteroides pyogenes after a cat bite [J]. Journal of Clinical Microbiology, 2011, 49(8): 3092-3093.

[154] Goldstein EJ，Citron DM，Hudspeth M，et al. Trovafloxacin compared with levofloxacin，ofloxacin，ciprofloxacin，azithromycin and clarithromycin against unusual aerobic and anaerobic human and animal bite-wound pathogens [J] . The Journal of Antimicrobial Chemotherapy，1998，41 (3)：391-396.

[155] Houshian S，Seyedipour S，Wedderkopp N. Epidemiology of bacterial hand infections [J] . International Journal of Infectious Diseases，2006，10 (4)：315-319.

[156] Yaqub S，Bjornholt JV，Hellum KB，et al. Bite wound infections [J] . Tidsskrift for den Norske Laegeforening : Tidsskrift for Praktisk Medicin，ny Raekke. 2004，124 (24)：3194-3196.

[157] Tabaka ME，Quinn JV，Kohn MA，et al. Predictors of infection from dog bite wounds：which patients may benefit from prophylactic antibiotics? [J] . Emerg Med J，2015，32 (11)：860-863.

[158] Korczak BM，Bisgaard M，Christensen H，et al. Frederiksenia canicola gen. nov.，sp. nov. isolated from dogs and human dog-bite wounds [J] . Antonie van Leeuwenhoek，2014，105 (4)：731-741.

[159] Henton J，Jain A. Cochrane corner：antibiotic prophylaxis for mammalian bites (intervention review) [J] . The Journal of Hand Surgery，2012，37 (8)：804-806.

[160] 陈瑞丰，王立秋，黄立嵩，等 . 犬咬伤创口感染分布及特点的研究 [J] . 中国急救复苏与灾害医学杂志，2011，6 (1)：21-23.

[161] Kaplan MM，Wiktor T，Koprowski H. An intracerebral assay procedure in mice for chemical inactivation of rabies virus [J] . Bulletin of the World Health Organization，1966，34 (2)：293-297.

[162] 国家疾控局综合司、国家卫健委、国疾控综传防发〔2023〕14 号 . 狂犬病暴露预防处置工作规范（2023 年版）.

[163] 卫发明电〔2010〕80 号 . 过敏性紫癜等 6 种疾病诊疗指南 . 2010.

[164] 黄肖梅 . 人用狂犬病疫苗不良反应的调查报告 [J] . 海峡药学，2010，22 (4)：178-179.

[165] 史建伟，彭芝英，汤卫平，等 . 狂犬病疫苗接种后不良反应观察研究 [J] . 实用预防医学，2006，13 (6)：1515-1516.

[166] 苏雪媚，李文东 . 狂犬病疫苗致不良反应 156 例文献分析 [J] . 中国药房，2009，20 (17)：1348-1350.

[167] Simons FE，Ardusso LR，Bilo MB，et al. 2012 Update：World Allergy Organization Guidelines for the assessment and management of anaphylaxis [J] . Current Opinion in Allergy and Clinical Immunology，2012，12 (4)：389-399.

[168] Simons FE，Ardusso LR，Vesselin D，et al. World Allergy Organization Anaphylaxis Guidelines：2013 update of the evidence base [J] . International Archives of Allergy & Immunology，2013，162 (3)：193-204.

[169] 花高荣，葛传远 . 接种抗狂犬病血清不良反应观察 [J] . 安徽预防医学杂志，2013，19

(3): 158-159, +162.

[170] 左永波，杜松涛，钱燕玲，等 . 精制抗狂犬病血清的接种反应 [J] . 中国生物制品学杂志, 2007, 20(12): 930-931.

[171] 季冬英 . 狂犬病患者免疫球蛋白不良反应的文献分析 [J] . 中国药房, 2014, 25(18): 1694-1696.